曲黎敏精讲《黄帝内经》

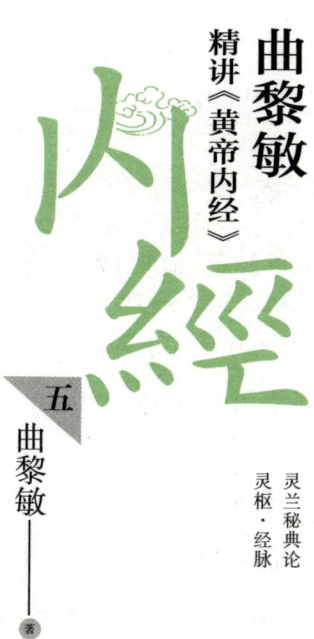

内經 五

灵兰秘典论
灵枢·经脉

曲黎敏 —— 著

天津出版传媒集团
天津科学技术出版社

图书在版编目（CIP）数据

曲黎敏精讲《黄帝内经》. 五 / 曲黎敏著. -- 天津: 天津科学技术出版社, 2022.4（2023.3重印）
 ISBN 978-7-5576-9153-0

Ⅰ.①曲… Ⅱ.①曲… Ⅲ.①《内经》- 研究 Ⅳ.①R221

中国版本图书馆CIP数据核字(2021)第234693号

曲黎敏精讲《黄帝内经》五
QULIMIN JINGJIANG HUANGDINEIJING WU

责任编辑：孟祥刚

责任印制：兰　毅

出　　版：	天津出版传媒集团
	天津科学技术出版社
地　　址：	天津市西康路35号
邮　　编：	300051
电　　话：	（022）23332490
网　　址：	www.tjkjcbs.com.cn
发　　行：	新华书店经销
印　　刷：	三河市金元印装有限公司

开本 700×1000　1/16　印张20.5　字数240 000
2023年3月第1版第2次印刷
定价：69.80元

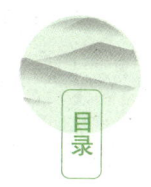

灵兰秘典论 第八

题解 —— 003

灵兰,即灵台兰室之简称,相传是古代帝王藏书之所。室之所以名兰,清高士宗《素问直解》云:"谓神灵相接,其气如兰。"秘典,珍重之辞,即秘藏之典籍。本文篇末有"藏灵兰之室,以传保焉"之语,强调所论内容的重要性,故篇名"灵兰秘典"。

一 心者,君主之官也,神明出焉 —— 013

心,最重要的职能是"统摄脏腑",也就是身体里的所有东西都归心管,不是具体地管,而是统摄,就好比君王威仪在上,任何人都不敢乱来。这,也是在强调心气的厉害,有这股气在,五脏六腑就不敢乱来。

● 二　肺者，相傅之官，治节出焉 ———— 091

肺在五脏六腑中的位置最高，形状像华盖，涵盖一切，并且直接接受心脏所传输来的精气，对其进行具体的分配，统管全身"营卫"出入之气。所以，肺，就像主管全国具体事务的宰相一样。

● 三　肝者，将军之官，谋虑出焉 ———— 123

将军的职责是什么？《黄帝内经》的回答是：谋略出焉。就是要运筹帷幄，不必冲出去，也不能打没脑子的战争。有脑子，在于两点：一要精足；二要能生发。光精足而不能生发，还是呆滞。所以，肝，在五脏之中，生机最旺。

● 四　脾者，谏议之官，知周出焉 ———— 159

讽，是用委婉的言语相劝，是说话的顶级技巧。谏，是直言规劝。讽谏，就是通过委婉曲迂的方式来规劝尊者改正错误。脾，在我们的五脏六腑里，正好居于中间，对君主负责。知周出焉，它的位置决定了它对四周的掌控，它如同监察机关，可以让四周安全，也可以让四周随时处在危险当中。

五 肾者，作强之官，伎巧出焉　　——183

古代战车上一般中间是车夫，左边为君主，右边为车右，由大力士充任，也就是"作强之官"，是保护君主的。如果战车陷到沟里，大力士要把它扛出来。这与我们的肾功能相类：一，要护佑君主（心）；二，要有力气；三，要有创造力，可以出"伎巧"。

六 膻中者，臣使之官，喜乐出焉　　——212

胸腺，正对应中医的膻中。为什么说胸腺这个地方那么重要呢？因为胸腺产生T细胞，T细胞有防癌的作用。而中医说膻中喜乐出焉，可见喜乐对防癌意义重大。

七 胆者，中正之官，决断出焉　　——236

人之趋吉避凶，靠的就是胆气。唯有守中正，人才能趋吉避凶。肝主仁。仁者不忍。胆深知肝的仁厚，也深知肝的软弱和犹豫，于是胆会帮肝处理人性的弱点，用"中正"帮肝决断。仁者必有勇，勇则来于胆，所以胆，"连肝之府也"。

八　胃者，仓廪之官，五味出焉　　——252

　　仓廪，就是仓库，所以胃主受纳；五味出焉，指五味从胃出，所以胃也主分类。表面的五味由舌来分辨，舌为心之苗；内在的五味由胃来分辨，所以，味觉丧失是心病、胃病。

九　大肠者，传道之官，变化出焉　　——265

　　大肠承载、变化，运输着人体的"垃圾"，不可不畅。同时，它是肺之腑，肺为一身之宰相，二者作为先天夫妻，肺主忧，那么大肠就应该以快乐来解其忧。总之，它不仅要承载、运输和变化人体的运化，还要承载我们情志的堆积。

十　小肠者，受盛之官，化物出焉　　——276

　　何为"受盛之官"，这是指小肠的一个功能是主吸收，有点像税务局，总是吸收精华。它收了很多好东西，但是自己不能用，它必须把它的精华拿出来，上缴"国库"，然后由"元气"来做国库的管理员和支出官员。

十一 三焦者，决渎之官，水道出焉 ———— 287

"决渎之官"，决，是疏通；渎，本义是指水沟，小渠，亦泛指河川，所以，决渎之官是指古代疏通河道、负责水利的官员。在人体，水液分布占70%，有水有液有津有痰，治理这些，就是三焦的职能。

十二 膀胱者，州都之官，津液藏焉，
气化则能出矣 ———— 300

州都之官，是管理水库的官，即管储藏和运用。光藏没有用，还得气化，才能利益全身。肾与膀胱相表里，肾主收藏，所以膀胱也要有收藏的作用。收藏什么呢？津液，人体的营养。藏，不是憋着不用，肾藏精，就是化精，就是要炼精化气，上输于脑。

灵兰秘典论 第八

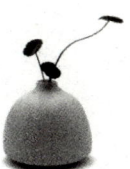

题解

　　《素问》第八篇——《灵兰秘典论》,从题目上大家应该可以看出这一篇非常重要。

　　灵兰,即灵台兰室之简称,相传是古代帝王藏书之所。室之所以名兰,清高士宗《素问直解》云:"谓神灵相接,其气如兰。"秘典,珍重之辞,即秘藏之典籍。本文篇末有"藏灵兰之室,以传保焉"之语,强调所论内容的重要性,故篇名"灵兰秘典"。

　　此篇最后一段说:"黄帝曰:善哉!余闻精光之道,大圣之业,而宣明大道,非斋戒择吉日,不敢受也。"什么意思?就是说要学习《灵兰秘典论》,一定要选一个好日子,并且要斋戒,才能阅读此篇。所以我们在学习此篇的日日夜夜里,要把每一天都当成好日子,并保持恭敬的姿态,才能领受这份恩泽。

　　斋戒指什么?首先是沉静恭敬的心态,而不是单纯形式上吃吃喝喝的仪式感。反过来讲,在吃吃喝喝这等生活细节上都能保持恭敬的态度,也算斋戒。心不静,读不得此篇。所谓"斋戒择吉日",就是在去除个人欲望和杂念的情况下,才能领悟此中的深刻含义;否则,这篇文章一定要秘藏于"灵台兰室"之中,不能让贪欲横流的庸人随意翻看。斋,首先是心斋;戒,是行为规范的戒。因此,斋戒即身心合一。

光斋戒了还不行,还得"择吉日",才能读此篇。后面说,"黄帝乃择吉日良兆,而藏灵兰之室,以传保焉"。即,光有好日子还不成,还得有一个好兆头。什么叫好兆头?在中国,所谓好兆头,是指一切能代表美好并能够愉悦你身心的事物,比如你早上一起床就听见喜鹊叫,或者看见窗台上的花儿开了,等等。

"而藏灵兰之室",是说择一个吉日,把这篇文章藏在灵兰之室。藏,就是秘藏,就是看重,就是珍惜,就是通过秘藏的方式把这篇文章保存流传下去,可见这篇文章在黄帝心中的重要地位。

再者,《灵兰秘典论》这一篇的奇妙之处在于用政治和社会关系解读生命之学。这世上,社会关系是我们每一个人都逃不掉的,家庭关系也是社会关系的一种,把社会关系理顺了,一生就平稳。这一篇的学习者是黄帝,黄帝深知社会关系于国家治理的重要意义,能从五脏六腑重新认知政治与社会关系,是一个新的高度,所以黄帝奉此篇为秘典而藏之。

为什么要藏之呢?首先,这篇重要。宝贝都得藏,因为宝贝是有能量的,坏人拿到了这种能量,就会干坏事。关于经典"秘不外传"这事,在《灵枢·禁服》篇中,有一段非常电影化的描述。

雷公问于黄帝曰:细子得受业(细子,就是小子,雷公的谦称),通于《九针》六十篇,旦暮勤服之,近者编绝,久者简垢,然尚讽诵弗置,未尽解于意矣。……细子恐其散于后世,绝于子孙,敢问约之奈何?

黄帝曰:善乎哉问也!此先师之所禁,坐私传之也,割臂歃血之盟也,子若欲得之,何不斋乎?

这段翻译过来就是,雷公向黄帝问道:我接受了您所传授的《九针》

六十篇以后，每天从早到晚不知疲倦地学习，近期学习过于用功，竹简皮条都断了，以前看过的竹简也都有了尘垢，尽管不断地阅读和背诵，还是不能完全明白其中的含义。……我担心长此以往，医道这一门学术就会流散，子孙后代就不能继承下来，因此我想向您请教，如何把它概括归纳起来呢？

黄帝说：你问得很好。这正是先师再三告诫的，不能随便轻易地把高妙的医道传授给别人，必须经过割臂歃血的盟誓才能传授。你要想得到它，何不斋戒以求呢？

雷公再拜而起曰：请闻命于是也。乃斋宿三日而请曰：敢问今日正阳，细子愿以受盟。黄帝乃与俱入斋室，割臂歃血。黄帝亲祝曰：今日正阳，歃血传方，有敢背此言者，必受其殃。雷公再拜曰：细子受之。黄帝乃左握其手，右授之书曰：慎之慎之，吾为子言之。

雷公拜了两拜起来说：请让我按照您教导的去做。于是雷公虔诚地斋宿三日，才来请求说：今天正午的时候，我想盟誓以求道。于是，黄帝和雷公一起进入斋室，举行割臂歃血仪式。黄帝亲自祝告说：当此艳阳高照之时，我们歃血盟誓，传授医学要道，如果谁违背了今天的誓言，必定遭受祸殃。雷公又拜了两拜，指天发誓，愿意接受盟戒。这时，黄帝用左手握着雷公的手，右手将医道之书交给雷公，并且说：一定要谨慎再谨慎呀，下面听我给你讲其中的道理。

这段太有画面感了。传道是大事啊，不可不慎重。

希望现在学习经典的人，也都心存善念，别辜负了我一番苦口婆心。虽说发心是想通过把经典大众化，使所有人都能受益于自救的知识，但我非圣贤，若有讲错的地方，我自己担着，只求大家能多从经典受益，多承接古代先圣的恩泽，爱己爱家，及至爱人。

下面黄帝传给雷公的东西也很重要。

凡刺之理，经脉为始，营其所行，知其度量，内次五脏，外别六腑，审察卫气，为百病母，调其虚实，虚实乃止，写其血络，血尽不殆矣。

黄帝说：一般针刺的道理（针刺之道即医道），首先要掌握经脉，运用经脉的循行规律，了解经脉的根结及其中气血的多少。治疗时要内知五脏的次序，外别六腑的功能，同时要审察阳气的情况，作为治疗各种疾病的根本，调理疾病的虚实，病变也就停止了。病在血络，运用刺络放血法，使恶血、邪气排尽，疾病就会消除。

后面还有一小段，也非常有趣。

雷公曰：此皆细子之所以通，未知其所约也。

雷公说：您说的这些我明白，可是学了很久，却不知道如何把这些归纳起来。

黄帝曰：夫约方者，犹约囊也，囊满而弗约则输泄，方成弗约则神与弗俱。

黄帝说：归纳医学理论的方法，就像捆扎袋子一样，袋子满了如不捆扎住袋口，袋子里的东西就会向外泄漏。医学理论学习后而不会归纳，就不能掌握它的精神而运用自如。

雷公曰：愿为下材者，勿满而约之。

雷公说：我甘愿做下等人才，不必全部掌握就加以归纳，这样可以吗？

黄帝曰：未满而知约之以为工，不可以为天下师。

黄帝严肃地批评他说：没有全部掌握医学理论和方法就进行归纳的人，只能成为一般的医生，不可能成为天下的师表。

最后这句真让人瞿然而惊！黄帝对学生的要求真高啊，学习医道的人，不能满足于只成为一般的医生，还要成为天下之师表。在《黄帝内经》中，黄帝自己以身作则，不断地精进提问，以掌握全部的医学理论。所以，我们不可像雷公那样，只求一知半解，还是要精进啊。

古语说：真传一句话，假传万卷书。《灵兰秘典论》这么重要的一篇文章，在《黄帝内经》中可能是最短的，理解起来却又是最深刻的。所以我们可能要花最长的时间去解读它，以感受其气之香，以揭示其质之秘。

为了更好地解读这一篇，我把《灵枢·经脉》也放到此篇中了。黄帝说了：凡刺之理，经脉为始。《灵枢·经脉》可以说是中医的纲领性文章，详述了十二经脉在全身的分布和循行情况，以及十五络脉的名称、循行路径及其虚实病候。全篇内容，着重在说明经脉具有决生死、处百病、调虚实的重要作用，是所有习医者必读之经典。

把《灵兰秘典论》和《灵枢·经脉》合在一起讲，有利于大家对《黄帝内经》的整体把握。

圣人问道，俗人问事

下面我们正式进入《灵兰秘典论》原文。

黄帝问曰：愿闻十二藏之相使，贵贱何如？岐伯对曰：悉乎哉问也！请遂言之。

开篇黄帝即问：愿闻十二藏之相使，贵贱何如？——我想听听五脏六腑这十二脏*之间的相互关系，它们"何为贵"，"何为贱"？

---

* 五脏六腑，是十一脏，加上心包，共十二脏。——编者注

从贵贱发问，实际上就是把五脏六腑拟人化了，把人体看成一个社会，五脏六腑就是社会上的各色人等。所以，岐伯对曰：悉乎哉问也！——这问题问得全面并且高级啊！"悉"，本义是全面。岐伯先赞叹黄帝的问题提得好，然后说"请遂言之"，即让我细细地逐条解释。

为什么说黄帝的问题提得好？因为中医思维的总原则就是"取象比类"，黄帝能如此问五脏六腑之关系，就说明他已经掌握了中医思维的精髓，以"象"来分论五脏和六腑，五脏在上，为贵；六腑在下，为贱。在中国古代，贵，就是不事劳作，只劳心，不劳力，比如君臣，统摄治理天下，劳心而不劳力，又比如五脏，汲取气血精华，疏布分配全身，也属于劳心不劳力；贱，就是劳力不劳心，比如六腑，需要时时运化，创造精华，以供给五脏。

素问，就是平素问答。所以学习《黄帝内经》，还要学习黄帝提问的技巧和岐伯等几位老师回答问题的技巧。现在的人，要么提的问题没有分量，要么答非所问。所以，我特意找出《素问·气穴论》中的这么一段，让大家看看《黄帝内经》中的问答多么重要。

岐伯稽首再拜对曰：窘乎哉问也！其非圣帝，孰能穷其道焉！……帝捧手逡巡而却曰：夫子之开余道也，目未见其处，耳未闻其数，而目以明，耳以聪矣。岐伯曰：此所谓圣人易语，良马易御也。

岐伯夸赞黄帝，并不是虚夸。一句话：其非圣帝，孰能穷其道焉！——如果不是圣贤的帝王，谁能够穷道问道呢！可见黄帝的问题都是在问"道"，而我们俗常之人总是在问"事"。比如我们总问医生：我是什么病啊？很少有人问：我是为什么得这个病啊？这个问题一旦自己开始追问，就会知道自己是如何走到今天的。

得到岐伯的夸奖后，黄帝拱手后退几步，谦逊地说：有你们各位先哲为我开道，虽然我没见过什么，没听过什么，却能够耳聪目明、大彻大悟。岐伯说：这是因为圣人易语，良马易御啊。——与圣人交流很容易，你说的和没说的，他全部了然，并能积极回应，使思想和交谈都保持于巅峰。良马亦通人心，所以真正的好马也好驾驭。其实，语言艺术真的很重要，好些时候人说话就是往死里说，让人接都没法接。有些人不好沟通是因为他只有自己的语境，活在自己的目的里。这，就是我执。他的接受能力、判断能力都是有限的、低级的、令人厌倦的。凡遇此景，最好沉默。

十二官能

下面是《灵兰秘典论》里最核心的段落。

心者，君主之官也，神明出焉。肺者，相傅之官，治节出焉。肝者，将军之官，谋虑出焉。胆者，中正之官，决断出焉。膻中者，臣使之官，喜乐出焉。脾胃者，仓廪之官，五味出焉。大肠者，传道之官，变化出焉。小肠者，受盛之官，化物出焉。肾者，作强之官，伎巧出焉。三焦者，决渎之官，水道出焉。膀胱者，州都之官，津液藏焉，气化则能出矣。

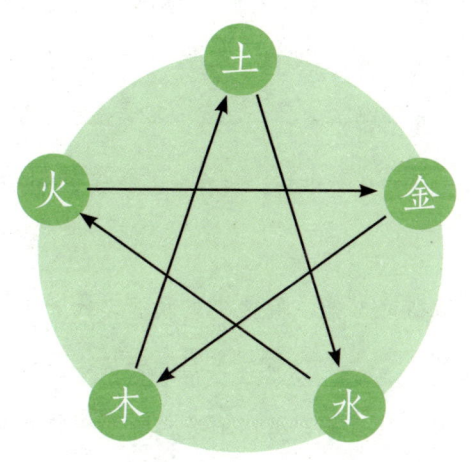

咱们先讲"心者，君主之官也，神明出焉"。

黄帝不是问五脏六腑之贵贱吗？那么岐伯在此指出，心，为最贵，贵如君主，人之神明从心出。在这里出现了三个概念——心、君主、神明。所以大家在五行图里，要增加上这些新概念。

这一段，为我们理解中医之五脏六腑提出了新的"取象比类"，这种社会职能的比类，需要我们更多的社会认知。要想理解"心"，就得理解何谓"君主"、何谓神明；"肺者，相傅之官，治节出焉"，要想理解肺，就要知道何谓相傅、何谓治节；"肝者，将军之官，谋略出焉"，要想理解肝，就要知道何谓将军、何谓谋略……每一个话题里都有两个或三个问题在里面，都需要我们反复思考。

如果说人体如同社会，那我们先要弄清楚五脏分别都是什么官职。心，是君主之官；肺，是相傅之官；肝，是将军之官；肾，是作强之官；脾，此处没有明说，只是和胃有个混说——脾胃，仓廪之官，但在《素问》的《刺法论》中说："脾者，谏议之官。"至此，五脏之官俱全。为了与六腑对应，这里又加了一个心包的功能，即"膻中者，臣使之官，喜乐出焉"。而六腑官职如下：胃者，仓廪之官，五味出焉；大肠者，传道之官，变化出焉；小肠者，受盛之官，化物出焉；三焦者，决渎之官，水道出焉；膀胱者，州都之官，津液藏焉，气化则能出矣。

以下就是五脏六腑的逐个讲解，我在此不仅讲其官能，还要讲其经脉、病症，以及主治。

官，指官能，五脏之官能，就像中央政府，代表上；六腑之官能，就像地方官员，代表下。"五脏"为阴，其最关键的一个特点是"藏而不泻"。大家想一下，政府直接从事生产吗？不是。所以我们要清楚，直接从事生产这件事不是最关键的，怎么能够使天下所有的价值都合理应用，才是最关键的。更大的价值在于税收与分配，政府职能注重思想和社会统筹及管理统治，而不是做具体的活儿。五脏，负责指挥、调度、管理；六腑，负责创造、运化和供给。如此这般，社会，就像人体，就有了生命，就会生生不息。

一

心者，君主之官也，神明出焉

咱们先讲心。

心者，君主之官也，神明出焉。

首先，何谓君主

"君"这个字，就是用手遮口，就是谨言慎行，少说话，但真说出话来，就是"一言九鼎"。所以"君"负责发号施令，虽不直接从事生产、创造价值，但统管、分配和使用价值。五脏"藏而不泻"，就是天天收纳精华，其分配，不是"泻"，而是利用这种分配，让生命有更大的利益和价值。

《黄帝内经》所言五脏，非血肉的五脏。中医只要讲到"心"，就有至少三个层面：1.脏器的心，这是血肉的心，是形，也是西医所指的心脏。2.心气，指心经，"心主血脉""心与小肠相表里""心开窍于两耳""心在志为喜"等。比如"心主血脉"的功能，这是气。手脚冰凉就是心主血脉的功能弱，就是心不能把血泵到手脚末梢，手脚是你摸得到的地方，其实头顶、子宫等都属于末梢，由此可以判定手脚冰凉的人子宫也寒、记忆力也衰退。3.心神，即心主神明。所以，现在修行讲究的"修心"，大家要弄明白我们到底修的是形、气、神各层面的哪个"心"，而且，形、气、神三个层面都可能造病，心形会坏，心气会被憋，心神会迷失，我们要治疗的又是哪个心？

有时一见人面色㿠白，我就提醒对方小心心脏，可人一去医院检查说心脏没问题啊。其实中医看的是气的层面，一旦形的层面真的出问题了，就已然属于半生半死了。西医所言冠状动脉粥样硬化啊什么的，都是指"形"的层面，而中医更多的是指"气"的层面和"神"的层面。比如有些人胸闷、气短，有濒死恐惧，西医检查时却说没有病，而病人确实感觉不好，这些问题恐怕就得由中医来解决了。

比如有位领导去医院做了全面的、顶级的体检，最后医生欣喜地告知他：恭喜您啦，您的各项指标比年轻人都好！这位领导都快哭了，他说：我之所以来体检，是因为最近有几次胸闷晕厥，现在走路都走不直了，走到水边就要往水里栽，可你却说我各项指标完全正常！这怎么解释呢？但最后还是没能检查出他哪里有问题，于是便写了个头部放电异常，疑似癫痫，这真是吓人啊。他只好来看中医，其实不过是中焦痰湿淤阻，气血阻滞，先大椎、风府等穴位放了些瘀血，然后再服20多服中药就解决了问题，身体不栽歪了，又能走直道了。

心，最重要的职能是"统摄脏腑"，也就是身体里的所有东西都归心管，不是具体地管，而是统摄，就好比君王威仪在上，任何人都不敢乱来。这，也是在强调心气的厉害，有这股气在，五脏六腑就不敢乱来。反过来讲，如果心气一乱，五脏六腑皆乱，这就是后面所言："主不明则十二官危，使道闭塞而不通，形乃大伤，以此养生则殃，以为天下者，其宗大危，戒之戒之！"即心之神明大乱，则天下大乱。

"心者，君主之官"，何为君主？中国称君主为"天子"，所谓"天子"，是替天行道的人。何为天？如果说我们百姓是由"命"来管，那么君主则是由"天"来管，所以当各朝代终结时，叫"天数已尽"。末代皇帝溥仪登基时，因为年幼，在皇座上坐不住，他爹是摄政王，就在旁边说"完了完了,(仪式)马上就完了"。这句话仿佛谶语,果然清朝马上就完了,所以不可以轻易说"完了"。中国人真正讲究的是一定要说"好了好了",别没事总说"完了完了",一定要说"好了好了,这就好了",因为"好"字太难得了,"好"是有男有女、有阴有阳。教小孩说话,不能一天到晚说"这下可完了",一定要说"这下可好了"。这就是中国的吉利文化。

人间的君主是由天来管的,那身体里的"心"这个君主是由谁来管呢?记住,心这个君主,由元气管,这就是为什么生命管理最重要的就是"元气说"。所谓没病而善终的人,结论通常是肺心衰竭,其根底无非是元气衰竭。要想长寿,在根本上就是少损耗元气。元气,指人受生之时,已有之定分。那,怎么少损耗元气呢?

> 心这个君主,由元气管,这就是为什么生命管理最重要的就是"元气说"。

丹道家认为五窍为元气之贼,指出人容易受到耳、目、口的伤害,耳听声则肾精动摇,目视色则心神驰越,口多言则肺气散乱。因此,要固守耳、目、口三关,但我们终日耳多听、目多视、口多言,自然元气虚亏。元气虚者,哀而伤——因阳气运化无力,哀痛易堆积,久则伤身;元气足者,哀而不伤——元气足的人,虽有悲怆,但得阳气疏布,易化,故哀而不伤。

中医有"药医不死病,死病无药医"的说法,就是说能用药治好的病,都不是要死的病;而元气若已经大伤,则无药可医,就是元气没了,再好的药都没有用。药医不死病,是说如果元气尚可,就可以用药来鼓荡元气驱疾。也就是说元气足,才有五脏六腑之用。总之,中医用积累元气的方法治病,西医用调元气的方法治病。西医靠大夫治病，大夫不是上帝，所以每每无奈。西医所言的免疫力也相当于元气。免疫力低下者不好用药，更无法动用激素，那样会把仅存的一点元气耗光。所以面对免疫力低下者，西医施治也是勉为其难。中医靠元气治病，明元气之理，即为大医。中国人说，三分病七分养，其实养的就是元气。

耗精容易，养精难。思虑、纵欲、焦虑、生气、郁闷等，都会快速消耗人体的"精"，避免思虑、纵欲、焦虑、生气、郁闷等却很难，所以养生真正靠的是人性觉悟，元气也是靠德行来养，有了恢宏的气度、宽和的态度和悲悯天下的胸怀，才会有"浩然之气"。

明白了元气说，就要明白一件事：人终有一死。因为元气只有少耗，没有不耗，且几乎没有补充。有人说：我锻炼了呼吸吐纳，是不是补充了元气？没有，只是延缓了元气的使用。还有人说，但练功的修行人确实活得久啊？是的，那也只是人的天年而已，而我们普通人从来都是半百而衰。按人的天年论，可以活120～140岁，练功的人能活到天年，而我们活到70～80岁不就是"半百"吗。

再者，也几乎没有什么可以进任、督二脉的中药，所以，也于元气无大用。人不一定会死于病，但一定会死于元气衰亡。因此，长生不死之说，只是不明白元气说时的妄想妄念，好好学了中医以后，真的对修行是有益处的。修行，可以修个干净，可以修个觉悟，可以修个超脱，可以修个自由，但不能修个"不死"。反过来说，若不死，也谈不上超脱和自由。

中国人似乎最愿意谈论长生不死，而我们的邻居日本人最喜欢谈论死亡，每年樱花绽放的时候，他们称之为"樱之祭"，就是感叹能在最绚丽时死去最美。于是，死亡与美联系在一起，给生命增添了一抹悲壮……而中国人，总喜欢把死亡跟阴暗、丑陋、可怕相连，于是，人就恐惧害怕，就容易生出妄念。所以还是赞叹孔老夫子所言老之要戒贪的理念，这个"贪"也有贪生怕死之意，孔老夫子活得通透明白啊，把古老的地球让给生命鲜活、富于创造的年轻人，也是一种老年智慧。

更深一步讲，君主替天行道，那么何谓天道？天道的特点就是春夏秋冬之有序，从而大地有生长化收藏，就是有生就有死。从这个意义上说，天道的特点一定是"无情"，所以反过来讲，"心"作为天之子，也一定是"无情"的。心若明了了无常，便可知无情之可贵；心若贪恋有常，就会多情，多情则心伤，就也是病。心，要有大爱，而非小爱。所谓大爱，是心为离卦的显现；离卦，象太阳。所谓太阳，就是普照万物，而不是只关照一人的小爱。在太阳的眼里，不像我们人类有那么多是非、善恶，它统统照耀、善恶皆照，在历史的长河里，我们才能深刻地体会它这种大爱。凡能大爱者，其能量必源源不断，凡小爱者，其能量必然有限。这里所言之有情、无情，无非是能量的体现。人呢，局限在当下，局限在自我，所以无法认知天道的宏阔，也无法理解天道的无情。所谓天道无情，是先告诉我们：没有死，哪里有生！没有冬藏，就没有春生！所以，它的无情的背后是大爱，是让大地休养生息，是历史的绵延不绝……

天道之无情走的是活路，而人的无情走的是死路。也就是说，真正无情的是人，因为人只要自己生，而不管他者的死活！看看我们对资源的掠夺和对环境的伤害吧，审视一下我们对他者的态度，也许我们会有些悔悟……其实，2020年的一切，何尝不是对我们人类以往自私的一个惩戒！

天道是春夏秋冬轮替，该生发就生发，该杀伐就杀伐。天道无情，亦无善恶。地道，就是顺应天道，而生长化收藏。动物道是弱肉强食，是强者为王。草木道是借助自然之力到处飘摇。而人，居天地之间，则生出自己的人道。人道，随人心善恶变化不定，有时，不该生发的生发，不该杀伐的杀伐。要么逆天道，要么行兽道，多数人随波逐流，如草木道般飘零、沉浮。

人道与天道最大的不同是：天道，坚守孤独与正念、正举，并且不为世间标准所动，"举世誉之而不加劝，举世非之而不加沮"。就是世人都说他好，他不自傲；世人都说他不好，他也不为之颓丧。但人是最难有定力的，闻誉则喜，闻毁则怒，是最容易被利益、被虚假的仁义宽慰和绑架的。而动物界不能讲道德，讲道德就没法生存了。人界，要想生存，就得讲道德。人界的道德说到底，就是人为了阻拦人的过度自私而自我规定的行为界限，而非思想界限。在头脑风暴中，道德如同保安，你可以纵情地去想，可以想善、想一切崇高，这是境界而不是道德；也可以想恶、想杀人越货，但，凡是恶的，道德保安都试图阻止它化为行动，恶止于念头，就是守道德的底线。其实道德并不高级和坚强，当世界大乱时，更强大的东西会发挥作用，并把脆弱的道德践踏到底。

社会在宣扬某种道德时，无非是以此来约束我们精神的质疑能力，这会使我们在生理上产生痛苦，在精神上产生纠结。因为生理是"无为"的，五脏六腑只是各守其位、各行其是，有生克，无道德。更多的时候，道德不仅无法提升我们，反而会加重我们的负罪感，使我们不敢在这充满道德训斥而又道德沦丧的世界里呼吸。那不间断的自我谴责、自我质疑，会让我们的生命之花枯萎。只有回到宇宙法则，我们才能如释重负，才能拥有自在的幸福。

从某种意义上说，动物在道德上高于人，因为它们真实，不纠结，不虚伪，不标榜自己，不认为自己有道德。而人，为了高贵地活下去，找了多少痛苦啊；为了卑微地活下去，又找了多少借口啊……

总之，人的一切痛苦源于人性。一切疾病也源于人性。所以，我们要有重新审视自己的能力，这种审视，不只是思想上的，也应该包括肉体上的。有些是思想桎梏了人的肉身，比如，我们的教育让我们不敢真实地表达自我；有些则是肉身桎梏了思想，比如身体弱，就会喜欢被人温柔以待，就会有屈从或奴性。

其次，心主神明

"心者，君主之官也，神明出焉"，讲完君主之官，就要讲一下"心者……神明出焉"，这是中医关于"心"的另一个重要功能——"心藏神"。

"心"字的写法，在甲骨文和大篆中都是心脏的象形，可见远古之人是在打开的人体里见过心脏的，后来才有我们现在这个"心"的写法。

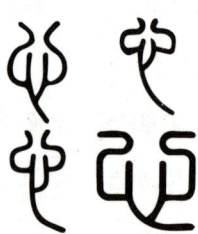

这个"心"呢，在《西游记》里被比拟成"斜月三星洞"，其实就是个字谜，一个斜月加三点不就是个"心"字吗？！其实这个"心"的写法真不如大篆的写法厚实，有点破碎的感觉。

在五脏六腑中，唯独"心"字没有"肉月"偏旁。这就是强调心主神明的作用大于心主血脉的特性，也彰显了心在五脏六腑中的特殊意义。

心最主要的两个功能，一个是"心主血脉"，一个是"心藏神"。什么叫神？《灵枢·本神》说"两精相搏谓之神"，何为两精相搏？两精，即阴和阳。相搏是相互作用，阴和阳之间的相互作用产生的能量叫作"神"。

阴和阳的相互作用，就像太极一样，阴和阳圆融地纠缠在一起，产生的强大力量叫作"神"。反过来讲，一个人没神，他不缺吃不缺喝，就是成天无精打采，没精神。阳不足，阴精就是凝固不动的；阴不足，阳就是飘忽不定的。所以，神，跟物质层面没什么关系，而是阴和阳不交集，擦不出火花。阴和阳，能够相互撞击，就像正离子和负离子撞击能够产生能量，只是有的能量大，有的能量小而已，有的撞击出来的是小火星，有的撞击出来的是火焰山。阴阳纠缠有力，人就神采飞扬。

人和人的差异性在哪儿？从肉身讲，人与人都差不多，你有一颗心，我也有一颗心，咱们五脏六腑完全一样，所以肉身平等是没问题的。所以，人与人的差异不在有形的层面上，不在肉身上。人与人的差异在无形的层面——在气与神上，尤其是"神"这个层面。而这个"神"里面最关键的是阴阳的相互作用，即人与人的差异性，源于神明的不同。比如说同样的问题，我能思考并得出结论，说明我阴阳和合的能力强；而你始终想不明白，说明你阴阳和合的能力弱。也就是说，解决生活问题的能力，驾驭生活的能力，在于心主神明的"神"的能力，是这个"神"决定了你是你、我是我。由此可见，人与人最终的差异还是阴阳的问题，即，阴阳能否相互作用的问题。

神明是否强大，至少看两个指标，一个就是看思维的活跃度，心之官为思，心神强大，思维就活跃；再就是看性能力，因为人体上下是个连通器，上面的事归下面管，下面的事也跟上面相关联，即人生得意、得志的时候，神明的活跃度就高，性功能也强。一般壮年时出现性功能障碍的，基本就是跟压力过大、诸事不顺有关。后半生春风得意的齐白石，70多岁了还能生孩子，我们比齐白石年轻，为什么不能生呢？这大概是保持青春的一个秘诀吧：老男人找年轻姑娘，会越变越年轻，因为"阴阳相搏"的那个"神"能被调动起来。而年轻女人找老男人，则会加速衰老，因为那个"神"会被抑制。我们普通夫妻，彼此年龄相当，一起携手到老，都七老八十了，成天叨叨的就是两人最好一起死，精气神自然都起不来。你若拉着一个青春美貌的姑娘的手，肯定不会天天说死，而是总想怎么长命百岁地活着。

关于心藏神，还得说一下心与脑的关系，因为神明的活跃度表现在脑力上，心之官为思，即心的官能在于思考的能力。神明强大的标志，不仅是心力强大，而且是脑力强大。记忆力衰退，逻辑性减退，反应力下降，其实根底是心力不足。

但不要把忘性大与记忆力衰退相连。比如现如今，大家都有大学群，基本上谈的是怀旧的话题，这让我很难堪，因为他们说的事情我都不记得了，我开始怀疑自己的记忆力，所以从来不敢发声。比如前些日子一个教授去世了，所有人都在群里哭，写回忆文章，我内疚万分，因为我根本不记得上过他的课，也不知他长什么样子……后来仔细一想，可能就是因为我忘性大，才成就了我的今天，我只记住了几个老师和同学，大概他们都是有趣的灵魂吧，其余的，我全部在记忆中删除了。

所以说，"忘"是一种能力，跟记忆力衰退无关，跟修行有关。我们必须保持生命有随时格式化的能力，这样生命才能翻新。这是生命的断、舍、离，比日常生活的扔东西重要多了。"忘"，就是给生命减负，拖着一大堆垃圾行走的人，不仅走不快，甚至可能是原地踏步。心理学家会说：你那不是忘，只是把它们都积压在无意识当中了。在我眼里，无意识比意识要重要得多，体量也要大得多，所以更要保持无意识的精粹度，怎么保持呢？只关注有趣的灵魂、有趣的思想，读顶级的书，让自己的记忆有更准确的判断和更多的选择，尽可能不浪费自己的精力和时间。比如，不必去参加大型的同学会，小规模的可以去，最起码你知道在和谁说话。总之不可以浪费自己的精力，回忆当年谁追求过谁这种话题真的无聊，还不如跟一个00后讨论一下他们为什么决定不生小孩的话题，因为这个问题与人类的未来关系更大、更有趣、更值得探讨。

关于心与脑，大家首先要知道哪些经脉入脑——督脉、膀胱经、肝经入脑；阴跷、阳跷入后脑，主人的运动协调性。胃经、五脏六腑之精气，随眼系入于脑。肝开窍于目，所以眼睛是脑力最外散的一个地方。

入脑，首先是督脉，督脉之精髓入脑，脑子先天灵不灵，跟督脉有关。督脉受伤，脊柱侧弯，都会影响脑力。现在过早地强迫孩子拘坐学习，其实不利于孩子发育，甚至会伤害精髓的生发之机。人老了，脊柱佝偻，精髓已少，再不能上输于脑，就是老年痴呆症的一个病因。

《素问·骨空论》中说："督脉者，起于少腹以下骨中央，女子入系廷孔，其孔溺孔之端也，其络循阴器合篡间，绕篡后，别绕臀，至少阴与巨阳中络者合，少阴上股内后廉，贯脊属肾，与太阳起于目内眦，上额交巅上，入络脑，还出别下项，循肩髆内，侠脊抵腰中，入循膂，络肾；其男子循茎下至篡，与女子等；其少腹直上者，贯脐中央，上贯心，入喉，上颐环唇，上系两目之下中央。"

这个定义非常重要。督脉，起于小腹以下盆骨中央，在女子，入泌尿系统和生殖系统，这也是前面讲过的脑力与性能力的相关性。然后，督脉的络脉环绕生殖系统和睾丸，别上臀部，与少阴肾经及太阳膀胱经相合，直接上额头、交于巅顶，内入脑，又别出入脖颈，沿着肩膀、侠脊抵腰中，入循膂（腰椎）络肾。……另有一支从人体前部走：小腹直接上行，贯肚脐，贯心，入喉部，上脸部，环唇，上至两眼之下中央。

这里边有几个要点：1.督脉走泌尿系统和生殖系统，所以不仅脑力与性功能相关，生殖系统疾病也与督脉之阳气有关。2.督脉病与少阴肾经和太阳膀胱经有关，所以跟肾精和阳气有关。3.督脉入脑、入脖颈、入腰，所以保护颈椎和腰部，就是保护督脉。4.督脉入肚脐、入心、入喉部，所以这些地方都是由先天之气支撑的，其病变也跟督脉有关。

《灵枢·经脉》还说："督脉之别，名曰长强（尾骶长强穴），挟脊上项（脖颈），散头上，下当肩胛左右，别走太阳，入贯膂。实则脊强，虚则头重……"是说督脉走长强穴，然后上脖子和头，再入肩胛左右……督脉有劲，脊柱就强；督脉虚，头就沉重。这也说明了督脉与脑部的关系。

我原先讲过，从会阴处，督脉、任脉从前后上行，在上颚处交会，在身体内部形成一个圆环，就是所谓的中脉，胚胎最先形成的就是这个圆，由此生出眼耳鼻舌身。这个上颚膛腔，就似苍穹天空。古人用牛郎比喻人体督脉强劲有力，用织女比喻任脉绵柔细腻，一年一度相会之鹊桥，也就是指上颚之弓，舌头一卷也是所谓鹊桥，其日多雨，就是指舌头上卷，口腔内会产生甘露，而不是牛郎织女相会时的眼泪。

把这段读懂了，就又得一个养生大法，即卷舌功。想要心脏好，特简单，没事就卷着舌头，睡觉也卷着，叫"搭鹊桥"，将产生的唾液徐徐吞咽，大补阴液胜过六味地黄丸一盒，这就是金风玉露一相逢，胜却人间无数。任督交会，就是阴阳和合，就是牛郎织女相见。任脉、督脉一相会，生命就为之绽放。故事里的牛郎还拎着两个小孩，那两个小孩又是什么啊？一阴一阳啊，姹女、婴儿啊。就这么一个故事，千百年来都当爱情故事讲了，只有学习了《黄帝内经》，才明白这故事的真谛，可见学习《黄帝内经》，可以开大窍啊。所以说，也许只有学习了《黄帝内经》，才能看懂《道德经》《庄子》《易经》和传统神话，否则，总在字面上绕来绕去，自己都能绕糊涂。可见，生命之道就是个底子，把《黄帝内经》学扎实了，其他经典就好读了，不懂《黄帝内经》，其他经典也就学个皮毛。

比如全世界的神话中，都有国王要一青年杀敌除魔、服七年劳役，方可以娶公主的故事。刚开始你会觉得这是一个要培养人百折不挠的斗志的故事，后来你才明白，这只不过是要告诉你一个生活的实相：婚姻，是要以敢于付出生命为前提的，同时，婚姻，是一件很难再来一遍的事。让男人服七年的劳役，让男人去杀龙、除暴，表面上看这是在考验男性的毅力和能力，其实看到更深的层面才发觉，这真正的目的不过是保障婚姻。首先，这七年之艰苦是让你明白幸福来之不易，要珍惜；其次呢，就是用这漫长的七年之艰辛，断绝你以后再娶的心。好比让你再去另一家服七年的劳役，你的体力、你的智力、你的勇气恐怕都会不够了。说白了，就是古人活得明白，知道把自保放在婚姻之前。结婚是一件需要用心经营的事，你付出了一回以后，让你付出第二回你断然不肯。

故事讲完了，咱们再接着讲入脑的经脉。

太阳膀胱经从睛明穴上行入脑，阳气不足，则伤脑，尤其是后脑勺疼，跟膀胱经有关。厥阴肝经入巅顶，巅顶痛、脑仁发空，是肝血严重不足。

胆经从两边入脑，胆气不足，则生发力不够，脑力也不足。这些我们都讲过了，此不赘述。

胃经也入脑，是随眼系入于脑。所以大家会发现，呕吐的时候，有人会眼眶子疼和眼睛疼，特恶心的时候，有时候人会出现闭眼或眼睛往外凸的情形，其实就是胃经随眼系入于脑的缘故。最好的办法就是催吐，现在很多人老觉得吐了会伤身体，这是错误的，有的人一吐吐出团状的痰，其实这是好事。吐完之后用温水漱口，最关键的是上床睡觉，才能把阴血和阳气养起来。

我们的脑力最外散的途径就是通过眼睛，原先电脑已经够毁人的了，现在加上微信，绝对毁人生。我喜欢微信，是因为微信好比图文日记，每日把好山好水、花花草草拍下来，再写点随笔，和亲朋好友分享一下，可朋友圈人一多，这个就没办法玩了。今后最好有一个手机专门做这事。养脑，归根结底四件事：睡觉、静坐、活动手指、营养均衡。

▶ 养脑，归根结底四件事：睡觉、静坐、活动手指、营养均衡。

心的几个重要官能

关于心，还有几个概念要说一下。

心"在志为喜"

心的本性就是喜悦，大凡情感的过度运用，都会在身体上形成印记，久了，就会形成疾患。比如说心的本性是喜悦，但如果你过喜的话，就会伤到你的心；怒是肝的本性，如果你过怒、过度憋闷和压抑自己的话，就会伤害到你的肝；忧是肺的本性，如果过度忧伤，就会伤害你的肺……总之，世界上一切情感的泛滥和过度，都可能造成灾难，包括战争，包括身体的疾病。

因为心统摄脏腑，所以心之喜悦也影响全身脏腑，心之华又在面，可见颜面就是心的外象。古代中国有"相面术"，西方有"颅骨学"，都是从人体而研究人性的"学术"。要说没用吧，现在人事招聘还要讲个"面试"。

理解面部表情是我们右脑的专长。面部44块小肌肉能表达人类所有的情绪。人类七种基本情感的面部表达是生气、悲伤、害怕、惊奇、厌恶、轻视、快乐。久而久之，这些表情会在面部留下痕迹。有的人，你一看见他嘴边的细纹就知道他生活在怨毒中。总是轻视别人的人在脸上和形体动作中都会表现出来，比如在讲课平台上的诸多讲师中，很多人都是两手抱臂的姿势，这暴露了几个问题：一是轻视别人；二是戒备心重，不接受别人；三是骨子里不自信。如此不能敞开怀抱的人，跟他能学到什么呢？

为什么有的人你一见就烦，有的人你一见就欢喜？虽说不能"以貌取人"，但精气神和缘分还是要讲究的，天天跟喜欢的人在一起，做喜欢做的事，那可是大"养生"。正"喜"是法喜。所谓法喜，不会因人、因时代、因种族而变化，它已然能够用无限来包容一切有限的存在。而凡人之"喜"则不稳定，得之则喜，失之则悲。

"诸痛痒疮，皆属于心"

《素问·至真要大论》中说：诸痛痒疮，皆属于心。"痛"属于心，因为心主血脉，血脉不通，则痛。痒，是人类最细微的感觉之一，唯有"心"能感知。有些痒，会让人笑；有些痒，会让人烦躁。痒呢，首先是心血不足，把心血养足了，人就不烦躁了。

心主血脉

心主血脉，就是心的动能可以把血打到全身皮肤，皮肤就得以攻病，也可以得到营养。手脚冰凉是心主血脉的问题，头皮发麻是心主血脉的问题，子宫寒也是心主血脉的问题，耳朵眼儿痒，也是心主血脉的问题……

现在一说到"血"，我们都认为人体内鲜红的液体就是血，但是在中医里，关于血的定义是这样的："中焦受气取汁，变化而赤，是谓血。"（《灵枢·决气》）其中，"中焦"，泛指肝、脾、胃、大肠、小肠等；"受气取汁"，指人吃下食物，气化出精华，可以疏布全身；"变化而赤"，"赤"原本是红色，在此相当于动词，指精华的疏布。这句话的意思就是，中焦接受真阳元气，取五谷精微汁液，然后变成能量疏布全身，就叫"血"。所以，心主血脉，就是指心有强大的疏布全身的能量；而所谓心衰，就是心主血脉能量的衰退。

心与小肠相表里

心在志为喜，不喜，则痛苦沉底，影响小肠。只要是得了肠癌的人，不管得大肠癌还是小肠癌，原因绝对有一条：常年的不开心，但很少有医生看到这个层面。中国人为什么患肠癌的特别多？就因为我们死要面子活受罪。古语说，伤心，可以肝肠寸断，此言不虚。而沉底的这种不开心是哪种不开心呢？恕我直言，凡是沉底的不开心可能都跟自私、虚荣和过分隐忍有关。如果我们坚持认为自己是对的，我们会把火气发出来，这样就不会形成内在瘀滞。但如果我们是对的，却因为惧怕权势或碍于面子，而把怨气忍下去，以为能息事宁人，却不知生活最大的悲剧就是：哪怕你忍了、认了，它还要伤害你，还是有让你彻底绝望的时刻。所以，"忍"是心上一把刀，怒而被憋之象。

还有一种情形，就是我们本性的自私，被所谓道德感郁阻而无从宣泄，于是这种自私的瘀毒就会沉底，久之，就形成肠部的疾患。再者，我们经常被教育要隐忍，但如果自身格局不大的话，这种隐忍就是疾病的根源。比如，在中国，常常借钱给人的人，说话会越来越没有底气，会认为催人还钱不讲义气，这种本末倒置让人很难不气有瘀滞。所以为了少生闲气，不如一开始就断了这种慈悲。与其生怨，不如一开始就不要结怨。有人说，不借钱给人，不也是结怨吗？那只是一人之怨，持久下去也就是不相处了而已，不会因为二人结怨而生杀心。

世界上的事，容，可以；忍，不行。所谓容忍，"容"是一种境界，而"忍"是一种心态。现在大多数人只是向内忍，而没有向外容。"忍"要么出于畏惧，要么是奢望对方改变，但毕竟是心上一把利刃，忍久了，人就会有病，就会生出怨气、杀气。而"容"，却抱有对人性"动静等观"的态度，好与坏都是人性，有山谷的空灵，必能化万事污浊。

所以，光能"容"还不行，还得有"化"劲儿；光能"忍"也不行，还得有把刀子插进去和拔出来的"蛮"劲儿。

有人问：中医里面说不要憋屈，不要有不良的情绪憋在心里头，而佛陀教育我们要勤修忍辱波罗蜜，两者是否矛盾？

这真是个好问题。修行"修"的不过是化掉痛苦的力量，光忍辱而不化的话，没用。唯有智慧可以度化嗔怨——有智慧，则生清净心；有清净心，则无"辱"，和一切不良情绪。故一切修行不过强调六根清净，不外泄，向内求。

心与小肠相表里，就是心情的所有不愉快最后都会到小肠，到了小肠经，再由小肠经表现在脸上，就是蝴蝶斑。只要看人脸上有蝴蝶斑，就知道他"心情不爽"。有的人不会承认，他会说我挺高兴的，但你心里高兴吗？他说他挺高兴，就是死要面子，而且虚伪，不说实话，该怎么治还怎么治就是了。

为了把"心"彻底地讲明白，我们在此篇一定要对照着《灵枢·经脉》讲，可以说，《灵枢·经脉》一篇是《灵枢》的精魂所在，是经络理论的奠基之作。中医说，学医不明经脉，开口动手便错。为什么这么说呢？

我们看《灵枢·经脉》的开篇。《经脉》篇可以说是黄帝本人给我们上的最重要的一门课了。一切，都源于雷公的一次提问。

雷公问于黄帝曰：《禁服》之言，凡刺之理，经脉为始，营其所行，知其度量，内次五藏，外别六府，愿尽闻其道。

雷公问黄帝：在《禁服》篇中，您曾说过，要掌握针刺治病的原理，必须以通调经脉为起始，了解经脉循行的部位和起止所在，知道正气的强弱以及邪气的盛衰，明了经脉在内依次与五脏相属，在外分别与六腑相通的关系。而后就可以根据患者不同的症状，分析出疾病所在位置，以便于"辨证施治"，我愿意听听这方面所有的理论。

黄帝曰：人始生，先成精，精成而脑髓生，骨为干，脉为营，筋为刚，肉为墙，皮肤坚而毛发长，谷入于胃，脉道以通，血气乃行。

雷公曰：愿卒闻经脉之始生。

黄帝回答说：人刚开始孕育的时候，首先是由父精母血的阴阳和合而形成精，元精积累充足以后，产生脑髓凝聚和生发的功能。肾主骨，骨骼敛藏精髓而成为人体的支柱；心主脉，脉道生发藏气营血；肝主筋，筋的刚劲可以约束和强固骨骼；脾主肉，肌肉是保护内在脏腑和筋骨血脉的墙壁；肺主皮毛，肺气强大，则皮毛生。如此，人的形体就长成了。人出生以后，五谷入于胃，化生精微而营养全身，就会使全身的脉道得以贯通，从此气血才能在脉道中运行不息，濡养全身，使生命维持不息。

雷公说：我希望能够全面地了解经脉的起始所在及其在周身循行分布的情况。

黄帝曰：经脉者，所以能决死生，处百病，调虚实，不可不通。

黄帝说：经脉，可以用来决断死生，诊断百病，调和虚实，治疗疾病，所以绝对不能使它不通畅啊！

黄帝的这句话至关重要，把经脉于我们生命之意义，全部说了出来。第一，经脉可以判决生死，比如我们先前讲过"真脏脉"，只要有真脏脉出现，人就要死了；第二，可以诊断百病；第三，经脉可以调和虚实。所以，经脉畅通就是生命的大药。

经脉"内属于藏府，外络于肢节"，就人体而言，经络系统有两套：十二经络系统和奇经八脉系统。十二经脉像河流，源源不断；奇经八脉像湖泊，静澄深藏。十二经脉是人体内部的连通器，起于末端，内联脏腑；奇经八脉就是丹田。十二经脉与奇经八脉二者之间，又通过络脉相连。

经络，也可比喻成情感的河流。你激动，它澎湃；你冷漠，它寒凝；你阳光，它温和；你阴郁，它艰涩。你的身体犹如宝瓶，微荡，清漾，那些金线银线、大河小流，有来处有去处，溪溪清澈，深潭净莹。

多年前，有一部电影《刮痧》，讲了一个发生在美国密西西比河畔圣路易斯城的故事，主人公许大同先生五岁的儿子丹尼斯闹肚子发烧，在家陪护的爷爷因为看不懂药品上的英文说明，便以中国民间流传的刮痧疗法给丹尼斯治病，而这就成了许大同被控虐待孩子的证据，接连不断的灾难噩梦般降临，原来美好幸福的家庭转眼间变得支离破碎，努力多年以为已经实现了的美国梦被这场从天而降的官司彻底粉碎……

电影《刮痧》"刮"出的其实是中国人和美国人、中国文化和西方文化的差异，它既是浅层次的习惯差异，更是隐藏在背后的思维方式的差异。对待丹尼斯闹肚子发烧，西方人要用内治法，中国人则用外治法。外治以中医经络学说作指导，通过外治方法达到内治目的。通过疏通经络，打开体内邪气向外排泄的通道，而祛除了体内的邪气，那么正气自然就上升了、加强了，人的身体也就健康了。中医有一句名言："有诸内必形诸外。"内在的疾病一定会反映在外表，所以通过外在表现可以揣测内在的病理变化，这叫作"司外揣内"。同样，通过外在的治疗也可以达到内在治疗的效果。外治法不用药物，没有药物毒副作用，这种"非药物疗法""自然疗法"正在世界范围内兴起。

也许说不清的不仅仅是刮痧，经络、气、精等，因为两种文化的背后有漫长的历史。电影在最后也试图说清楚"刮痧可以造成局部毛细血管扩张，……重建人体生理循环"。但这是讲给外国人的说法，与真正的中医理论相差甚远。明代的张介宾说："五藏之系，咸附于背，故向下刮之，则邪气降……毒深病急者，非治背不可也。"这才是刮痧能治病的根源所在。

经络"内属于藏府，外络于肢节"，比如扎针，在西医看来是一个物理干涉，中医则认为是干涉了一个能量系统。草药的作用也如是，是使能量重新流动舒畅，是帮助拨"气"或补"气"的，比如附子辛热，补先天真阳，人参甘寒，扶元阴之不足。

再者，中医认为人是一个整体。如眩晕证,西医认为是梅尼埃病，不易治，中医则认为"诸风掉眩，皆属于肝"，认为病因是由风、寒引起人体能量的不平衡，而肝与大肠相通，则在大肠经上取穴，在脸上及胳膊上扎针，认为如此便可以调整风、寒等引起的人体能量的不平衡。而西方人只是认为针刺可以使大肠产生脑啡肽,可以止痛而已。但最终西方人还是接受了针灸,原因在于他们看到了疗效。

西方人承认针灸有好处,但是不承认经络。因为经络找不到,在活人死人身上都找不到。西方医学是建立在解剖学之上的,找不到经络实体,他们便不承认有这个东西的存在。

那么经络到底是什么呢?从生(生命状态)到死(非生命状态)之间,人类到底丢失了什么?现代科学的解释是,丢掉了粒子的振荡,即辐射。这可能是对经络现象无法通过尸体解剖找到的最好的阐释。

量子物理学家玻尔说:要描述原子内部粒子的运动很可能需要类似于中国的老子说过的那种语言。其实,这不仅是对老子的尊重,而且是一种存在的真实。

其实,现代人也对经络充满了困惑,因为现代人也不知经络之来源。记得我刚开始学医的时候,也问过老师,经络是如何发现的,老师说:古代劳动人民在劳动的时候,这里撞到了,别处有了感觉,就发现了经络。我当时就说:那让班里的同学都出去摔跤,看能不能发现一条经络!可见,这种说法全无依据。

明代大医家李时珍说"内景隧道,惟返观者能照察之",此语深得医学三昧。经络,只能说是气功态,也就是生命运动在高级状态下自在意识对生命活动的体验与领悟。《灵枢》和《难经》中虽有多篇记载了人体形态解剖内容,但其更重要的认识来源,应该是古代医家及修炼家身体力行的内证实践活动。如果说,西医依赖的是感官的直接接触,借助了"感官的向外延伸",是在"看得见"的领域中认识人体生命,那么,中国古代的先哲们则更注重"视而不见""听而不闻"或"看不见""听不见"的"感官"

及"感觉"。古代称之为"内视返听""内景返照",又可称为"独见""独闻""俱视独见",这就是所谓的"明心""独悟""神会"。在这种"不以形先"的方式下,"近取诸身",才能详细考察精、气、神、经络、藏象,才能形成气化论、经络论、天人观。我们可以把这种独特的认知方式称为"内向认知"或"直悟思维"。

《道德经》认为:"道之为物,惟恍惟惚。惚兮恍兮,其中有象;恍兮惚兮,其中有物。窈兮冥兮,其中有精。其精甚真,其中有信。"对此段的理解观点颇多,大都从所谓哲学角度及字面来解释,若从"直悟思维"的亲身体验来理解,似更能令人信服。

可以这样理解:"内向认知"的存在,其重要条件是"亲造实诣",只有自身身体力行地实践,才能对"道"有正确的认识。正如李时珍所指出的"内景隧道,惟返观者能照察之",所谓返观者,就是指具有较高内在修炼功夫的人。

中医理论的要点有四:气一元论——至大无外,至小无内,指无限的运动方式;经络理论,包含十二正经和奇经八脉说;阴阳五行理论;藏象理论。这些理论支持着千百年来中医的诊疗。

其中最神秘、最神奇的莫过于经络学说了。

中国古代医学似乎对死尸并无兴趣,它始终关注"活"的生命,这也是我们解开经络奥秘之根本所在——经络,是生命活动现象而非解剖实体。中国传统生命科学认为,生命存在于其与周围环境不断进行的物质、能量、信息交换之中,这种交换必须依靠气的各种机能活动,而气的出入循行以及沿全身经络的循环,都表现为圆运动形式,也就是经脉的如环无端。

这就不能不讲一下中国的内丹学。内丹实际上属于太极气学，它侧重于精气神中关于神的研究，它将生命的本质看成气的周天太极运动，其沿任督二脉的小周天循行，又是根本之根本。而这一切都表现为圆运动。从大宇宙角度看，循环的圆运动比起单纯的上升或下降、出或入的直线运动更为普遍，更为根本，是生命发生、发展、变化的最基本的形式。

其实，中医的经络理论应该是从气功导引而来，而且重"奇经八脉"，用现代的话说，十二正经属于后天生理系统，奇经八脉属于先天系统；吃药对应后天，练功对应先天。所以，练功应该比吃药更有意义。但现在，一是好的练功师父少，二是病人自身缺乏耐心，所以很少有人从此中受益。但如果能坚持每天练练易筋经、八段锦，肯定能预防疾病。古人呢，在缺医少药的时候，只能以按摩导引为其首选，用手而不是用药，不妨称之为别样的"手到病除"吧。

经络最初不称经络，而是称作"脉"，或写作"脈""衇"，从字形结构看，古人将血衇比作水流，《灵枢·经脉》篇说："脉道以通，血气乃行。"可以说，在《黄帝内经》问世前，古人对人的生理现象已经有初步的总结，关于"脉"的最早的专著，当属马王堆汉墓出土的《阴阳十一脉灸经》和《足臂十一脉灸经》两篇帛书。

"经"与"络"的出现当比"脉"晚，其网状结构是对"脉"的导管状结构的进一步发展，同时又是形态学的一次重大的超越。《说文解字》将"经"释为"织从（纵）丝也"。段玉裁注曰："织之从丝谓之经，必先有经而后有纬，是故三纲五常六艺谓之天地之常经。"《说文解字》解释"络"为"絮也"，即联络之义。《史记·扁鹊仓公列传》也有"中经维络"之语。经络说，至《黄帝内经》成书时已经非常成熟，《汉书·艺文志》把当时的医学理论分为四种：医经、经方、房中、神仙，其中，明确地把"血脉"与"经络"并提，如"医经者，原人血脉、经络、骨髓、阴阳、表里，以起百病之本、死生之分"。即医经，是推源人的血脉、经络、骨髓、阴阳、表里，用来说明百病的根本，以及生死的区别的。那么，经络到底是什么呢？经络理论又是如何形成的呢？

经络是关于循环能量的体验，是最能体现医与道切近的一个当量。"内景隧道，惟返观者能照察之"，这句话是关于经络发现的最好的诠释。因此，我们说，经络是人体环境各个系统（五脏六腑）之间、内环境与外环境之间的信息通道，所以才能"决生死，处百病，调虚实"。

那么，经络到底是从"经"到"穴"还是从"穴"到"经"？对这一问题的解读，也许会帮助我们认清中医医道的许多特色。

一、先点后线说

其理论支持是：

符合现代人认识客观世界的逻辑方法，即先简后繁、先浅后深；

有实验依据，在摁、砭、灸、针的作用下，约千分之二的人确实有经络感传现象发生。

咱们先说一下这种认知的问题所在：

1. 从方法论角度看，其认识方法是采取外力（如针、灸）作用于研究对象（体表），改变研究对象的自然状态，从而认识研究对象的规律（如脉络感传）。这种认识方法用于研究无生命或简单生命现象是成功的，但用于研究人体生命这样的复杂系统，其结果往往会产生误差。直到今天我们都难以用现代科学方法证实像经络系统这样的复杂的生命规律，何况是简单的知识积累的逻辑推理过程，要想去证实，更是谈何容易。

2. 从实践的角度看,"先点后线说"强调外环境对人体的作用,甚至错误地认为外界的作用是产生经络感传的唯一方式,从而忽视人体内在心、身相互作用下敏锐化了的感官觉察到气的运行的可能性。

二、先线后点说

"内景隧道,惟返观者能照察之",这句话的意义在于指出了经络运行的规律,是古代气功训练有素者借助于敏锐化的高级感觉能力认识到的,即,经络现象是气功态下自在意识对生命活动的体验与领悟。其实,所谓特异功能就是人的本能,只是有的人将它调动出来罢了。

与"先点后线说"不同的是,训练有素的气功家的内景返观,其重视的要点在于经络的走向和运行规律,因此其认识规律为先经络后腧穴。我们可以用历史文献和气功实践来证明这一点。

首先,马王堆汉墓出土的帛书《阴阳十一脉灸经》《足臂十一脉灸经》,从某种意义上改写了我们对传统医学的认识,相对于《黄帝内经》的成熟与完满,马王堆帛书则古朴而原始。对比两书,我们发现:

1.《阴阳十一脉灸经》和《足臂十一脉灸经》均记载十一经脉的运行路线,但不记穴位。《黄帝内经》对腧穴的记载虽少而简,但非常明确。

2.《黄帝内经》对经络走向有较精确的说法,《阴阳十一脉灸经》和《足臂十一脉灸经》所载经脉走向虽大体相同,但有的走向却恰恰相反,如关于手太阳小肠经,《足臂十一脉灸经》的循行方位是"出小指……出项□□□目外渍(眦)",而《阴阳十一脉灸经》则曰"起于耳后,下肩……乘手背"。

其次是丹道(气功)实践的体验证明。

1. 训练有素的丹道家的内景返观,只能认识自我的经络走向,而很难了解穴位的内涵，《黄帝内经》与帛书的记载都证明了这点。

2. 细察《黄帝内经》与帛书，它们在经络走向上虽有不同，但起讫部位都在躯体的头、胸、腹三部，即气功文献所载三丹田的部位。这种辐射状的经脉走向正是对练功者进入气功态的描述。气功训练有素的人，真气充盈于血脉，并可随呼吸在人体中作潮汐般聚散响应——"一吸则天地之气归我（向心型走向），一呼则我之气还天地（离心型走向）"。

3.《阴阳十一脉灸经》和《足臂十一脉灸经》对经脉之间的联系不太关心。这是因为古代气功家关心的是真气的聚、散、往、返，而不是经气"如环无端"的运行。

4.《阴阳十一脉灸经》与气功《导引图》和另一篇气功文献《却谷食气》篇同书于整幅帛上，可见，古人将经络的研究与气功实践的探讨归于一类。

5. 奇经八脉的实证是丹道（气功）实践家的一大贡献。我们知道,《难经》对奇经八脉的论述弥补了《黄帝内经》的不足，但第一部相关专著《八脉经》却是宋代丹道（气功）名家张紫阳所著。李时珍在《奇经八脉考》中说："盖正经犹夫沟渠，奇经犹夫湖泽，正经之脉隆盛，则溢于奇经。"是说十二正经好比沟渠，奇经八脉好比湖泊，十二正经的气血隆盛了，就会溢出存留于奇经八脉。这显然是丹道家而非医家的实证。并且，八脉经中之任、督、冲三脉始终是气功家关注要点，其理论建树也多于医家。

因此，我们可以这样推论，经络学说中"线"结构的最初发现应归功于古代丹道家，而经络学说中"点"结构的早期发现则更多是针灸家的贡献。所以，对经络的研究可以有两种方法：一是针灸的方法，一是气功的方法。前者凭借外界对人体特定部位的选择性刺激，通过经络传变使人体受损的自我调控系统得以恢复；而后者则更重视内源性自我意识的锻炼，通过经络达到一种气功状态。前者通过腧穴的"点"来实现控制；后者则通过经络的"线"形式来进行。随着对人体系统点、线结构认识的不断深入，最终熔为一炉，形成了了不起的经络学宝库。

中医理论的异化，突出表现在对经络的研究中，国家花大量的金钱去找经络实体，结果却总无功而返。

事实上，经络是生命活动现象，就像情感一样，无法定量、定性，当一个情窦初开的少女说出"我恨你"时，也许表示的真正意思是"我爱你"。离开了生命活动，经络是不存在的。所谓经络现象，只是生命之气传递的一个无形网络，正如鲁迅所言：走的人多了，便形成了路。气血充满，形成能量和场，便形成气血通路；生命活动停止了，这些现象就不存在了。因此寻找经络的物质基础，犹如西西弗斯的痛苦，难以有结果。

关于内丹体验的重要性，有位学者曾经让内丹修习者做过辨别药性的实验，让实验者和药物都处于未知的状态下，内丹修习者只要描述气感下药物之气在人体的走向即可。结果令人惊异，他们发现菊花之气走肝经；薄荷之气只在肝上撕开口子而不进去，是引经药；白芍之气走胃与肝经，柔肝；茵陈走肝经，清湿热……这一实验对古人如何得出四气五味不无启示，也是中医为内证认知的一个佐证。

这里涉及一个药物的性味归经问题。因为经络是人体气血通道，也是药性的通道。有人会说：你凭什么说某某药归于某个经脉啊？现代人说不出所以然，只能按古人的结论去做。比如说当归这个药，归肝经、心经、脾经。肝中血燥，当归少用，不能解纷；心中血枯，当归少用，不能润泽；脾中血干，当归少用，不能滋养。今人不知道古人是如何得出这个结论的，但肝血虚，一定会用到当归建中汤或当归四逆加吴茱萸生姜黄酒汤，病，因为到厥阴了，首先要用当归以救血虚，后一个方子甚至认为当归都无力救肝了，故又加酒，以通肝经。不用当归，就难以解决肝血虚的问题。

学中医中药，药的性味归经特别重要。但现在中医院校都不讲这个了，因为他们不知道古人的归经是怎么来的，现在的人有内观体验的特别少，或者说经络敏感型的人不多见，所以这个事说不清楚。说不清楚没关系，那就老老实实地按照古人说的去做。其实，最早人们说"抓药"，还真是用手去抓，手通经脉，如果敏感的话，有人还真能一抓药就知道此药通哪条经脉。总有人说要跟我学医，好啊，先进药房抓几年的药，有感觉了再说。

学好了中医，可以在自己家里弄个小药房。心手相通，你的手就是你的直觉，直觉永远是最宝贵的，就好比医理通透后，一听病人说什么，心里基本就有数了，把脉，只是要确定一下心里的判断。药性呢，就是从里面通经脉；按摩、扎针呢，就是从外面通经脉。练易筋经就是天天通经脉。练易筋经是从哪里通经脉？是从里面通经脉。所以说练功要比吃药安全。现在有人花好多钱让别人给自己整骨，就喜欢听那嘎巴一声响，可是回到家中，又听到嘎巴一声，那错位又回来了，为什么啊？那地方的筋早就紧了，不先揉开筋，是固定不住骨骼的。其实易筋经的姿势做对了，整骨最快、最安全。好的整骨师是一定要练功的，不练功就不知骨架、气血的问题。天天练抻筋拔骨，自然不会得腰椎间盘突出。所以说易筋经也是一味大药，可以治强直性脊柱炎。

再比如人们关于"气"理论的认识，也存在着很大的误区。古人云"善言气者，必彰于物"，"化气生成，万物皆禀，故言气应者，以物明之"。"气机"的流行、敷布是客观存在，"工"于此道的人可以运用特殊的功能来观察它，而一般的人对气的理解、认识，只能是在它彰于物之后，通过对物的观察、认识来实现。人们往往只能采取"以外揣内""以象测藏"的方式,只能从古医籍的文字描述上来了解、认识气。可想而知,这样很容易单纯从"人身之器"的实体结构来"寻找"气,实际上采用了类似于现代医学的形态学研究方式,而"忽视"了从中医学气机流布的机能状态中来把握气机流布的物质性内涵,对许多精辟的论述尤其是《黄帝内经》中的直观性描述只能以"虚文视之",或认为《黄帝内经》理论是胡扯。

从这点上讲,我们不难理解中医学界为什么会有卫气出上焦还是出下焦、三焦与命门有无、经络穴位发现孰先孰后、肝生于左还是右、七节之旁中有小心等说法,会有是否是错简等诸多旷日持久的争论。甚至可以说,忽视了对"内向认知"方式的研究,是造成目前中医观念危机的主要原因之一。

我们只有从中医理论所指的机能状态下看待人体气结构的物质性,才能更好地理解"心脑关系""气机流布""五脏互补"等重要概念的物质性内涵,才能理解"心肾相交"的物质变化过程,才能理解"疏肝解郁"应该有"郁结之肝气"的疏散过程。如果我们把"气机"当成是气的运动状态或运动规律的抽象,把"命门""丹田""元神"等看成是虚设的概念,在此前提下讨论传统养生实践活动,是没有什么意义的。

接下来我们说一下心经,先说心经经脉的循行。

《灵枢·经脉》篇说:心手少阴之脉,起于心中,出属心系,下膈,络小肠;其支者,从心系上挟咽,系目系;其直者,复从心系却上肺,下出腋下,下循臑(nào)内后廉,行太阴、心主之后,下肘内,循臂内后廉,抵掌后锐骨之端,入掌内后廉,循小指之内出其端。

首先看"心手少阴之脉"这句,心,属于手少阴,是手不是足,在中医里经脉分手经、足经，《灵枢·逆顺肥瘦》说："手之三阴，从藏走手，手之三阳，从手走头；足之三阳，从头走足，足之三阴，从足走腹。"任何一条经脉，都是先要定名，比如说心经；然后定位，是手脉；最后还要定性，心经属于少阴。这也是在教我们如何看待一个事物——定名、定位、定性。任何东西都可能分这三个层面。我们以后不管遇到什么东西，都要先明白这三件事，名称、位置、性质。

心，属于手少阴；肾，属于足少阴，都是我们人体里的动力源，是最有劲的。少阴，指"心"之本性为阴，且为少阴，我们原先打比方说过：太阴是阴鱼的头，厥阴是阴鱼的尾，少阴是阴鱼的眼睛，是阴的动力源，是阴的灵魂。

我前面说过，少阴与太阳相表里，感冒发烧就是太阳病，就得动用手足少阴这个动力源。心肾强大，才能祛邪外出，感冒发烧就好治疗；心肾气血弱，人就低烧或缠绵难愈。医学科普的好处在于，懂原理了，人心就不慌。懂中医原理，急性病、慢性病，都可以不慌；懂西医急救原理，也会不慌。

高烧的可怕在于：高热老不退的话，少阴心肾就有衰竭的那一天，少阴心肾衰竭了，身体就崩盘了。所以对治高烧，一是不必急着退烧，一味退热，甚至强行上激素，就是在摧毁心肾这两个动力系统；二是一定要六经辨证，辨证准确后，一般三剂就能治愈。

高热上西药不当也会出危险，为什么呢？你看，所有的西药，像阿司匹林，服用时都会有个时间界定，就是一定要严格地按照时间服药，比如它规定是四小时一服药，可家长一看孩子高烧又起来了，就着急，不到规定时间就又上退烧药了，这样孩子就有可能出危险。

发烧这件事就是少阴和太阳互相作用的结果。心是少阴、肾是少阴，是我们生命里最重要的两个东西。我们身体要有力气，归心肾管；我们身体要能够变化生命，创造生命，也是心与肾的事。

定位、定性后，就是经脉循行，这个经脉怎么走的呢？第一步：起于心中。这里边要注意的是，《灵枢·经脉》有一个经脉循行的路线，就是先从肺经说起，然后是大肠经、胃经、脾经、心经、小肠经、膀胱经、肾经、心包经、三焦经、胆经、肝经。而且十二经脉如环无端，中间是没有断线的。这个顺序不需要背，只要弄明白了其中的相互关系，一下就记住了。比如，肺与大肠相表里，肺经连缀大肠经，大肠经又属于阳明，所以，大肠经连缀的是阳明胃经；胃经又与脾经相表里，所以胃经又连缀脾经，"脾足太阴之脉，起于大指之端，……连舌本，散舌下；其支者，复从胃别上膈，注心中"，即脾经截止于"心中"，与脾经相连的心经就从此处起，叫作"起于心中"，所以脾经的"心下急痛"，就是心脏病的一个突出表现。挂在墙上的经脉图，是画不出这个连线的，因为它只是浮支，只是体表路线图，而真正、关键的大经脉都在里支，在我们的身体里，是画不出来的。永远要记住，经脉是我们肉身的生命线，而不是一张图。

起于心中，出属心系。是说心经从心脏这儿出发，"出属心系"这句有意思，中医说"心"，不是单指心脏，而是指一个系统，叫"心系"。这其中，包括心脏，包括心经，还要包括心主血脉、心为君主之官等，以及肝木生心火，心火生脾土，心火克肺金等，这些都在一个系统里，都在一个队伍里，是牵一发而动全身的。所以中医看任何一个脏器都是从系统上论，而不是从器官上论。

西医在研究单个器官上精益求精，在关联性上要靠反复求证。中医，只要懂了系统，很多问题都可以看得明白。比如，有一个深圳的病人先是得了胰腺炎，在医院输液后，出院回家，吃得多了点，马上心脏就不成了，直接进 ICU 做了心脏支架。其实这在中医概念里是很明确的，胰腺归属于脾的功能，而脾造成的心脏病是最直接和最严重的，叫作"心下急痛"。"脾足太阴之脉，……连舌本，散舌下；其支者，复从胃别上膈，注心中"。所谓"连舌本，散舌下"，就已经跟心脏有关了，因为"舌为心之苗"，再"从胃别上膈，注心中"，就是在说脾胃病会直入心脏，发生"心下急痛"……所以只要有脾胃病，就不能忽视心脏病的危险。

脾胃不好的人口气重，腐气在上，当然要警惕。有人会说小孩也会积食，也会脾胃弱啊，他们怎么不得心脏病？大人不能跟孩子比，人家在生长期，好多元气还没用呢！咱们呢，都半百了，好东西不多了，坏东西还成堆了，怎么比啊。只要早一点明白些道理，不乱来就好很多。明明脾胃有毛病、平时胸闷气短的，还要天天做热瑜伽，天天桑拿，总耗着心液，就要警惕猝死。

记住，不是所有的锻炼都是对的,中国古代的养生法里还有懒人养生法，就是没事就歇着，还可以练"睡功"。人的一生，既然有三分之一的时间在床上，那躺的姿势就得对，比如最好一腿伸长，一腿蜷缩，这样就给自己的身体造成一个势差，而不能尸躺着，就是平躺着，还把手握在胸口，那就是死相，可以睡千年。再比如卧佛寺里的卧佛，也是通过胳膊造成势差，一只手臂在脸下，一只手臂垂在膝，如此这般，也是养生。

心经明明起于心中，但经络图上说起于极泉，取极泉穴，上臂外展，在腋窝顶点,腋动脉搏动处。可弹拨,可针刺,但要避开腋动脉。主治：心痛，心悸；胸闷气短，胁肋疼痛；肩臂疼痛，上肢不遂，瘰疬等。

下膈，络小肠。"络小肠"一句，就是"心与小肠相表里"的根源。不好的心情一沉底，就是小肠的悲伤，小肠悲伤，则无法汲取营养，长期营养不足，人就虚。林黛玉的先天不足，不是精血的问题，而是前世三生石畔的悲伤。所以，无论吃多少药，都无济于事。

这里出现的"膈"，至关重要。膈，指人或哺乳动物体腔中分隔胸腹两腔的膜状肌肉，也就是只有人和哺乳动物有这个东西啊。膈为圆顶形扁薄的阔肌，亦称"膈膜""横膈膜"。1.它介于胸腔和腹腔之间，即五脏与六腑之间的间隔，是阴阳交通的中坚力量。2.膈为主要的呼吸肌。膈肌收缩时，圆顶下降，胸腔容积扩大，引起吸气；膈肌舒张时，膈的圆顶上升恢复原位，胸腔容积减小，引起呼气。所以，膈肌直接影响呼吸。练功者，吸气时意守命门、两肾，则气息绵长；呼气时意守心肺，则心肾相交。如果膈肌不利，人则胸闷气短；如果膈肌不下，中下焦的东西就会往上涌，人就会呕吐泛酸；如果膈肌无力，人就只呕不吐。3.膈肌与腹肌同时收缩，则能增加腹压，可协助排便、呕吐及分娩等活动。这也是"肺与大肠相表里"的一个理论根据。4.膈肌直接作用于胸骨部、肋部和腰部。三者的挤压和混乱会造成人精神的不稳定。

跟膈肌密切相关的有：肺经——"上膈，属肺"、大肠经——"下膈，属大肠"、胃经——"下膈，属胃络脾"、脾经——"上膈"、心经——"下膈，络小肠"、小肠经——"下膈，抵胃"、肾经——"从肾上贯肝膈"、心包经——"下膈，历络三焦"、三焦经——"下膈，循属三焦"、胆经——"贯膈"、肝经——"上贯膈，布胁肋"。如此看来，十二经脉只有膀胱经没有言"膈"，其余都与膈肌相关，可见任何一个脏器的病变都会引发膈肌对人体的影响。

最能锻炼膈肌的动作，就是"八段锦"的"两手托天理三焦"，两只手在上，膈肌向下，加大膈肌的运动，重点在通畅三焦。

其实，三焦的分法，在外也可以这样分：女子胸罩下缘以上为上焦（胸罩下缘处就是膈肌，所以胸罩下缘过紧也对膈肌不利），从胸罩下缘到肚脐属于中焦，肚脐以下为下焦。记住，这只是打比方，勉强言之，真正的三焦内涵比这个要多得多，我们后面会重点介绍。

后背疼痛、肩膀沉重，在很大程度上都是跟心肺的压力有关。四部健身气功功法里有很多动作都是开心肺的动作，开心肺的核心在于开膏肓，比如易筋经中的"倒拽九牛尾"，八段锦中的"五劳七伤往后瞧"等。但有一个故事让我感慨，季羡林记述自己"文革"中挨批斗时，每天胳膊被扭在后面，难受得不得了。一般人禁不起折腾就自杀了，季老不同，他索性回家后接着练展翅的姿势，这样第二天再被揪起胳膊时，就不那么疼了。所以，心态好，才是长寿的秘诀。

如果锻炼按摩都没有效果的话，就得吃药了。胸闷，就是喜欢长出气，好叹息，膈肌不畅、膈肌无力的话，人也没有力气。白通汤对三焦气化不利有奇效。如果找不到好医生，可以自己先试个剂量大些的，一喝，觉得挺舒服，那就剂量减半再给有病的亲人服，这就是有理有法地去帮助别人。

自从在"喜马拉雅"上讲《伤寒论》后，很多人让我讲一下煮中药的问题，我才发现好多人真的不会煮中药，现在中药房都代煎了，大家听过课后，才知道自己煮中药也是一种雅趣，才能真正地体会中药之芬芳。我呢，一方面不喜欢代煎，几大包药煮在一起，未必能先煎后放地那么细致，也未必能全面发挥药之药性、药味。再说，已经病了，还不抽出时间煮药，这是怠慢自己。更何况，药香弥漫在屋子里，就把你得病的环境也给治愈了，这是多难得的事啊。

我说一下如何煮中药。1.药锅的选择：最好是砂锅，陶瓷和玻璃锅也成，最不济，不锈钢锅也成，就是不能用铁锅、铜锅和铝锅。如果自己真没有时间，也可以在网上订电药壶，电药壶有一个好处，就是可以定时，这样一般不会煳锅。中药煮煳了是万万不能要的，别心疼，一定要丢掉，如果锅也烧煳了，锅也不能再用，换个新的。而且不能借药锅，迷信的说法是把病也借走了；同理，借了人家药锅也不必还，直接扔了就是了。2.关于药要不要浸泡的问题，前提是看药的品质。曾有一次在某大城市开方子，病人马上把药拿回来了，湿漉漉、黏嗒嗒、碎糟糟一团，我一看差点吐了，说赶紧扔掉！这种药再浸泡多长时间也不能吃！而且会把人吃坏！也就是因为这次经历，我才发现中药的问题，从此以后我都坚持病人至少第一次拿药一定在元泰堂抓，这样可以和以后抓的药做个比较。中药品质好的话是不用浸泡的。关于附子，每次进货我都要先试药，如果炮制太过，会嘱咐病人用清水洗一下。因为附子煎熬时间长，所以也不需浸泡。3.放多少水。这个要自酌，因为要看煎煮时间，最终以煮出一碗为准。4.一般开锅时大火，煮开后小火。三阳经的方子，比如桂枝汤，因为煎煮时间短，一般半小时就够，可以这样煮。但三阴经的方子一般煎煮时间长，我就一开火就是小火，慢慢熬，然后将煎好的药水倒出来，药渣留在砂锅内，以备第二次煎煮，第二次煮的时间可以缩短。

其支者，从心系上挟咽，系目系。其支者什么意思？中医有藏象学，有经络学。经为主支，为大支；络为旁支，为细支，此处大小不是指真有那么一条条实相的东西，而是指气血的运行状态。这里的"其支者"，就是指心经的支脉。

心经的支脉"从心系上挟咽，系目系"。所以，咽炎跟心经有关，眼睛疾患跟心经有关。随着互联网的发展，人类面对面的交往会越来越少，微信表情包的发达也意味着人类在语言上的困顿与厌倦。因为缺少交流，所以一旦交流起来，恐怕会出很多问题，词不达意和焦虑紧张，使得未来咽喉疾患会越来越多，甚至出现咽喉癌、鼻咽癌等。

老师如果老得咽炎的话，根本原因可能不是劳累，而是这个老师潜意识里非常不自信，急于让学生接受自己，同时又偏于我执。我执，就是认定自己绝对正确，而拒绝任何质疑。像这样强迫别人接受自己，而又感觉不能如意时，就会在咽喉部出问题。我就见过一位老师，只要底下有学生表情不屑，就要把学生轰出教室，他径直在课堂上说：我就是唯一正确的。大家记住，甭管男人、女人，只要强调唯一性，他就是男权文明的象征，而女性时代最大的特性就是包容和双赢。这种过度自信的表现，反而是内心不自信的反映，即外强中干，这种纠结也会表现在咽喉区，因为咽喉是表达的出口。

再说鼻咽癌。鼻咽，跟极度的思虑和焦虑有关，极度的思虑一定包含人性的极端。人性的极端，一定是极度的自我。很多时候，我们都忽略了这个重要的原因，就是极度的自我，一定会在生命里烙下印记，这种印记就是疾病。大肠癌和鼻咽癌，表面上是两个病，实际上是一个病。人体作为腔体，鼻咽是上口，大肠是下口。上口堵，下口一定堵；下口堵，上口也好不了。只不过鼻咽这个部位直接上通于脑，所以它出问题要比下口出问题严重得多。鼻咽疾患一般跟这三个特点有关：焦虑、极端、自我。

有趣的是，精神分析是最早研究焦虑的心理学理论。在这里，我们要说一下弗洛伊德的焦虑理论，因为每当时代出现大的现实危机的时候，人们都会因焦虑而致病，从而产生大量的焦虑病人。

现在大多数病人无论什么症状，都有个焦虑的底子。可能是焦虑引发的病症，也可能因为病症而焦虑，但基本是前者居多。所以，治病的第一要务是解其焦虑，通过交流打开其心结，这也是中医看病必须要见到本人的原因。打开心结后，病，可以去大半。但现在很少有医生在这方面花时间，一般是一见面就开药，无暇听病人磨叨，怎么办呢？病人只好先去看我的《生命沉思录》了，那几本书，可是开解心灵的药啊。其次用药物宣通其瘀滞，彻底去掉他内心的焦虑，所以我的病人最常说的是，吃过药后，心情愉快了许多。

弗洛伊德认为焦虑是自我在感受到威胁时提出的一种警示。他把这种焦虑论称为"焦虑的信号理论"。他认为，焦虑可能使个体不恰当地使用防御机制，从而导致心理疾病。

弗洛伊德认为焦虑的发展分为两个阶段：一是原始焦虑阶段，二是后续焦虑阶段。原始焦虑主要是出生创伤，它是后续焦虑的基础。其中，出生创伤引发的焦虑确实存在。所以，一个人毕其一生的努力，就是在整合他自童年起就已形成的性格，以及他在青春期时建立起的价值观。所以，当我们想不通的时候，不一定非得努着往前走，也许回下头，就能恍然大悟。

弗洛伊德把焦虑划分为三种类型：客观性焦虑、神经性焦虑和道德焦虑。

客观性焦虑是指个人在现实世界遇到实际危险时产生的恐惧。

神经性焦虑是因为表达本能欲望而担心被惩罚时产生的，比如手淫病人深重的自责会让他们大把落发和浑身无力。

道德焦虑是在从事或者思考违背良知的行为时产生的。中国人特别容易形成这种道德焦虑，因为道德绑架无所不在，让人无法痛快做人。

弗洛伊德认为，个体的焦虑状态往往是两种或三种焦虑的混合状态。比如，现在大数据时代下的网络暴力异常凶猛，人人自危，这更增加了人的焦虑。那么人在第一时间是如何自救自保的呢？这时的自救自保大概就是弗洛伊德所说的自我防御机制吧。

弗洛伊德认为，自我防御机制是个体无意识或半意识地采取的非理性的，或歪曲现实以应对焦虑、心理冲突或者挫折的方法。弗洛伊德主要提出了8种自我防御机制：否认、移置、投射、合理化、反向作用、倒退、压抑和升华。

否认，指个体拒绝承认引起自己痛苦和焦虑的事实的存在。这一点在大多数病人当中都有体现，湿疹属于焦虑的轻症，因为肺主皮毛，皮毛病的背后就是焦虑，但病人总说：我没感觉焦虑啊，我高兴着呢。

移置，指个体的本能冲动和欲望不能在某种对象上得到满足时，就会转移到其他对象上，能够成功移置的话，疾病就能得到缓解。

投射，指把自己内心不为社会所接受的欲望、冲动和行为归咎于他人。这是很糟糕的一种行为，很多犯罪分子都有这个问题，会对自己和他人造成伤害。

合理化，指用一种自己能接受的理由代替原来的理由，比如人们会把婚姻的失败认为是命理的不合。这种办法会让人的焦虑暂时缓解。

反向作用，指用相反的行为方式来替代受压抑的欲望。

倒退，指当个体遇到挫折时，会用早期发展阶段的幼稚行为来应付现实，目的是获得他人的同情，减轻焦虑。

压抑，指把引起焦虑的观念和冲动压到潜意识中去，这个其实很可怕，内向的民族很习惯这样做。

2020年上半年，因为疫情，很多学校都没法正常开学，孩子们呢，就是上网课。这件事，不仅对大人是个折磨，对孩子更是个折磨。家，毕竟不是学校，孩子的气场不能总和大人的气场混在一起，大人戾气重、易懈惰，没有孩子的朝气蓬勃。久之，彼此都受不了对方。到了五六月份，刚打算开学，突然又停课了，但六七月份的高考、中考又开始了，长期的松弛散漫与大考的相遇，对每个人都是考验。大人尚且承受力有限，更别提孩子了。于是这期间，常传出孩子跳楼的新闻，这真的令人心痛。到底问题出在哪里了？一句话：全民焦虑。而人们对考试这种事的过度重视，会加重参与者的焦虑。那些家长又是穿旗袍（求旗开得胜）又是手拄甘蔗（求节节高）的，真是平白增加了孩子的压力。这个年龄段的孩子正是要里儿要面儿的时候，会觉得家长很丢人。记得当年我高考坚决不让父母接送，并且放下狠话：如果你们这样，我就交白卷！也就是说，如果此时家长不正常、老师不正常，孩子就会不正常。

但为什么不正常的家长或老师不跳楼，而是孩子们跳楼呢？可以说家长和教师作为成人，在日常生活当中已经可以熟练地运用自我防御机制了，比如，他可以把引起焦虑的观念和冲动压到潜意识中去，或者用阿Q精神来安慰自我。也就是说，家长可以"好死不如赖活着"，他们把一切负面的东西都慢慢沉淀在身体里发酵，靠得病的方式来固化这些不良情绪。等疾病暴发时，他们虽然愤怒或乞怜，但因为气血衰少，他们已经没有了敢死的心，而更多的是怕死的心。

而孩子跟大人最大的不同是：他们没有"来日方长"的概念，遇事缺少深思熟虑，他们分分钟活在当下。幼儿时期，得不到的东西，会让他们大哭，在他们的小脑瓜里没有明天的概念。青少年呢，更是由旺盛的气血支配身体，他们血气方刚,没有人生负担,父母虽然会让他们有所顾忌,但当父母成为他们痛苦的根源时,他们也会置父母于不顾。为什么说自古英雄出少年呢?就是他们敢于以死抗暴(也包括冷暴力、语言暴力)。我们大人总觉得小孩子会怕死,那是因为我们怕死,而小孩子还不懂什么是死,所以他们不怕死。对孩子来说,当下即一切;对家长来说,熬着是一切,留得青山在,不怕没柴烧。孩子没这个概念,一旦看不到明天,就会决绝于今天。其实,那些选择跳楼的大人,也是因为看不到未来了。

那怎么让孩子拥有"未来"这个概念,并为了坚守未来而珍惜生命呢?过去至少老师会教育孩子要有志向,但这些年我们的教育是失败的,更多的孩子想当明星或网红,如果有哪个孩子当众说自己想当科学家,恐怕是要被嘲笑的。所以,当整个社会根基飘摇的时候,孩子的性命也在飘摇。青春期的孩子尤其要有志向,否则,没有目标的生活就是没有船桨、没有风帆的小舟,随波漂荡。有志向,可不是简单追求学习好,考上"985""211"这些事,而是想当文学家、科学家这些事。一个爱好文学的孩子,会把一切痛苦、一切屈辱都当作人生磨难;一个爱好科学的孩子,会把坚忍不拔当作一种品质,这些品质会让他们坚定而单纯,因为在他们心中,有"未来"。小孩子心中一旦有了未来,就意味着心智的成熟。

一个美好的志向是"成人"的基础,可惜我们现在太强调"成功"和"成材",忽略了孩子首先要"成人"。一旦现代教育把考试成功当作志向,就会有大问题,因为考试成功是压力,不是志向。所谓志向,是要为之奋斗终生的;学习和考试,只是实现志向的

▶ 所谓志向,是要为之奋斗终生的;学习和考试,只是实现志向的辅助手段,而不是目的。

辅助手段，而不是目的。

我有个朋友是搞青少年教育的，他说网上有一个群体叫"父母皆祸害"，这个名字充分表达了有些孩子对父母管教的厌恶。这确实是个问题。每当有厌学的孩子被父母强行拉着来看病的时候，我知道孩子没有病，而是父母不正常。但还是要解决孩子厌学这个问题啊，所以是先跟孩子交流。

我会问孩子：你是不是想要自由？想去街上和那些"自由"的孩子们混？孩子说是。我说那你知道怎样才能自由吗？假如你想跟小混混们混，你的父母就不放心，就会对你强加管教，你会更不自由，最后就有可能你死我活。我说，你要自由的唯一方式，就是考上大学后远走高飞，而且你这样高飞后，你的父母心里才踏实，才不会管你，你才能有真正的自由。所以，当学习遇到障碍时，你一定要想清楚，不能让这点学习的艰苦成为阻挡你奔向自由的障碍。你，既不是为父母学习，也不是为老师学习，你只是在为自己的自由学习。

这，就是给孩子一个好的心理暗示，告诉他自由与未来都要通过自己的努力来实现，当他为美好的自由而学习和努力时，就跟父母和学校都无关了。

然后再跟孩子的父母，尤其是母亲谈。

你意识到自己的焦虑了吗？你知道父母的焦虑是孩子焦虑的第一根源吗？你知道你的过度凝视会让孩子窒息吗？你知道你从没有关心过孩子的心灵而只是关注孩子的成绩吗？你知道如何做一个好的家长吗？你知道你对孩子的态度就像一个暴君吗？你知道你要跟孩子一起成长而不是严加管

教吗？你知道社会险恶，自己都无力应对，你怎么能要求孩子完美应对呢？你知道你和你的女儿角色颠倒了吗？你女儿更像隐忍的母亲，而你其实更像任性的女儿。你真的了解你的孩子吗？你知道你的女儿想当街头混混，让自己强大起来，以便不再像你一样在婚姻中那么失败吗？你知道你的女儿用逃学来吸引你们的关注，试图以此来让你们的婚姻不破裂吗？……诸如此类的问题，父母又了解多少呢？当父母把这些问题都想清楚时，也许，一种新的家庭模式就产生了。

反过来讲，父母的焦虑是孩子焦虑的第一根源。如何做一个悠然的家长，则是所有父母的必修课。

接着说最后一种防御机制，升华，指把本能冲动转移到社会赞许的方面。这是最好的结果，也是许多成功人士最终达成的结果，但其中的痛苦也是非凡的。

所谓成功的人，不是没有焦虑，而是找到了最好的对付焦虑的防御机制。其中，意志力的强大和极度的自我，至关重要。如果你是一个宽容的人，如果你没有这种极度的自我，你是建立不了自己的体系的，你只能辅佐他人。一个以解读经典为使命的人，没有一定的自我，也是没法坚定自己的信念的。也就是说，没有一定的我执，也是做不成事的。所以我们对自我、对他人、对孩子，都要有这个认知，都要有一定的宽容。看到一个重度焦虑的人，我们要细心观察，看他将采取哪种防御机制，引导其升华，而不是鼓励其压抑。

我讲《阴阳应象大论》时讲过人之"贪嗔痴慢疑"这些本性，无非都是五脏的反应，其中，"贪"是肾的本性，"嗔"是肝的本性，"痴"是心的本性，"慢"是肺的本性，"疑"是脾的本性。既然是本性，贪嗔痴慢疑，便无可厚非，无贪嗔痴慢疑，人也无法质疑生活，也无法反省。比如说若不贪经典，我们也无法获取真知；若不对邪恶嗔怒，显金刚相，也无法驱逐恶念。若无一点痴念，也修不得此身；若无内心的孤傲，就会随波逐流；若无质疑之力，也无法探索真理。但过贪，或贪了不好的东西，就污染、伤害本性。过痴，就会入世太深，就走不出心灵的困境。其实，"贪"这件事，最要求心智的觉知，也就是要先戒贪心。比如若有人发短信告知你中××大奖了，或被什么红包砸中了，此时一定莫伸手，直接删除就是了。先知止，就断了念，绝不沾无缘无故、不劳而获的事物，如此便养成习性，就不会有"惑"和有"祸"了。

我们讲《黄帝内经》，就是让你换一个视角去看待生命。如果有人跟你说你会得鼻咽癌，你第二天就觉得嗓子不舒服，第三天就说不出话来了，那你就上当了，你就跟着他下的心魔走了。但如果换一个角度想一下，我是否过度焦虑，是否过度自我，我是否成天撒谎而内心愧疚，我是否众叛亲离而无比愤怒……如果没有，那你得这种疾病的概率就不大。

生命可以被恐吓，但生命也一定要有自知，要有反省。有了一个新的视角，我们才能把生命看得更清楚。比如，你最近心脏总突突跳，为什么突突跳呢？你可以从医学上去解释，是心悸。心脏只要一加速就说明它里面没有劲了，需要用加速来自保。那怎么办？要让它缓下来，就要给它加油。怎么加油呢？首先不能累，你不消耗就相当于加油了，你就睡觉、就休息；如果真的心肌缺血了，就吃几服"当归四逆汤"。还得自我反省为什么会心肌缺血——心跟"痴"有关，那就是太过着迷于某一个事物，或痴迷于某物而产生妄念，一切执着，最初付出的都是心血，而不是肝、脾、肾，所以，这个时候你要想下自己是否因痴而得病。其实过"痴"，不仅耗自己的心血，对他者也有伤害，如果你总是盯死孩子，哪怕是充满爱意，孩子也会心神不安，干所有事都会缩手缩脚。过分凝视，就是伤害。

下面讲一下"系目系"。心与眼睛的整个系统有关。关于头晕眼花，《灵枢·大惑论》里有一段专门论述，很有意思，咱们看一下。

黄帝问于岐伯曰：余尝上于清冷之台，中阶而顾，匍匐而前，则惑。余私异之，窃内怪之，独瞑独视，安心定气，久而不解，独博独眩，披发长跪，俯而视之，后久之不已也。卒然自止，何气使然？

这段是说，黄帝有一天登东苑之高台，上到中阶时，一回头，突然犯了眩晕症。黄帝对此感到很诧异，尽管自己闭目宁神或睁眼再看，如此练了会儿功，好让自己安心定气，但很久都没有解决问题，仍然感到头晕目眩。接着他又披散开头发，直身跪在台阶上，力求形体舒缓，使精神轻松，不过向下俯视时，眩晕仍长久不止，而最终又突然好转了。于是他问岐伯：是什么气突然上冲导致的？

岐伯对曰：五藏六府之精气，皆上注于目而为之精。精之窠为眼，骨之精为瞳子，筋之精为黑眼，血之精为络，其窠气之精为白眼，肌肉之精为约束，裹撷筋、骨、血、气之精而与脉并为系，上属于脑，后出于项中。

岐伯回答：五脏六腑所藏的精气和经气，都会向上汇聚灌注于眼睛的相应部位并产生精明视物的作用。人体精华的聚集处就是眼睛。其中，肾精主要表现在瞳仁，肝精主要表现在黑眼球，肝精之不足，则是白内障、青光眼。血之精为络。血之精，即心之精也。心精主要表现在内外眦的血络，心精不足，则血丝多、赤脉攀睛（眼白上有红血丝等）。心之生机不足，会造成角膜营养不良，故生血丝。肺精主要表现在眼白。肺之精不足，则眼白发红，眼白发青。脾精主要表现在使眼珠转动之肌肉。脾之精不足，眼珠转动不灵。如此五种精气裹挟在一起，与脉络合并，形成目系，向上连属于脑部，向后与项部中间相联系，也就是五脏之精会于脑，出于脖颈，从上而下，从前而后，如此贯注于眼睛，眼睛辨五色信息入脑而刺激脊髓。这就是五脏精气与眼睛的关系。这就是眼睛与脑部、颈椎和脊髓的关系。明白了这个道理，也就知道做眼睛手术一定要慎重。

岐伯接着解释说：

故邪中于项，因逢其身之虚，其入深，则随眼系以入于脑，入于脑则脑转，脑转则引目系急，目系急则目眩以转矣。邪中其精，其精所中不相比也，则精散，精散则视歧，视歧见两物。

岐伯接着分析黄帝的眩晕症。如果邪气侵入项部，就会趁着人体虚弱而向深部发展，则沿着眼睛系统而入侵脑部。邪入于脑，即头晕脑转，脑转则引发目系拘急，目系拘急，则出现两目眩晕的症状。如果邪气损伤眼部的精气，使精气离散，就会出现视歧，也就是视物重影。其实，飞蚊症只是视歧的初始阶段，原因还在于精散，精不足，治疗还是要养阴精、助阳气。

眼病还有一个眼底黄斑病变。首先，黄斑不是"斑"，而是指视网膜的一个重要区域，叫黄斑区，位于眼后极部，主要与精细视觉及色觉等视功能有关。一旦黄斑区出现病变，常常出现视力下降、眼前黑影或视物变形等情形。

目者，五藏六府之精也，营卫魂魄之所常营也，神气之所生也。故神劳则魂魄散，志意乱。是说人的眼睛，既是脏腑的精气所形成，也是营、卫、气、血、精、神、魂、魄通行和寓藏的地方。其精明视物的功能，是以神气为基础的。所以人精神过度疲劳的时候，就会出现魂魄失守、意志散乱、眼睛迷离而无神气的现象。这其实就是有些少年在网吧里连续打游戏几天几夜后会猝死的原因。

是故瞳子、黑眼法于阴，白眼、赤脉法于阳也。故阴阳合传而精明也。是说眼睛的瞳子、黑眼部分属于肝肾，这两者为阴精所滋养；白睛、赤脉属于心肺，此两者依赖阳精滋养。因此，阴精和阳精相互结合而协调，才能使眼睛具有视物清晰的功能。

目者，心之使也。心者，神之舍也。故神精乱而不抟，卒然见非常处，精神魂魄散不相得，故曰惑也。这句总结得特别好，说眼睛是心的使者。是说眼睛的视觉功能，主要受心的支配，这是因为"心主藏神"的缘故。精亏则神散，真阴与真阳互根的关系紊乱而不能专一，人就会目光呆滞，仿佛看到不寻常的异象，甚至见到一些别人见不到的鬼神之物。精亏则神乱，魂飞必魄散，如此心神不安，精失神迷，就是迷惑眩晕。

从眼睛可以知五脏。具体说来，眼白为肺，黄瞳为脾，瞳孔之空属于心，人死，瞳孔放大，就是心神散了。瞳孔外边那个黑圈，属于肾。肝，掌管的是眼睛张与合的能力，能闭上，能张开，基本由肝所主。肝气一旦憋住了，人那眼睛就老睁着，你看气死的人，就死不瞑目。这就是眼睛里的心肝脾肺肾。如果心火一上来，眼里边就有红血丝，红血丝的学名叫"赤脔"。眼白上长的又红又黄又白的东西，就是赤脔。其实那东西跟心情有关，就是你心情一脏了、不干净了，眼睛里就会长东西。甚至它还跟子宫里的瘀滞有关，但这就需要你会看。你会看的话，就知道有些人有子宫肌瘤，可能她会找理由，说她有红血丝是因为昨天晚上没睡好。你可以试一下，看一夜没睡好是否眼睛里会有"赤脉"。

还有人问：眼底出血，是哪儿的病？

答：眼底出血不是一种独立的眼病，而是许多眼病和某些全身疾病所共有的特征。全身性血管、血液性病变都可以从视网膜及其血管反映出来，同时也可直接引起视网膜的出血性病变。

现在过度用眼导致的眼睛干涩、视力模糊、眼压高、飞蚊症等，大多跟肝血虚有关。保护眼睛的三个方法：1.熨目，把劳宫搓热熨眼。2.按摩后脑勺的"后眼穴"（也就是在眼睛正对的后脑勺处有两个小坑儿，眼压高的那里会凸起。这是个书上没有记载的奇穴。有家长天天给孩子按揉此穴，治愈了孩子的散光）。3.常转眼珠。可以多做"八段锦"之"五劳七伤往后瞧"和"攒拳怒目增气力"两个动作，或找个戏曲老师学习一下，还能学会眉目含情什么的。眼睛的病呢，到眼底黄斑病变和飞蚊症时，就严重了，就得把脉吃药了。

而眼角，大家一定要清楚，目内眦、目外眦都有经脉，目外眦为胆经，目内眦为膀胱经，另外内外眦还跟阴跷、阳跷有关，它们一个主合眼一个主开眼，跟睡眠有关系。

微博上曾有个妈妈提问，说两岁的孩子吃了点虾，眼睛就被黄眼屎糊住了。孩子一有问题，母亲就瞎着急，她看眼屎擦不净，又长满了红血丝，就开始乱治，用菊花、桑叶等煮水擦，发现没用后，便去找当地的名中医，可名中医也没办法，就让她带孩子去医院冲洗。因为心疼这孩子，我就跟她说别乱治了，孩子只是刚刚感冒过，应饮食清淡，而鱼虾等容易生痰生火，应该去药店买10克干姜，煮半小时，晾凉后，兑点孩子的中段尿，喝两三天就没事了。果然，孩子很快就没事了。其实，这只是"白通汤"之变方，原理不过是虚火从底下飘上来了。干姜破了中焦寒，而尿就像连通器，上下走一圈，就把虚火拽下来了。你若说接受不了尿，那就没办法了，因为这是最快的拽虚火的方法，这是最原始的生物药。人啊，可以因为无知而接受更恶心的东西，却不能接受自己已知的东西，这，就是人性最可笑的地方。

原先北京就有一个厕所，旁边写着不许乱扔杂物，拉屎在这个池子里，尿尿在那个池子里，最后池里的尿全部被收走去制药。其实尿不是最重要的，他要收的是那个尿碱。尿碱有一专门的学名，叫"秋石"。《医林纂要》中说：秋石，润下作咸之性，大约如盐，第本于人身，得阴阳之化，自三焦而降，为旧由之道，又重之征以石膏，和以秋露，则滋益真阴，补心清肺，去肾水之秽浊，利三焦之决渎，自应有胜于盐者。至于软坚去瘀，亦与盐同，其能治劳热骨蒸，虚火咳嗽，白浊遗精之功，自不可昧。

秋是白色的，石就是硬的，尿碱不就是白的吗？具体制作方法：淡秋石：取漂净晒干的人中白，研成粉末，加白及浆水作辅料，拌和后，用模型印成小方块，晒干。咸秋石：取食盐加洁净泉水煎煮，过滤，将滤液加热蒸发，干燥成粉霜，称为秋石霜。再将秋石霜放在有盖的瓷碗内，置炉火上煅二小时，冷却后即凝成块状固体。最后用瓷瓶收好，盖好盖埋在地底下，过了二十四节气，拿出来就是古代最著名的壮阳药。而在欧洲，直到20世纪20年代才发现尿液中有性激素。秋石的功效究竟如何？李约瑟认为："在10至16世纪之间，中国的医药化学家以中国传统式理论（而不是以近代科学的理论）作指导，从大量的尿中，成功地制备了较为纯净的雄性激素和雌性激素混合制剂，并用它们治疗性功能衰弱者。"

西医似乎更喜欢研究大便，因为西医真的很难解决便秘的问题。大便难、大便硬这个事,在《伤寒论》里有论述,主要在《阳明病》篇。把《阳明病》篇读懂了,这个问题很好解决。

面对同一个病人,中医和西医大夫看到的是不同的情况。比如,已故的赵锡武大夫生前诊治的一个病例发人深省:一位老妇因便秘20多天住院,西医疑为肠道肿物,剖腹探查未见异常。而患者从此每日腹泻,发低烧不已。最后确诊为"肠道菌群失调",常规疗法需肛灌健康人新鲜粪汁,但为老妇所拒绝。后经赵老诊断为"太阳阳明合病",投以"葛根汤加减",三剂而愈。

这么说吧,如果把肠道菌群比作"青草",那么滋生"青草"的肠道就好比"土壤"。西医大夫看到的是"草"没了,因此要播种"草籽",即接种健康人的肠道菌种;中医大夫看到的是"土地"已经沙漠化了,解决的办法是兴修"水利",改良土壤。只要土地肥沃,水源充足,"天涯何处无芳草"?两种医学理论,两种诊疗手段,最终都有可能治好病,但认识问题的方法却是根本不同的!

中医解决大便的问题就在阳明病篇,等讲到大肠经时,我们专门讲一下阳明病篇。其实,人,只要天天屎尿畅快,吃饭特舒服,然后又不受人气,还得啥病啊?我曾讲过一个方子,比四逆汤都简单,上面嗓子疼、咳嗽可以用它,下面拉不出屎来也可以用它,因为中医的理论特别简单,只要下口被憋上口一定被憋,只要上口被憋下口一定被憋。这个方子就是甘草干姜汤,就两个药,特简单,而且有效。

《大惑论》这一段里,关于心与眼睛的关系有两点需要强调。1.血之精为络。即心精主要表现在内外眦的血络,心精不足,则血丝多、赤脉攀睛。

心之生机不足，会造成角膜营养不良，故生血丝。2. 目者，心之使也。心者，神之舍也。即眼睛是心的使者，心为君主之官，故可以通过眼睛调动人身一切。所以说"机在目"。总之，眼睛有神无神跟心神有关，目光呆滞与心神有关，眼睛生不生血丝跟心精有关。养眼，就养神，就养心。

关于头晕目眩，《灵枢·海论》说："髓海不足，则脑转耳鸣，胫酸眩冒，目无所见，懈怠安卧。"脑为髓之海，脑髓不足，人会周身酸痛，头晕目眩，倦怠懒言。

《灵枢·五邪》中说："邪在肾，则病骨痛阴痹，阴痹者，按之而不得，腹胀腰痛，大便难，肩背颈项痛，时眩。取之涌泉、昆仑，视有血者尽取之。邪在心，则病心痛，喜悲，时眩仆。视有余不足而调之其输也。"

即，邪气在肾，人会眩晕；邪气在心，人会心痛并且晕倒。

甚至《灵枢·厥病》也说："烦心头痛，时呕时悗，眩已汗出，久则目眩，悲以喜恐，短气不乐，不出三年死也。"头晕、呕吐、出汗、闷闷不乐等，所谓"不出三年死也"，是因为这些症状非常像心梗。

五脏六腑之精气皆聚于目，所以没事要多练习眼神。中医望诊中有望形、望色、望气、望神，其中望神的内容主要是通过望眼睛来完成的。比如"望眼"中说：目光明亮——得神；目光晦滞——少神；目光黯淡——失神；回光返照——假神。易筋经里的"摘星换斗"是个练眼神的动作，左右各做3的倍数即可。还有一个"九鬼拔马刀"的动作，也是练习眼神，其中，九为至阳，鬼为至阴，至阴与至阳相结合，故此动作大有讲究。

所谓心系，我们已经讲了心与膈、与小肠、与咽、与目的关系，这些都是心系，什么叫系统工程？中医讲究的就是系统，除此之外，还有什么呢？我们接着往下看。

其直者，复从心系却上肺，下出腋下。"其直者"指另一支脉从心系上注肺，这是心肺相连的凭证，所以治疗肺部疾患，如果治疗方案错了，一定会影响心脏。

单说一个小儿肺炎吧。小儿肺咳，不仅愁煞家长，也愁煞大夫，为什么呢？因为一碰上糊涂家长，大夫也没有办法。小孩生病大人急，再加上爷爷奶奶都上阵发表意见，这病就没办法治了，关键还没有一个明白人，把孩子送医院吧，就是输液吊瓶，外加止咳糖浆或川贝枇杷露等，很可能把一个肺咳的轻症治成了重症，或哮喘。小孩本来就脾胃弱，土不生金，一旦咳嗽起来就不容易好，而止咳糖浆兴奋和平喘的效验，又有点调元气。川贝枇杷露，就更要慎服了，可以这么说，通常情况下没有几个人需要吃川贝枇杷露，川贝枇杷露对治的一定是实火，什么人可能有实火呢，比如有人打了通宵的麻将，又累又输钱的，会上急火，嗓子喑哑、干咳，才可以吃川贝枇杷露。否则，就别瞎吃。

小儿突然咳嗽，一般跟受寒有关，用干姜15克、葱白三段、炙甘草10克左右煮半小时，吃几天也就没事了，而且还没有后遗症。可爷爷奶奶们不信啊，父亲母亲又着急啊，于是，孩子这月去医院几天，下月再去医院几天，反反复复，就耽搁了病情。现在的家长啊，平时不知道怎么带孩子，孩子一病，就要求医生，只要咳嗽马上停了就成。什么东西都不能嘎噔一下就停了啊，若把寒邪都憋里面了，再想宣出来就不容易啦。

心经"下出腋下"。心经在腋窝下有一个极泉穴，大家可以用右手大拇指去弹拨左极泉穴，那儿有一根筋，一拨，小手指和无名指就会发麻。极泉，这个名字非常有意思，所有的泉都在地下，比如说我们脚心是涌泉，泉水都是从底下来的。极泉，可以说是最高处的最低处，是天上的泉，所以极泉至关重要。很多妇女的极泉穴特别疼，这跟长期的情志不舒有关。西医认为腋下有淋巴系统，淋巴系统是人体内重要的防御功能系统，它遍布全身各处，表浅的淋巴结肿大也可为原发或继发的恶性疾病引起，例如锁骨上窝及腋窝淋巴结肿大时，应加以重视，应从两个方面加以考虑：1. 有无结核的可能，据有关文献报道，近年来淋巴结核的发病率有上升趋势；2. 是否恶性肿瘤转移所致，如乳腺恶性肿瘤可转移至锁骨及腋窝淋巴结，肺癌可转移到锁骨上、颈部和腋下淋巴结，胃癌可转移至左锁骨上淋巴结，食管癌可转移至锁骨上淋巴结。

从中医经脉上讲，走腋下的，有心经"下出腋下"，肺经"从肺系横出腋下"、心包经"下腋三寸，上抵腋下"、胆经"从缺盆下腋"，可见腋下疾患与心情有密切关联，跟心肺压力大有关，跟不高兴有关，跟胆气被憋有关。女子的乳腺的问题、淋巴的问题，其实通通是心情的问题。一看经脉就清楚了，所以会笑的女孩子招人稀罕，女孩若天天丧气着，就招人烦。会笑的女孩通常好命，现在很多男子喜欢的美女要么神经质，要么抑郁症，你又不是菩萨，度不了别人，最后只好自己跟着疯。如果你跟一个人生活在一起总生气郁闷，还真不如分开了好，保持情绪的稳定其实就是保护淋巴系统。

下循臑内后廉，行太阴、心主之后，下肘内，循臂内后廉，抵掌后锐骨之端，入掌内后廉，循小指之内出其端。

这个就是在讲浮支了。

这里说一下里支和浮支的问题，浮支就是在我们四肢上显现的由穴位连缀出的经脉线。在经络图上，一般虚线都表示里支，实线表示浮支。浮支只能解决经脉不通的问题,而难以解决大病问题。所谓大病,就是在里支,里支虚线是按摩不到的,所以说里支的病,就只能用中药,因为中药走脏腑。

但浮支按摩对内脏一定有效果,因为浮支也是经,且与里支相连。在心经上标注的穴位都是很重要的穴位,心经穴位比较少,左右各9穴,分别为极泉、青灵、少海、灵道、通里、阴郄、神门、少府、少冲。比如小手指上有少冲穴,是心经的井穴,主治心悸、心痛、胸胁痛、癫狂、热病、昏迷、手挛臂痛。小拇指发麻,肯定与心脏有关。平时呢,没事就掐按自己的十个手指尖,肯定对五脏六腑都有好处,越疼的地方就越是不通,更应该经常掐按。

沿着手赤白肉际上行至腕横纹桡侧凹陷处有个穴位叫神门,能叫这名字的都是大穴位。神门,神出入之所,主治心痛、心烦、惊悸、怔忡、健忘、失眠、痴呆、癫狂痫、晕车等心与神志病症,还有高血压和胸胁痛。没事时,掐、揉、按就好。

再往上走至肘横纹,有个少海穴,取穴时屈肘,在肘横纹尺侧纹头凹陷处。少海是手少阴心经合穴。少,指少阴经;海,为诸川之汇,深阔无量,"海"字,就是一个女人在海边躺着的象,就是说大海如同母亲,是生命之源,所以凡是穴位叫"海"的,都是根源性的东西,都不可以忽略。人身以少阴为六经之最里,少阴的病症都归于此处,所以此处曰"少海"。我们原先讲的"八虚",提到肺心有病,其气流于两肘,即指少海穴。所以,经常拨、揉少海穴,对肺心都有益处。少海穴又治七情志意等病,如癫狂、吐涎、项强、臂痛、齿痛、目眩、头风、气逆、瘰疬等。

大家学了经络、穴位后的一个好处是,以后哪里疼痛,可以直接说经络和穴位,比如说胳膊疼,胳膊的里侧有三条阴经:肺经、心包经和心经;

外侧是三条阳经：大肠经、三焦经和小肠经。如果有病变，大家要细细辨别，是心经少海附近疼，还是肺经曲池穴疼，说清楚了，就好判别病根在哪里。人身自有大药，大药就是经络与穴位。

"下循臑内后廉"，臑，指手臂上部外侧，其实心脏疾患初期，会出现手臂上部酸痛。臑内后廉，就指心经沿上臂内侧，俗称蝴蝶袖的地方，过肘部，就是先前讲的少海穴，抵达掌骨突出的地方，就是先前讲的神门穴，最后循小指之内出其端，就是先前讲的少冲穴。也就是手臂下缘，以赤白肉际分，手臂内侧为手少阴心经，手臂外侧为手太阳小肠经，这，也是经脉意义上的心与小肠相表里。所以，《经脉》言："小肠手太阳之脉，起于小指之端"。如此，就是心经与小肠经相连，如环无端。没事用手指掐上臂内侧，大拇指掐的就是心经，其余四指掐的就是小肠经。

人老了，特别是女人，就容易胳膊肉松松垮垮，长蝴蝶袖，其实，这是心气衰败、小肠经无力，外加脾虚的结果。人老时，能穿无袖的裙子，胳膊结结实实的，才健康好看。中国的旗袍极精致，就是该露的都露，这种不允许自己松松垮垮的表现，就是女人的自律。所以，怎么办呢？要经常抓揉这个地方，或者两手抓个矿泉水瓶子举过头顶，轻轻敲打大椎，不仅可以锻炼手臂，而且可以防衰老。其实，在锻炼上，很少有人有长性，基本都三天打鱼两天晒网的。我也是，想起来就做两天，然后就又去忙别的了。这样不好，现在大家有群了，可以天天打卡，互相监督。

还有，锻炼心脏，保持头脑清楚的一个重要方法，就是锻炼十个手指尖，记住，是手指尖，而不是手指肚。每天键盘敲字也算，但很少十个指尖都用，所以最好的方法还是习练钢琴，没有钢琴的可以用十指尖敲打桌子。为什么呢？因为指尖、脚尖都是阴经、阳经相互转折交通之所，又是经脉末梢，所以，此处通，全身通。

大拇指，肺经；食指，大肠经；中指，心包经；无名指，三焦经；小指，心经、小肠经。

大拇指是肺经循行之处。肺主一身之气，没有人把戒指类的物品戴在大拇指上，因为那样做的话就约束了气机的流转，人会感觉不舒服。大拇指高翘，有傲慢之意，所以只有皇帝敢在大拇指上戴扳指，表示天下都是王土，四海之内皆是王臣。

食指是大肠经循行之处。大肠经是与人体本能相关的一条经脉。当看到特别好吃的东西时，我们的食指有时会不自觉地抖动，或"食指大动"，意味着要吃到美味。古代有过一次"食指大动"导致的血案，典出《左传·宣公四年》："楚人献鼋于郑灵公。公子宋与子家将见。子公之食指动，以示子家，曰：'他日我如此，必尝异味。'及入，宰夫将解鼋，相视而笑。公问之，子家以告。及食大夫鼋，召子公而弗与也。子公怒，染指于鼎，尝之而出。"这就是"染指"一词的出处。郑灵公非不满足子公尝到美味的愿望，还想杀掉他，但子公和子家先下手杀了郑灵公。人啊，有时就一念之差，断了性命。

中指循行的是心包经。心包经主喜乐。现在人订婚之时，会把戒指戴在中指上，大概是表示心中的喜悦之情吧。

无名指循行的是三焦经。人的五脏和六腑都归属三焦，它是一个系挂，就像一张网。一般说来，结婚戒指都会戴到无名指上，这怎么解释呢？婚姻这件事，就有点像三焦，看上去是两个人的事，其实是两家人的事，总有些说不清道不明的，很复杂，喜怒哀乐，无一不有。

小指上循行的是小肠经和心经。心也是不能受约束的，所以也不会有人把戒指戴在小指上。我们平时要注意，如果小指经常麻木的话，很有可能是心脏出了问题，要去医院做个检查看看。

记住这些后，只要是手指麻木，一定要说清楚是哪个手指麻木。要学会精准地提问题，疼，是左手还是右手，哪一根手指？小鱼际一般略红于大鱼际，因为小鱼际这边为心经所主，大鱼际为肺经所主，大鱼际这边通常有青色，主肺寒。千万不要把经脉看成一条线，经脉实际上是一个区域，只要是病人，穴位也不见得就是经络图上的那个点，因为你气不足，穴位就可能有移动，所以要找阿是穴。

人的手指一旦出现冰凉、发白、发青等情形，就有可能是心脏疾患已经成形。若病在厥阴，就是当归四逆汤证，厥阴病一般在医院里，就可能进ICU。所以把脉时，要特别仔细，有些人一见大夫就紧张，也会手脚冰凉，所以要先轻轻握着病人的手说会儿话，让病人情绪平稳下来再把脉。同时还要不经意地捋一下病人的手臂，最好用手背，因为手背相对恒温，如果病人从手一直凉到肘，就说明病已深入。

我诊桌上的面巾纸用得很快，哪个病人没有心灵之痛呢？有个机会可以安安静静地哭会儿，病能去掉一半。医生要有共情能力，所谓慈悲心，就是要真切地感知病者之痛，能觉察一切苦时，才有共同的觉悟。

《经脉》篇是《灵枢经》里最重要的部分，医家如果不懂《经脉》篇，张口动手便错，即你动手也错，说话也错。所以这一篇要认真学。

手少阴心经就9个穴位，起于极泉，止于少冲。这些穴位都可以治疗本经病，比如心痛、心悸、失眠、咽干、口渴、癫狂及上肢内侧后缘疼痛等。其中最重要的是极泉、少海、神门、少冲。少海主心肺病；神门主治失眠、健忘、呆痴、癫狂痫、心痛、心烦、惊悸；少冲为心经井穴，在小手指上，主治心悸、心痛、癫狂、热病、昏迷，以及胸胁痛。

接下来我们说一下心经经脉病。

是动则病，嗌干、心痛，渴而欲饮，是为臂厥。是主心所生病者，目黄，胁痛，臑臂内后廉痛厥，掌中热痛。为此诸病，盛则泻之，虚则补之，热则疾之，寒则留之，陷下则灸之，不盛不虚以经取之。

从这段开始，讲心经的疾病表现。

是动则病，嗌干、心痛，渴而欲饮，是为臂厥。

是动则病。翻译过来就是：这些一有反应就是病了。也指经证，浅表之症。心经的经证是"嗌干""心痛""渴而欲饮"等。

嗌干。嗌，《方言》说："嗌，噎也。"《释名》说："咽，又谓之嗌，气所流通，厄要之处也。"《说文解字注》说："嗌者，扼也，扼要之处也。"中国古代解释字词的有四本基础性的书：《尔雅》《说文解字》《方言》《释名》。其中，《尔雅》解释词汇，《说文解字》从汉字的结构入手解释字，《方言》解释不同地域的语言的使用，《释名》用声训的方式解释汉字。比如看了它们关于"嗌"的解释，可知"嗌"是：1.气的上口。2.关卡。所以，嗌干，当指嗓子眼干。我们心里起急的时候，会立即嗓子眼干，甚至不能吞咽，就是这个毛病。

心痛。所谓心痛，有心肌缺血而痛，有经脉不通而痛，有心阳不振而痛，有水湿瘀阻而痛……这些，只能通过把脉确认，然后辨证而处方。比如心肌缺血而痛，可以用当归四逆汤；经脉不通而痛，可以用四逆汤，或栝楼薤白白酒汤；心阳不振而痛，可以用通脉汤等；水湿瘀阻而痛，可用苓桂术甘汤等。

渴而欲饮。只要是"渴"，基本病在少阴，不渴，中医叫"口中和"，病在太阴。《伤寒论》说：少阴病，欲吐不吐，心烦、但欲寐，五六日，自利而渴者，属少阴也，虚故引水自救。是说病人欲吐而又不能吐，心里发烦，精神萎靡，想睡觉又睡不着。到了第五、第六日，腹泻而口渴的，属于少阴病症。这种口渴，是因为虚和津液不足，故而引水以自救。

是为臂厥。厥就是已经到了一个很深的地步，麻木胀痛，到了麻木不仁没有感觉时，经气不足，肌肉无力，故称臂厥。学好中医就是学好两个字："阴阳"。比如，肌肉酸是阴阳的什么情形？阴还有，阳也有，但生发不起来。麻，又是阴阳的什么情形？阴不足，阳尚可。木是阴阳什么情形？阴阳气已不能交接。痛是阴阳什么情形？经脉不通之处，阴阳气机相顶，因此，痛，说明身体实际上还有劲儿；没劲儿了，就不痛了。所以原先没感觉的地方，吃着吃着中药突然疼起来了，是好事。那得疼多久呢？由你的元气决定，坚持就是了。还是那句话，不下地狱，怎么上天堂？

下面讲心经里证。

是主心所生病者，目黄，胁痛，臑臂内后廉痛厥，掌中热痛。为此诸病，盛则泻之，虚则补之，热则疾之，寒则留之，陷下则灸之，不盛不虚以经取之。

前面是"是动则病"，指经证，浅表之症。此处"是主心所生病者"，指腑证，深里之症。

目黄。前面已经说心经"系目系"，跟眼睛有关。眼睛内外、眼角有红血丝跟心经有关，目黄，应该跟脾经有关，这里的目黄当指眼睛的昏暗黄浊。红，还属于鲜活，黄浊就是心经气血已然衰败了。

中国有一句俗语，"花不花四十八"，其实眼花就是阳气衰竭于上的表现，阳气衰弱，人眼的调节反应就迟钝，看得清近处物体，因为睫状体紧张不能马上放松，就看不清远处；看清远处，又看不清近处。肝气衰败，眼睛就花，再继续发展，就会出现眼酸、眼胀痛、眼皮抽搐、眼干涩、畏光流泪、头痛、头晕、恶心、烦躁等一系列视疲劳症状。

这些老病要不要治疗呢？其实，老病不须治，只须养。治疗呢，就是提前抽调元气，而老人元气已不多，更何况现在很多治疗属于过度治疗。养呢，就是少用和多加护理。人老了，需要帮助和陪伴，这个要比治疗重要得多。

中国女人嫁给了老外，有病时跟丈夫诉苦，西方人会很奇怪，有病就要去跟医生讲啊，我又不是专家，干吗跟我说，所以中国女人内心就很郁闷。其实，女人有些不舒服通常只是在求怜悯，在撒娇，所以这时，丈夫们要真切关心地抱一抱、安慰一下才好。到老了，更要这样，彼此多按摩，因为，恩爱是可以祛病的。

看了好多女人抱怨丈夫不体贴，少恩爱。其实不知大家听说过那句话没有：男人爱后妻。女人都要记住这句话，明白了这事才算活明白点。男人为什么爱后妻？其实不是他爱后妻，而是他岁数渐渐大了，人也开始懂事了，懂得珍惜情感了。其实，很多好男人是前妻培养出来的，前妻就好像是办培训班的，天天在那说你该怎样怎样，你该在三八妇女节、情人节、结婚纪念日等送我花。男人年轻气盛的时候，没余力去想那些事，于是两人就闹气，就冷战。等他娶了后妻，这些事他都会干了，也知道讨女人欢喜了。这都是前任发了无数次脾气给培养出来的。所以女人啊，要有点耐心等待，别培养半天都给别人培养了，等男人老了，兴许就懂事了。

胁痛。按理说，两胁的问题一律是肝胆的问题。但肝是心的将军，所以为君主所使。胆也与心通，所以心君有病，肝胆也要代之受过，因此出现胁痛。

肝胆与心还有一个问题，就是心经是不入脑的，但是我们又说心之官为思，说心跟思维有关，那么心血如何跟脑部关联呢？木生火，即由肝胆往头上带。脑子清楚不清楚跟肝胆有关。肝胆往上带过了就是血压高。肝胆为什么会没有制约了？问题在肾水，肾水在底下拽不住，它们就上去了。当肾水也衰退时，就是低压高，就是开始耗老本了。所以低压高又叫肾性高血压。高压高是心肝都有劲的象，低压高是肾已经没劲了。

臑臂内后廉痛厥。这是沿心经循行出现的疼痛。有些心脏病人会有手臂酸痛无力的象。比如心梗发作之前，肩背就可能有反应，并且疼痛可辐射至一侧或双侧手臂、肩膀、手腕、手指和上背。

掌中热痛。掌中有两病，一个是热一个是痛，掌中是哪？劳宫穴，本来咱们在讲心经的病，为什么会出现劳宫？劳宫是心包的病。心脏出问题，会在小指界面，比如小鱼际干瘪、痒痛，为什么这里会出现劳宫的问题？因为心是君主，君主不受过。什么意思？就是君主永远没错，这就是中国古代君主观。五脏六腑都要为它受过，尤其是心包。

最主要为君主受过的，一是宰相，二是心包。君主的外围由宰相管，君主的内廷由心包管。心包好比宦官系统，是最贴近君主生活的。心包不仅要理解君主，而且要哄君主高兴。君主是天子，但他也是人，他的喜怒哀乐，外不知，但内要知。所以《黄帝内经》说："心包者，喜乐出焉。"

中国从来不缺阿谀奸佞之人，这种人谁看着都生气，但君主从中获利，为什么呢？我们都觉得君主被这种小人围着是不是没

▶ 最主要为君主受过的，一是宰相，二是心包。君主的外围由宰相管，君主的内廷由心包管。

脑子，可君主才不傻呢，你看，养个和珅，皇上多值啊：我也知道你贪，但是你这辈子让我高高兴兴地趁了愿，我也有钱任你贪，就假装闭着眼看不见。留着你干吗呢？让儿子收拾你，刚登基的年轻人总得干件大事，没有比杀了和珅更大的事儿了，让众臣都佩服，一方面确立了新帝的根基，另一方面还没收了和珅的家产，填了国库的亏空……所以大家一定要记住，君主不见得没有智慧，只是我们看不到长远。学好中医，真的能把天下看明白。太阳底下无新鲜事，全是旧事，你看到的每一个人，都可能是历史的影子。

所以"掌中热痛"，就是心包代君主受过，只要心脏有病，心包一定有病，甚至是心包先病。君主嘛，喜怒不能形于色。只要他形于色，就有可能是假的，不形于色就是我的真实意图从来不表现，我表现给你看的，那就是让你上当受骗的东西。要不说"伴君如伴虎"呢！人生在世，最好是平民，远离那些自己玩不起的东西，好好读书，多看历史，多看哲学，多看医学，做一个自自在在的明白人。

为此诸病，盛则泻之，虚则补之，热则疾之，寒则留之，陷下则灸之，不盛不虚以经取之。

这部分说的就是治病原则。为此诸病。为，翻译成"治疗"，治疗以上所列举的疾病，盛则泻之，凡盛，指邪气盛，此句指邪气亢盛就必须用疏导的方法承接，并将其疏导于无何有之乡；虚则补之，凡虚，指元气虚，元气虚弱就必须先疏通经脉，然后再循其变化而补之；热则疾之，热证就用速刺法，让热邪快速纾解；寒则留之，寒则虚，真阳不足，则不易激发，必须留针以治之。

《灵枢·刺节真邪》中说："刺热者用镵针，刺寒者用毫针也。"《灵枢·九针十二原》说："毫针者，尖如蚊虻喙，静以徐往，微以久留之而养，以取痛痹。"——毫针虽针尖如蚊子尖尖的嘴，但虚弱的正气由于这种微弱少量的刺激而慢慢生发，缓慢将寒邪裹挟严密，由量变转为质变，待真阳的实力超过病邪的势力，邪气就会消散。消除症状后，还须慢慢恢复真阳元气。

陷下则灸之。指脉搏微弱，搏动无力，经脉不通畅，但又虚弱，针药所能不及，这时只能对"出入之会"的穴位施以灸法，才能达到"通其经脉，调其血气，营其逆顺"的目的，从而最终恢复元气。

不盛不虚以经取之。这句话非常重要，说的是，只有在患者总体邪气不盛、元气不虚的情况下，方可用循经取穴针刺的方法治疗。

最后这句实际上在说，针刺法只是一种在"不盛不虚"的情况下的治疗手段，在讲《阴阳应象大论》时我讲过：针刺原理借助的是人体排异反应，属于"拆东墙补西墙"法，比如在足三里扎了一针，这一针，也属于异物，气血要把此针排出，就会暂时汇聚在胃经，无形中就增加了这一经脉的运化而使其发挥作用，由此而治愈了本经病。这就是为什么《黄帝内经》常言"不盛不虚以经取之"。虚证，如果过度针刺，不仅无作用，而且伤气血。现如今很多人为了挣钱，把病人扎得跟刺猬似的，就太不应该了。针刺高手取穴一般少且精当，病去即止。

读《黄帝内经》，现在有个误区，认为《灵枢》就是讲针法的，其实《灵枢》中的刺法指的就是治疗法，而不一定就是针刺法。等讲到《素问·异法方宜论》时，咱们再讲一下《灵枢》开篇《九针十二原》，大家会对中医的治疗方法有更深刻的认识。

盛者寸口大三倍于人迎，虚者寸口反小于人迎也。

在每一条经脉的结尾都有类似的一句，一般而言，阴经为"寸口大于人迎"，阳经为"人迎大于寸口"。这是古人把脉得出的常识。我们现在已经很少有人把人迎脉了，也有人说，左右手寸口脉，当左为人迎，右为寸口，但这些都不足以为凭，所以此处就不多言了。

这里做个总结，心，有两个特性，一个是心主血脉，一个是心主神明。先说"心主血脉"，全身无处不是血脉，所以只要心出问题了，全身都出问题。

心主血脉病，在《经脉》篇里还会表现在其他经脉中，主要有以下几种表现：

在肺经，是"烦心胸满"。这是因为肾精亏损不能发挥敛藏的作用，阳邪上壅不降，所以出现心烦、胸部憋闷。

在胃经，是"心欲动"。这是阳明燥火过旺，以至于厥阴不能制约之，所以心脏跳动幅度较大，精神不安。到了手厥阴心包，就会出现心中憺憺大动。

在脾经，是"心下急痛"。这个是由湿邪造成的真心痛。心下不就是胃吗？所以好多心脏病被误认为是脾胃病，误治好久。其实，脾胃与心关系密切，心火生脾土，心是脾之母，母壮子肥，母亲强壮的话儿子就肥硕，即心脏好，脾胃就好。但是如果脾胃不好的话，就好比儿子过得不好，需要钱、需要精的话，儿子通常不跟老婆要钱，因为根本要不出来。那怎么办？还有妈呢不是？儿子跟母亲要钱，就是"子盗母气"，因为只有父母对子女是永远不讲任何条件的。一旦子盗母气，母，很快就衰败了。即脾有病，心即病。

心下急痛根源在于脾湿。脾湿包住心火，心火要自救，就是心下急痛。治疗上可以用苓桂术甘汤。茯苓和白术祛湿，光用祛湿药不行，还得用桂枝通心阳，甘草壮心阳。

在心经，是"嗌干、心痛"。这是心血虚。

在肾经，是"心如悬若饥状，气不足则善恐""烦心""心痛"。心如悬，就像心跳到嗓子眼，他怕你不懂心如悬，就后面补充一句：若饥状，就好像饿了一样心一直发慌，并且有濒死恐惧感。

在心包经，是"心中憺憺大动"。心憺憺大动，就像动画片里表现的那样，心，扑通扑通地往外跳。这种病，看上去很重，但实质上是最轻的心脏疾患，因为病在心包，而非心。

在胆经，是"心胁痛不能转侧"。这属于气化无力。在临床上见过这样的病人，晚上睡觉翻个身都难受，几服白通汤就没事了。

这里咱们讲一个治疗心脏结代，也就是过度劳累造成心律不齐的"炙甘草汤"吧。如果你过劳，长期熬夜，又过度思虑，脉象已出现结代，就要服"炙甘草汤"了。

先说脉象。张仲景说：脉按之来缓，时一止复来者，名曰结。又脉来动而中止，更来小数，中有还者反动，名曰结。就是脉动而中止，停一下，然后再跳，或再跳时有加速的象，就是结脉。而"脉来动而中止，不能自还，因而复动者，名曰代"，就是脉动而中止，其中间歇时间长的，叫代脉。这两种都属于阴脉，得此脉者，必难治。

这么说吧，正常人是感知不到心跳的，一旦感知到心跳，轻者为悸，重者为动悸，这就是心脏有毛病了，再疼痛，问题就更大了。

伤寒脉结代，心动悸，炙甘草汤主之。

炙甘草四两，生姜三两，人参二两，生地黄一斤，桂枝三两，阿胶二两，麦门冬半升，麻仁半升，大枣三十枚，擘。

为什么这个方子以炙甘草命名？过去我们总说甘草是默默无闻低调的"国老"，在很多的方子里它都默默地待在角落里，而在这个方子里，它却是威武的主角！所以国老也是有担当的，尤其是当生命有危机的时候。奇怪的是，古人不搞提取，也知道甘草可以强心。只要心衰、心悸，都会重用甘草。比如苓桂术甘汤有甘草，小建中汤有甘草……有人问：生甘草行吗？不行。一定是炙甘草。也就是生甘草要用蜂蜜炙过、炒过。因为甘甜之味可以补中益气，而气与血都生于中焦脾胃，气血足了，才可以充养血脉，也就是充养心。

心与肾同属少阴，中医治心脏从来都不是单治心脏，而是心与肾同时下手。因为谁是心的主人啊？元气。而元气又藏于肾，所以肾也为心之主。所以光补心不成，还得用生地、麦冬、麻子仁入肾，滋阴润燥养血，用阿胶收敛心血，用人参补五脏虚。

同时，阴不得阳，不化，所以此方还用了桂枝、生姜和清酒来化上述诸药。其中，桂枝通心阳，又可以理气、止痛；生姜可以开其心窍，逐痰涎，最关键生姜还通神明，谁主神明啊？心啊。所以，在这个方子里，生姜排第二。而清酒，就是白米酒酿，可以使生地、麦冬、阿胶等不至于粘连，同时还通利血脉，这也是平时稍稍喝点清酒对人身体有好处的原因。

最后说下"大枣三十枚"，大枣是张仲景很喜欢用的一味药。《伤寒论》共有一百一十三方，应用大枣有四十方，其中桂枝汤、葛根汤、小建中汤、大小柴胡汤等二十多个方子都用大枣十二枚，张仲景用大枣十二枚应该有调和十二经脉营卫不和之意。《神农本草经》也说：大枣为上品，"主心腹邪气，安中养脾，助十二经，平胃气，通九窍，补少气，少津液，身中不足，大惊，四肢重，和百药，久服轻身长年"。而"炙甘草汤"，方用大枣三十枚，用于治疗"心动悸，脉结代"之证。三十，是二、四、六、八、十阴数之和，以应地数。用诸阴之和峻补真阴，养阴补血以复脉，所以此方又叫"复脉汤"。

这个方子呢，它的煎煮法也有些特别。

《伤寒论》说：右九味，以清酒七升，水八升，先煮八味，取三升，去滓，内胶烊消尽。温服一升，日三服。一名复脉汤。

具体就是先用清酒和水煮炙甘草、生姜、人参、生地黄、桂枝、麦门冬、麻仁、大枣八味，然后倒出汁液，再把阿胶放进去，化开。我一般用到阿胶时，都主张把阿胶敲得碎碎的，这样，再放进汤汁里，一搅拌，晾凉，就可以吃了。

此方因为属于有点救急的方子，所以不可常服，特别劳累后，感觉心脏跳动异常时，可以喝一两剂；常服，会水肿，会泄泻，因为阴药毕竟难化，反而增加了心脏的负担。

此外，张仲景在《金匮要略》中还有几个治心脏病的方子，也非常好用。

胸痹之病，喘息咳唾，胸背痛，短气，寸口脉沉而迟，关上小紧数，栝楼薤白白酒汤主之。其中，栝楼疏通经络；薤白这个药有点蒜味，有兴阳通窍之效，白酒疏通血脉。

胸痹不得卧，心痛彻背者，栝楼薤白半夏汤主之。

也就是：栝楼实一枚，薤白三两，半夏半斤，白酒一斗。

胸痹心中痞，留气结在胸，胸满，胁下逆抢心，枳实薤白桂枝汤主之；人参汤亦主之。这里的人参汤就是"理中汤"。

还有房颤。症状就是有一股气由下往上蹿，即由腹部向上蹿，古代称为奔豚。奔豚，关键在于气化无力，是心气心血大伤后，肾气逆，欲上凌于心的表现。《金匮要略》有：奔豚病，从少腹起，上冲咽喉，发作欲死，复还止，皆从惊恐得之。这个病有点像阵发性心律失常或房颤，人会有濒死恐惧。治疗这个病，《金匮》给了三个方子，奔豚汤、桂枝加桂汤、茯苓桂枝甘草大枣汤。

咱们稍微解释一下茯苓桂枝甘草大枣汤吧，其中，茯苓渗上焦湿，逆气上冲主要是肺气不降，茯苓正好解决上焦的问题；桂枝通心阳，调和营卫；甘草强心，此处大枣用十五枚，其中，一、三、五为阳数，其和为九，故九为阳极之数。二、四为阴数，其和为六，故六为阴之极数。阴阳之数合而为十五，乃阴阳五行之数，取既补阴又补阳之意。上四味，以甘澜水一斗，先煮茯苓，减二升，内诸药，煮取三升，去滓，温服一升，日三服。（甘澜水制法：取水二斗，置大盆内，以勺扬之，水上有珠子五六千颗相逐，取用之。）这目的在于不助水寒之邪。

常有人问：这个方子我可以吃吗？那个方子我可以吃吗？我又没见到本人，也没把到脉象，所以这些问题很难回答。医理、药理、方子都讲了，大家呢，应该先学习如何判断阴阳，也就是先判断病是在三阳经，还是三阴经，这样至少不会出大乱子。如果没把握就别乱服药，先用手法和外治法吧，至少安全。

下面说下心主神明病，其实就是抑郁症。

凡是精神疾患都跟心病有关。心主神明病我们现在最常见的就是抑郁症。而且每年春天抑郁症比较厉害，有时一天看十个病人，五个都是这方面的病人。春天，为什么是抑郁症高发期呢？其实病根在冬天。冬天主藏，藏，不是光把粮食收进来，也不是说光吃饭，人，不是吃了饭精就足，因为饭不是精，把饭变成精的过程才叫"藏"。阳气足，才能把饭变成精，如若只是把粮食全收进仓里了，湿一沤，热一沤，粮食全坏了，那叫"败精"，败精对生命不仅没有补益,而且有害。"败精"一生发,人就完了,要么发老病,要么就抑郁了。

其实抑郁就是精气神不足,生命里这三个最重要的东西都不行了,人就丧。

首先是神不足。他们就像烧不起来的湿柴,谈恋爱没有兴趣,干什么都没有兴趣,其实就是抑郁了。抑郁的人,就是湿柴火,对他们来讲,第一件事就是先燥干。这种燥干,分"精"的燥干、气的燥干和"神"的燥干。"精"的燥干,是祛湿;气的燥干,是兴阳;"神"的燥干,是重建正能量。但具体要怎样做呢?

先说年轻人的抑郁。每到假期,就有很多父母带孩子来看病,在英美留学的孩子和在国内读书的孩子有很大不同。首先,国内读书的孩子都是父母同时陪着来看病,孩子呢,有点压抑,有点无目标感;留学的孩子呢,要么是母亲跟着,要么是父亲跟着。父母都很精英的样子,但儿女都有精神上的困扰。在国外读大学其实蛮艰苦的,他们经常熬夜,所以脱发、抑郁有些严重,但人都很独立。

其中有个姑娘给我留下了深刻的印象。这是个留英的女孩,很帅气,假期回到家,天天闷闷不乐,家长总催她谈恋爱,逼急了,她就说有女孩喜欢她,吓得家人怀疑她性取向有问题,爸爸就领来看。说心里话,我特别反感有些精神科医生随随便便给孩子定性。25岁之前,越聪慧的孩子越不会有明确的性取向,爱与喜欢也没有明确的界限,甚至他可能更喜欢同性,因为同性之间好沟通,彼此间有更大的吸引力,他们会达到一种高级的默契。如果这个时候,被精神科医生判定成同性恋,年轻人就会陷入巨大的恐慌之中,甚至出现自决的行为。反过来讲,真正的同性恋并不会因此而恐慌，因为他很明白自己的界限。所以，作为一个医生，在给病人做诊断时一定要慎之又慎，要给年轻人成长的空间，同时要宽容地认可每个人的选择，不能有世俗偏见。

比如这个女孩，她根本就不存在这个问题，哪怕就是有这方面的问题，她父母为了女儿的幸福也得放手。世界已经多元，我们能掌控的已经越来越少，我们只须照顾好自己，其余的，随它去吧。

中医在治疗抑郁方面，主要是从胃寒和肾寒入手，即心主神明病，无非一个是胃病，一个是肾病。

胃寒造成的精神症状是什么样的呢？在《经脉》篇胃经一栏是这样写的：

胃足阳明之脉，"病至则恶人与火，闻木声则惕然而惊，心欲动，独闭户塞牖而处，甚则欲上高而歌，弃衣而走，贲响腹胀"。

1. 恶人与火。就是怕见人，怕见光。讨厌人，怕见人，《素问·阳明脉解》中，帝曰：其恶人何也？岐伯曰：阳明厥则喘而惋，惋则恶人。岐伯的解释是，足阳明经气上逆，则呼吸喘促，心中郁闷，所以不喜欢见人。帝曰：善。其恶火何也？岐伯曰：阳明主肉，其脉血气盛，邪客之则热，热甚则恶火。岐伯解释人畏光的原因是：足阳明经主肌肉，其经脉多血多气，外邪侵袭则发热，热甚则恶光和火。其实，人，神不足，就不喜欢热闹，也不喜欢强光，而喜欢昏暗。

2. 闻木声则惕然而惊。即听到击木的响动，就吓得一愣一愣的。在《阳明脉解》中，岐伯对曰：阳明者胃脉也，胃者土也，故闻木音而惊者，土恶木也。岐伯的解释是：足阳明是胃的经脉，属土，所以听到木音而惊惕，因为木克土。

3. 心欲动。成天心慌意乱，就是精不足。

4.独闭户塞牖而处。喜欢独处,喜欢关门、关窗,"独"是就喜欢自己待着,父母不能进自己的屋,见人就烦,见爹妈尤其烦。这就是身体的运化疏布功能被抑制,人会变得悲观而不自信。

现在的孩子多抑郁狂躁,其实跟父母的娇惯也有关。父母呢,只要孩子学习好,别的事都担了,反而拘束了孩子。孩子呢,该出去闯就出去闯,该受磨难就得受磨难。现在的学校分三种,一种是公立学校,一种是私立学校,还有一种是所谓国学教育学校。有些家长认为私立学校给孩子的是自由,说句实在话,太自由了,也融不进社会;国学教育出来的孩子自视甚高,眼高手低,平时又被传统教化压抑了,也走不进社会;我倒觉得,在中国就得进公立学校,该受的打压就得受,那就是社会的压缩版,反而小孩子能磨出点硬茧子,抗压能力也能强一些。

我记得,小学的时候,先是好看的孩子受老师宠,后来是学习好的孩子被老师宠,最后调皮捣蛋的分成两拨,一拨混迹于社会,一拨成为精英。所以我总说,长得好看的,未必比长得丑的有更精彩的青春。长得好看的人一般有两种情形:要么被集体宠爱,总是被追,被安排,反而像惊惶的猎物,自有一段说不出的苦;要么长得太好又没人敢追,犹如黑暗中孤独的精灵。而不好看的人恰恰可以在追逐中憧憬、受伤、隐忍、成长、成熟,所以,长得丑一些的,但有可爱灵魂的人,青春也可能是更精彩的手抄本,是一部曲折的、愤怒的,或极其温柔的心理史,更渴望被这个世界接受和被爱,也更珍惜这个世界的美好。

少年时的自卑有两大益处:一是会暗自努力,一是会突出培

▶ 父母呢,只要孩子学习好,别的事都担了,反而拘束了孩子。孩子呢,该出去闯就出去闯,该受磨难就得受磨难。

养两种个性——温柔和孤傲。前者让你学会爱和服从；后者让你学会拒绝和自重。少年时的苦，能自己化了的，将来都能成为诗。

5. 甚则欲上高而歌，弃衣而走。如果说前面的症状是抑郁症，那此时就是躁狂症，因为人体的运化疏布功能没有制约而张扬，情绪会相应高涨，变得狂妄自大。弃衣而走，走，是跑，指肌肤燥热而不能着衣，肌腠燥火窜动、灼烧肌肉而欲奔，乃至于不知羞耻的地步。

《阳明脉解》中黄帝的描述更为详尽。帝曰：善。病甚则弃衣而走，登高而歌，或至不食数日，逾垣上屋，所上之处，皆非其素所能也，病反能者何也？这段翻译过来就是，阳明病重之时，病人把衣服脱掉乱跑乱跳，登上高处狂歌，或者数日不进饮食，并越墙上房，而所上之处，都是其平素到不了的地方，有了病反而能够上去，这是什么原因呢？

岐伯曰：四肢者，诸阳之本也，阳盛则四肢实，实则能登高也。即四肢是阳气的根本。阳邪盛则四肢充实，四肢充实有邪劲就能登高。

帝曰：其弃衣而走者何也？岐伯曰：热盛于身，故弃衣欲走也。

黄帝问：他们不穿衣服而到处乱跑，又是什么原因？岐伯说：热邪亢盛而已。

后面黄帝又补充了这些病者的表现。

帝曰：其妄言骂詈，不避亲疏而歌者何也？

黄帝问：他们不管认识不认识的，都胡言乱语骂人，并且随处高歌，是怎么回事？

岐伯曰：阳盛则使人妄言骂詈，不避亲疏，而不欲食，不欲食故妄走也。

岐伯解释说：阳邪亢盛而扰动心神，故使其神志失常，胡言乱语，斥骂别人，不避亲疏，并且不知道饥饿，随处乱跑。

看到这一段描述，你会觉得古代和现代相比，人，还是一样一样的，尤其病了时，表现都差不多。只是古人生活单纯，没有那么多动不动就自杀的，就是自杀，也没有高楼可以跳，顶多也就是投水，屈原的《怀沙》，还把这种自杀美化得不行不行的。现在人倒好，没了诗情，死得都窝心。

说来说去，只要是精神症状，其实都是虚证。因为都是虚，所以这两个病会相互转化，一会儿抑郁，一会儿躁狂。有人说，躁狂不算实证吗？只是表象为实，这种实，还是底子虚造成的，不虚的人不会发疯。所以谈到虚和实时就要小心，前面是有主语的，正气虚为虚，邪气实为实。真正的实，为壮。

邪气实，说明邪气也是一种很有力量的东西，"甚则欲上高而歌，弃衣而走，贲响腹胀"，所谓"贲响腹胀"，就是上面贲门不能闭，打嗝儿不止，胃肠不能顺降而为上逆，故为腹胀。别小看一个胃寒，能让人从身体上和精神上都出问题。从象上看，正气虚的人就萎靡，就抑郁；邪气实的人就亢奋，就癫狂。哪个好治？实证好治，虚证难治。实证只是精亏，吃的药不需要太多；虚证就要吃药吃好久，因为正气虚，不容易补上来。要想让气血上来，你是不是得今天多吃一口，明天再多吃一口，再多化点精，还得有藏的力量才能慢慢地一点点地结实起来？这个病啊，在西医那可能是大病，在中医这儿，可能不算什么病，但要明医理。

过去是躁狂症多，花痴，一到春天就嚷嚷着我要姑娘，我要姑娘，这就是邪气实，好治。知道怎么治吗？在《素问·病能论》中有一段，非常有意思。

帝曰：有病怒狂者，此病安生？岐伯曰：生于阳也。帝曰：阳何以使人狂？岐伯曰：阳气者，因暴折而难决，故善怒也，病名曰阳厥。帝曰：何以

知之？岐伯曰：阳明者常动，巨阳少阳不动，不动而动大疾，此其候也。帝曰：治之奈何？岐伯曰：夺其食即已。夫食入于阴，长气于阳，故夺其食即已。使之服以生铁洛为饮，夫生铁洛者，下气疾也。

这段翻译过来就是：黄帝问，有一种狂怒病，这个病因何而产生呢？岐伯回答说，是阳邪过盛造成的。黄帝又问，阳邪过盛为什么会使人狂怒？岐伯回答说，阳气突然受到抑制而不能宣泄，所以人容易发怒，病名叫阳厥。黄帝问道，怎么样才能知道狂怒要发生了呢？岐伯回答说，在平时，阳明经上某些部位是经常跳动的，而太阳、少阳经上很少有跳动的地方。如果平时不跳动的地方，突然大幅度且快速地跳动，就是阳厥病即将暴发的征兆。黄帝进一步问道，这种病如何治疗呢？岐伯回答说，减少或停止病人的饮食，狂怒就会停止发作。因为饮食进入胃以后，就会助长人身阳气，所以减少病人的饮食，狂怒就会停止发作；另外令病人服用生铁落饮，因为生铁落具有降气逆的作用。

这一招很绝，铁屑是重金属，有重镇安神之妙，表实证，可以用重调元气的方法，重金属好比激素，一服下去，病人马上就有好转。虚证就特别难治，虚证总吃抗抑郁的药，元气又没的调，只好压抑或兴奋他的神经，久之就可能突然崩盘，全身瘫痪不能动。

前面讲了胃寒造成的抑郁和躁狂，发展到肾寒时就是深度的抑郁了。

肾足少阴之脉……饥不欲食，面如漆柴……坐而欲起，目䀮䀮如无所见，心如悬若饥状。气不足则善恐，心惕惕如人将捕之。

1. 饥不欲食。就是很饿，但不想吃东西。正常的消化吸收已经出问题。

2. 面如漆柴。脸又黑又没有光泽，就像干枯粗糙的柴火。脸发黑，是肾水上泛，没有光泽，是精气神全无。

3. 坐而欲起。这个形容得好，就是坐卧不安，或者腿不安症，比抖腿严重多了。总之，坐不住，又起不来，心情烦躁，这是肾精大亏的象。

4. 目䀮䀮如无所见。"如"是"好像"。什么叫"好像"？就是虽然我盯着你，但是我眼里没神，也没有你，好像什么都没看见。"目䀮䀮如无所见"，就是什么都没看见。五脏六腑之精气聚于目，此时眼睛已然无神。更糟的是这时会出现幻听和幻觉。该看见的看不见，不该听到的全听到了。人开始经受百般折磨。一般没有强烈的精神刺激是出现不了幻听的。曾经有个女孩，家教严格，出嫁前全无婚姻生活的教育，丈夫又简单粗暴，于是女孩婚后抑郁而出现幻觉，总是看见自己的裸体，羞耻万分，并且出现幻听，总是听到有个男人温柔地跟她说话……所以，这种姑娘真不如"野"姑娘们活得痛快、爽利。

5. 心如悬若饥状。等病人出现幻觉、幻听的时候，病就从胃走到肾了。心如悬，指心里不踏实，慌慌的；若饥状，好像因为很饿而心里发慌。这种百爪挠心的感觉，使得抑郁症患者没有任何安全感。

6. 气不足则善恐。血有余则怒，气不足则恐。这种人已经发展到一天到晚害怕、惊恐。

7. 心惕惕如人将捕之。就是心里总是惴惴的，甚至怀疑有人跟踪自己，要抓捕自己、迫害自己。这属于深度幻觉，为什么重度抑郁症患者会有自杀行为？其实一是可能不堪忍受病状了，二是他的行为已不受自己控制，有些行为可能是幻觉导致的。

《黄帝内经》的慈悲真是没的可比。你看，它句句绝妙，而且绝对不让我们不懂，这句说完了，下一句就是上一句的补充，这就叫《黄帝内经》。比如说"心如悬"你不懂，他就写了"若饥状"，谁没有过饿得心发慌的时候啊;"气不足则善恐",恐成什么样啊?就是"心惕惕如人将捕之",心里哆嗦着,老觉得身后有人抓他。人的气特别壮的时候,不会有这种感觉,假如你正在那刷牙,突然觉得身边好像过去一个人,那你就要小心了,至少是气虚了。

病,到了这一层要怎么治疗呢?还是要六经辨证。但要明白,这时基本都是三阴证了,而且基本都是少阴、厥阴证了。网上有种说法,说到厥阴证基本就是要死了,这纯属不明医理,厥阴只是阴的一种状态,而且还是可以直接转太阳或少阳的一种枢纽状态,只要治对了,反而恢复得快。恰恰少阴状态,若出现虚阳外越,需要小心对待,需要大剂回阳救逆。

"心主神明"的问题,基本上都跟胃经、肾经有关,什么丧系、佛系,也是胃寒、肾寒的原因:天天宅着,思虑过度,饮食不规律,自然胃寒;害怕进入社会,畏惧人际关系,又自嗨无度,自然肾寒。如此,吃点破寒祛湿的中药就好。有人说,要不要壮精啊?不用,寒去了,湿没了,自然壮精。又有人问:吃什么药啊?都学到第八篇了,还这么问,就是没学明白。答曰:看脉。六经辨证,在太阴,有太阴的方子;在少阴,吃四逆辈;在厥阴,有厥阴的方子。若问:有在阳经的可能性吗?少。抑郁,就是个阴性的病,阳足,不得这病。

还有人问:除了吃药,还有别的方法吗?有啊,瘢痕灸,破胃寒、肾寒,火能破阴,热能破寒,所以瘢痕灸破抑郁症是一绝。这个方法还省钱,一包艾绒可能就够了,关键是你能接受吗?瘢痕灸后,到医院一看便认为是三度烧伤,肯定是没人敢灸了。关于治病,我倒建议,大家索性都干脆点,子宫肌瘤若太大,成天让你经血淋漓,索性就切了,回来找中医给你保养身体。抑郁症呢，你若每天烧中脘、关元各 50 壮，先没了"饥不欲食"的毛病，能大口大口吃饭，慢慢地就能活蹦乱跳了，一个月后，抑郁症也就去了乌有之乡了。这样病人也痛快，医生也痛快，不必天天面对一张阴郁的脸。

《黄帝内经》把躁狂症和抑郁症归属于阳明病和少阴病，阳明在经脉为胃经与大肠经，少阴为心经、肾经。在《阳明脉解》中说到躁狂病人有"弃衣而走"，或妄言骂詈，不避亲疏等象，这都属于阳邪盛。此阳邪盛属于虚阳外越，阴精拽不住虚火之象。大便燥结也会出现狂躁现象，甚至如见鬼物。而且大便燥结也是阳明病的一个特点。其实躁郁症就是情志病，二者只是表现不同，但根源都在胃寒、肾寒。而且二者会交替发作，一阵抑郁，一阵躁狂，所以才称为躁郁症。治疗上要辨证准确才好下手。比如远方曾有一人发狂，动刀舞棒，狂骂亲人，舌苔厚腻呈白粉末状，按《伤寒论》，有人主张用承气汤，我又细问了下，知其五日不曾大便，且烦躁谵语，证合《伤寒论》之"厥逆，咽中干，烦躁，阳明内结，谵语，烦乱，更饮甘草干姜汤"，便嘱其用甘草干姜汤 3 服。其中炙甘草 60 克，干姜 40 克，当晚第一煎，第二天早上服第二煎后立即狂拉，大便后浑身轻松，舌苔也随之干净，发狂也立止。所以遇事我们还要多观察，把《黄帝内经》《伤寒论》理解透了才好。

治疗躁郁症，灸法比针法好用。用针须用神，医者的神明不够强大的话，压不住。而灸法呢，可以借艾草之通窜力、艾火之热力，力挽狂澜。直接把艾绒放在关元处烧一烧，也就是火灸几壮，也是引火归元的好方法，病人很快就安定了。但躁狂症病人四肢有力，不让你灸，这就是麻烦的地方。

其实，看病，不一定非得吃药，打开心结或直指人心地骂一顿，有时比扎针吃药管用得多。这个呢，也得看人，悟性高的，骂得；愚钝的，骂不得。有些学生只学了老师骂人，没学到老师怎么看人性，这也是医道难以传承的原因。

为什么现在那么多的抑郁症？一是社会环境恶劣，人际关系不像原先那般庸常平实，过去大家吃顿饺子都得送邻家尝尝，现在是门外还得加一道防盗门，住一辈子可能都不知邻家是谁；二是生活压力大，同时生活缺少情趣，而且从微博、微信上看到的也都是负面的东西，即没有什么东西来激发你的正能量。前年，我在"喜马拉雅"上讲《诗经》，就是想通过《诗经》的"思无邪"来重现正思维、正能量。效果真的非常好，常常听到有人说学习了《诗经》后，性情变沉静了，变宽容了，身体也变好了，我相信这是真心话，因为总有些东西触及了他能量源的东西，而情绪就是一个非常重要的能量源。现在有人把谈正能量视为"鸡汤"，所以我们现在才有道德被重重践踏的危险。

若想正能量满满，人生至少要读六部经典：《诗经》《黄帝内经》《道德经》《易经》《心经》《金刚经》。因为经典是生命正能量的源泉。

当时孔子选了"诗三百"，就是让百姓修性情的，因为凡大病必与情志有关，长期的情志不遂、欲而不得，就会积累成大病。人们都想学养生，可很少有人明白养生绝不是吃什么、喝什么的事儿，而是养人生格局、养情怀。很少有人明白热爱和欢乐才是养护生命的正能量，而诗意与情思才是正能量所应拥有的品质。讲《诗经》，是给你将养生命的祛病大道，你不要，非要哭着喊着求你肝肾代谢不掉的药！可如今，这世上，天天喝的水都靠不住了，病也必然难除，能天天在阳光下活着，呼吸天地之大美，感受情性之慈悲，已然了得。还是那句话：与其求药，不如读诗！

关于读经，荀子说："君子之学也，入乎耳，着乎心，布乎四体，形乎动静。"可见学习经典入了心，可以养七尺之躯，形成良好的行为举止。而"小人之学也，入乎耳，出乎口，口、耳之间则四寸耳，曷足以美七尺之躯哉！"可见小人之学习，只在耳、口之间四寸，只在于炫耀和夸夸其谈，入不了心，更入不了四体，故而也养不了身体。所以荀子的结论是：古之学者为己，今之学者为人。君子之学也，以美其身；小人之学也，以为禽犊。这句总结到位啊，君子之学，都是为了让自己身心通泰；而小人之学，是为了将学问当作家禽或小牛之类的礼物，去讨好他人。看来彼时已有古今之异，于今，更如是矣！习《黄帝内经》《伤寒论》，为己，可美其身；为人，可利亲朋。故为君子之学也。

至此，"心为君主之官"这一句告一段落。下一节，我们开始讲"肺者，相傅之官，治节出焉"。

二

肺者，相傅之官，治节出焉

《灵兰秘典论》是《黄帝内经》当中非常短的一篇，一页纸不到，但越短的可能内涵越丰富，所以咱们要花的时间可能越久。有些学员跟我听了十年课了，依旧百听不厌。听课就是这样，有时一直懵懂的地方，突然有一天听到某句话就开悟了，回去一翻笔记，这句话年年都有讲，偏偏此刻对上了你的灵思，让你浑身为之一振，生命就此全新。所以经典的东西是常读常新，大家还需精进啊。

肺者，相傅之官，治节出焉。

相傅之官。什么叫"相傅"？相傅之官，这里面包含两个意思，一个是"相"，中国所谓的宰相，宰相是什么？宰相实际上就是辅佐之官，是一人之下万人之上，所以肺和心居于最上。当你在一人之下万人之上的时候，你就会有如何为万人负责的问题。因为肺在五脏六腑中的位置最高，形状像华盖，涵盖一切，并且直接接受心脏所传输来的精气，对其进行具体的分配，统管全身"营卫"出入之气。营，就是元精转化为元气，以温煦滋养脏腑组织的过程；卫，就是将脏腑运化生成的精微物质输送到丹田的过程。所以，肺，就像主管全国具体事务的宰相一样。

"傅"是什么呢？我们中国有两个不同的概念，"师父"和"师傅"，我在《生命沉思录3》里曾专门解释过这两个概念。傅，辅佐、帮忙而已。所以，师傅，是教你手艺、让你能更好谋生的人；而"父"，是给你生命的人。所以，师父是教你明道、给你生命以新的意义的人。从此，你不再是生命链条上一个脆弱黯淡的存在，而成为生命链条上一个精致的、完整的、美丽的环。总之，师父重在滋养你的灵魂，给你生命以养分；而师傅，不太注重你的灵魂，而是注重传你以技能。

在这里，用的是这个"傅"，所以宰相，重在辅佐，而非教导。更重要的还在于承担责任，所以肺很累，在情志为"忧"，这个"忧"是焦虑，而不是单指忧伤。而且，无病而善终的人，通常死于肺心衰竭，所以肺与心，同命相连，一个坏了，另外一个也好不了。

治节出焉。什么叫"治"？治就是正常，不是治疗。什么叫正常？毛泽东有一句名言"天下大乱，方能天下大治"，所以，乱，与"治"相对。"治"就是正常，正常的"节"到底是什么？《灵枢·九针十二原》说："所言节者，神气之所游行出入也，非皮肉筋骨也。"也就是说，"节"是神与气游行出入的地方，不是指皮肉和筋骨。所以，节，不是指关节。那么，哪里是神与气游行出入的地方呢？中国古代丹道有个"修真图"，非常有意思，它把人体脊柱从尾闾开始标注为冬至，然后小寒、大寒一节节上去，一直到颈椎终止，标注为大雪节气，所以说，神气游行出入的地方指督脉，也指椎间隙。所以，节，指二十四节气。我在讲《金匮真言论》时讲过由骨胶原组成的软骨组织——椎间盘，椎间盘不是通过血管来汲取能量，而是像海绵那样吸收气血，即没有管道也能吃到气血。就好比凡人还通过吃饭吸取气血，可有种神人从旁边一过，就把粮食的精华吸走啦。讲到这里，我们又明白了一点，即椎间盘吸走的不是一般的气血，而是"神气"，这个神气就是二十四节气，是天地自然中最神奇的力量！督脉之所以叫"奇经"，就在于督脉是人之精气神的总源头，而真正的精气神，不是人体里生出的，而是天地自然给的！人老了呢，汲取天地自然神气的能力弱了，脊柱就佝偻了，人脑骨髓也不足了……修真图就是古代修炼人的秘籍，修真，就是修任督二脉之神气所游行出入，而具体的操作却要取决于肺部对呼吸的调控，这才是"肺主治节"的真正含义。

比如古代有个肺部除五脏积聚法：正坐，两手撑地，缩身曲脊上下五次。或反拳捶脊。原先一直搞不清楚，为什么肺部的动作都跟脊柱相关，讲到这一节时就懂了，原来，动脊柱就强肺。

元气再足的人，如果不让他呼吸，也会死亡，这似乎证明肺的功能主要在于呼吸。但事实上，阻止呼吸就必然会阻止肺的"宣发肃降"的功能，也就是停止了人体与天地自然之神气的沟通，从而造成"气机"的停滞，由此造成脏腑"功能"的窒息，而不单纯是缺氧造成的窒息。

古人认为，宇宙大气，交节气之时，必先郁而后通。所以久病之人，交节气前三日多死。大气郁，人身亦郁。久病之人，腠理阻塞，交节气不能通过，是以死也。天是有规律的，天的规律是二十四节气，地的规律是七十二物候，人之肺气也要跟天走，否则就得病。所以古代有"陈希夷二十四节气导引养生功"，就是在节气交替时节，尤其是节气当天要依据这一节气的特点修炼，以使气机顺畅通过。

春分节气导引：伸手回头左右六次。或练"嘘字诀"，两手按肩上，左右转三遍。去肝家积聚、经络虚劳。届时昼夜相等，暖气流活跃，情绪易于高涨，防高血压、过敏性疾病，做这个动作，就是顺应肝之升降。

大暑六月坐功：跪坐，两拳踞地，用力回头虎视五次。此举可以健脾。治疗头项胸背风毒、喘渴烦心胸膈满、掌中热、小便数等。

秋分坐功：盘足而坐，两手掩耳，左右反侧，叩齿。治疗腹大水肿、胃寒、膝髌肿痛。

下面讲一下关于肺的几个问题：

1.肺主一身之气。"肺主一身之气"这句话，《素问》和《灵枢》里都没有，但《素问·五脏生成》说过"诸气者，皆属于肺"，《素问·六节藏象论》也说"肺者，气之本"。别小瞧这一句话，只要你老觉得身体没劲，就是肺出问题了。关于气，中医有营气、卫气、胸中大气、宗气、元气、邪气等。我们先前讲了，通天下一气耳，没有病时，人意识不到喘气这回事，一有病，人就知道喘气的存在了，比如胸闷，就憋气；咳喘无力，气少不足以息，动则更甚，声音低怯，也是肺气虚；身体背后怕风，就是卫气虚；大便拉不净，就是肺气虚；等等。

2.肺司呼吸。肺主气，一方面是主一身之气，另一方面是指"司呼吸"。司，就是主管，司呼吸就是主管呼吸。张介宾《类经图翼·经络》引华佗之言曰：肺"虚如蜂窠，下无透窍，吸之则满，呼之则虚。一呼一吸，消息自然，司清浊之运化"。司清浊，就是吸进清气，呼出浊气。一呼一吸之间，完成了气血的运行，以及津液的疏布代谢等。但说"清气"就是氧气，"浊气"就是二氧化碳，肯定是不对的。经典上说得分明，比如《灵枢·营卫生会》说："人受气于谷。谷入于胃，以传于肺，五脏六腑，皆以受气。"即清浊（营卫）之气都是来源于水谷，经脾胃运化而成，并未说来源于空气。人如果不吃不喝，只在那儿倒气儿，倒得越快，可能死得越快；慢慢倒气儿呢，还能完成气的运化，还能吸收点自己气化后的气。如果自己的气化能力没了，此时就是上呼吸机也没用。

我说过，人的一生，呼吸是个定数，有多少钱是个定数，有几段感情也是个定数……早用完了，到老，人就孤苦。定数论让人惶恐、悲痛，但慢点来没有坏处，悠然地活，是活；惶恐地活，也是活。在舒缓中，在慢板中，与你相遇，与你牵手，温暖这无常的一刻，灵魂至少能得到些许的温柔……

呼吸这件事情是肺、肾的事，肺司呼吸，但真正能化气的，一定是肾。所以吸气的时候，能够吸到底，吸到肾，才叫"绵绵若存"。庄子曾经说过"真人之息以踵"，所谓"息以踵"，不是真的要吸到脚后跟，而是脚后跟属于肾经。"真人之息以踵"无非是在说修行到一定境界的人，在呼吸上也有境界，呼吸可以极为深沉有力。治疗所有呼吸系统的疾病基本要从两个脏器入手——肺和肾。

脚后跟疼痛一律是肾精衰败的象。到老了以后你会发现老人有一个问题，脚后跟是干裂的，这就是肾精不足的象。其实，脚上的所有问题都是五脏里面问题的反映。我们脚指甲多长时间剪一次？手指甲多长时间剪一次？由此可知，手部的运化还是快的，脚的运化就很慢，因为脚离五脏太远了。

3. 肺朝百脉。这句源于《素问·经脉别论》。原话是"脉气流经，经气归于肺，肺朝百脉，输精于皮毛"。经气，指水谷所化精微，而不是指呼吸之空气。精微之气是经过肺的宣发疏布而运行于全身。正是"肺朝百脉"这句，导致了扁鹊以寸口为脉。而所谓"输精于皮毛"，就是将水谷所化的精微输送到肾中固藏起来，以备生发之用，这也是肺金生肾水的真正内涵。

4. 肺主肃降。经气归于肺后，肺还要宣发肃降经气给全身。这种重新分配是严苛的，不是谁想多要就可以多要的。肺气不肃降的话，人的睡眠质量就不好，阳不入于阴，人就睡不沉。而每天分配能量的时间是夜里3点到5点，所以那时人一定要深睡。

5. 肺主皮毛。皮毛病首先跟肺相关，湿疹、牛皮癣等首先是肺病。凡是皮肤病，刚开始发作一定在关节处，这就是肺病的特征。第二个特点是一定对称，因为经脉是对称的，比如说湿疹最容易发的是虎口，还有手心、手背，这些地方都是关节处。我说过，皮肤病死不了人，乱治则会死人。古代人认为得了皮肤病，就是老天派你来修行的，自然而然就守孤寂之道，不与人乱交往。正治呢，就是把病往外赶；乱治呢，就是把病往里憋，全憋在五脏六腑，就出大问题了。

6.肺主忧伤。这里的忧伤指焦虑，所以皮肤病症状跟重度焦虑也有关。焦虑的人都求完美，所以年轻人的皮肤问题大多跟过于要强有关。有人会说：要强不好吗？处处争强好胜当然不好，强中自有强中手，过分要强就不是跟别人较劲，而是跟自己较劲了。据统计，一般学习队伍中排在前10名左右的人，未来成功率最高；总排在第1名的基本会得病，因为精神压力太大了。别人考试得了100，你得了98，我看挺好的。有朋友的孩子在美国读大学，要求自己成绩全A，其实这是非常难的，一旦给自己提了这个要求，基本就焦虑了，于是赶紧给他做思想工作，甚至放出"狠话"：不必要求自己全A，那样美国人会嘲笑你只会学习……如此这般，当孩子得了一次B后，大家才如释重负……

如果一个孩子太要求完美的话，就要小心皮毛方面的病症。在这世上，不必太要求完美，这世界上真正几近于完美的，只有灵魂。现实呢？不是有那么句话吗，不完美才美。

很多人喜欢伟大的理想，要干大事业。我倒觉得，理想不必太大，小事一件件地做，挺好。这样不煎熬气血，想放手时就放手了，拖累的人也少。总之，别焦虑。

我们看一下《灵枢·经脉》篇中关于肺脉的说法。

肺手太阴之脉，起于中焦，下络大肠，还循胃口，上膈，属肺，从肺

系横出腋下，下循臑内，行少阴、心主之前，下肘中，循臂内上骨下廉，入寸口，上鱼，循鱼际，出大指之端；其支者，从腕后直出次指内廉，出其端。

肺手太阴之脉。这句有两个要点，第一是定位，在手脉；第二它属于太阴。什么是太阴？手太阴肺，足太阴脾，太阴，是阴气最多的地方。肺气足，才能够肃降全身；肺气不足，则全身无力。

中医文化讲究"左青龙，右白虎"，左青龙，指肝，主生发；右白虎，指肺，主肃降。中国古代，大多文官尚左，讲究生发之气；武官尚右，讲究肃杀之气。这就是人体气机的升降原理用在中国文化当中的明显例证。你看，老北京城也是东有崇文门，西有宣武门，还是东升西降，所以，中国文化的取象思维随处可见。

东方代表生发，其表征是重文化；西方代表收敛，其表征是重物质。古代人重文化，所以五行的习惯称谓是"木火土金水"，以相生为序；现代人重物质，所以五行的习惯称谓是"金木水火土"，以相克、相侮为序。

所谓"左肝右肺"，不是说古人真的不知肺为华盖，肝在右胁，而是指左为升，右为降，看重的是"气"，而不是实体。在古代文化中，就是文官尚左，上行；武官尚右，下行。在朝廷上，文武官员的站队也是如此。这叫"文武之治"，也是"一阴一阳谓之道"。从来都是，文化自信源于有理有据的自信，而不是瞎自信。老北京城过去有九个门，分别是前门、宣武门、阜成门、西直门、德胜门、安定门、东直门、朝阳门、崇文门。每个门要走的是不同的车，要求很严格，都是从中国文化的角度去安排的。比如说走崇文门的车，是酒车，酒在传统文化的概念里边意味着生发；宣武门只许走刑车，因为它这边守的是肃杀之气，它是按照它的气机去运行的；而安定门和德胜门走军车。

从风水学上讲，北门是不可以开的，因为北方主收藏，要藏得住，所以不能开门。收藏的东西当然都是心爱之物，是不能随便给别人看的。这好比我们的肾精，藏得越足，我们的本钱就越足。然而，我们发现北京城的北面不但开了门，还开了两个门：安定门、德胜门。这又是为什么呢？

其实，在古代，这两个门平常也是不允许开启的，只有在两种情况下才能开启，而且还不能同时开启。哪两种情况下呢？就是在军队出征打仗和得胜归来的时候。明清之际，朝廷出兵都是从德胜门出发，求一个旗开得胜，再自安定门班师回朝，取天下自此安定太平之意（也有出安定门，回德胜门的说法）。至少，要有去有回。所以说，该藏的东西一定要藏得住，万不得已要用的时候，一定要有出有进。

下面我们讲肺经之循行。

肺手太阴之脉，起于中焦。现在经络图画肺经都是从云门、中府开始，这只是经脉浮支，是肺经在体表的表现，而肺经真正的起源在里支，在中焦。里支对治病来说更重要，现在外面按摩馆按的都是浮支，唯有习练易筋经，才是在练里支。所以练习易筋经要比按摩有效。

易筋经的第一个动作一定要用大拇指向上带，大拇指就是肺经之井穴，所以说练易筋经明经脉不是虚说。因为在《经脉》篇里面，肺经就是十二经脉的起始经脉，中医讲到经脉的时候都是从肺经开始。从肺经开始，终结于肝经。生活当中也是，生命开启于肺经，终结于肝经。大家可以体会一下，先两脚分开与肩同宽，然后大拇指先动，大拇指往前带，由此，全身气机就开始动了，整个手臂都有充气感，尤其手指尖，大拇指带上来，然后再合掌收。有放有收，才是中国式锻炼的要点。

再比如，"八段锦"之"五劳七伤往后瞧"，在这个动作里面，有一些细节需要大家注意，你做这个动作的时候，一定要用大拇指往外引，肺气一动，全身气才动，如果你不会用大拇指往外带，就是在那做动作，没有起到锻炼的意义。具体做法是：先站好，然后有意识地关注大拇指，你会感到大拇指有充气感，然后用大拇指一点一点地往外带手臂，这个时候你就会发现五指都有充气感，最后小拇指的充气感是最强烈的。同时转头，然后再怎么过去，怎么回来，用小拇指一点一点往回收，一定要收于大拇指，这个才叫导引。这才叫"外练筋骨皮，内练一口气"。

肺脉，起于中焦，明白了这句话，就明白了肺病的治法。所谓补肺，不过是从其源头补，中焦为土，就是土生金。要想治愈皮肤病，当从脾胃入手。我治疗皮肤病，一般都是先从脾胃入手，脾土生肺金，肺金一足，必然把邪气往外赶，这时疾病就会大发作。发作就发作呗，总得把病邪赶出去啊。都赶出去后，病不就好了？治疗湿疹就更简单了，湿疹不会比银屑病重，好得就更快。

起于中焦，下络大肠。这就是肺与大肠相表里。肺气不足，则大肠有拉不尽的感觉。而大便用力过猛，也会导致中气下陷，老人甚至会出危险。所以老人若便秘，宁肯用麻仁润肠丸，或者开塞露等，也不要使用蛮劲，让自己出危险。

在《阴阳离合论》篇中我们讲过，少阴与太阳是一对表里，太阴与阳明是一对表里，厥阴和少阳是一对表里。从治疗学上讲，太阴肺与阳明大肠为表里，太阴之本为湿，阳明之本为燥，燥气对治湿气，湿气对治燥气。也就是说，阳明欲安，一定要用太阴气制约，以纾解其燥、其亢，所以要用太阴之湿化对治燥气。更何况，阳明恶燥而喜湿，所以能得太阴湿气，则安。

举个例子吧，阳明病的一个突出特点是发热而渴，大便燥结，等到讲大肠经时，我们专门讲大便干燥的问题。同时，阳明病也可见大量寒湿病症，比如胃中虚冷、水谷不别、食谷欲呕等太阴湿化之症，这就是二者互为表里的表现。

还循胃口，上膈，属肺。是说肺经下络大肠以后，回到胃这儿来了。所以，无论如何，脾胃是肺的根儿。然后上膈，归属于肺系。我们先前讲心脉的时候，说心脉"下膈，络小肠"，而肺经"上膈，属肺"。这就是心肺在"膈"的气机表现，心下膈，肺上膈，一上一下，膈肌运行。所以，打嗝就是膈肌运行不利，首先是气机的问题，什么影响气机啊？情绪呗。

人到老时，气血无力，膈肌也就没劲儿了，想下下不去，想上上不来，在那憋着，人就会出现胸闷。为什么这时白通汤特别好用？因为白通汤就是整治三焦通道的秘方，三焦通道是生命之道，所以白通，也有百通之意。

从肺系横出腋下，下循臑内，行少阴、心主之前，下肘中，循臂内上骨下廉，入寸口，上鱼，循鱼际，出大指之端。指肺经从肺系两边横出腋下，腋下，心经、肺经皆所行之地，所以重要。然后"下循臑内"，到胳膊上了，行少阴、心主之前，是说肺经走在心经的上面，即手臂内侧，肺经在上，心经在下，肺经走大拇指，心经走小拇指。"下肘中，循臂内上骨下廉，入寸口，上鱼"，就是肺经走手臂上骨的下缘，入寸口，再上鱼际，大指在手掌区域为大鱼际，小指在手掌区域为小鱼际，大鱼际应该是白中带红，如果带青就是肺寒，小鱼际一定是有点红。但大小鱼际如果是深赭红色则不好，又叫"肝掌"，一般与饮酒过度有关。最后，出大指之端少商穴。这就是肺经的循行路线。

肺经怎么记呢？就记大拇指，从大拇指沿赤白肉际画条线，一直走内侧，记住阴经走手臂内侧，阳经走手臂外侧就成了。其实，学经脉是最简单的一件事。手臂内三条阴经——从上至下，肺经、心包经、心经，手臂外三条阳经——大肠经、三焦经、小肠经。用手指记：大指，肺经；中指，心包经；小指，心经。手背，食指大肠经；肺与大肠相表里，在胳膊上就有表里，肺是里，大肠是表。中指，三焦经；小指，小肠经。

下面讲肺经上几个重要的穴位。

肺经腧穴主要治疗喉、胸、肺及经脉循行部位的其他病症。治疗咳喘常用中府、太渊、鱼际；治疗咯血常用孔最、太渊；治疗咽喉痛常用少商、鱼际；治疗热病常用尺泽；治疗头项痛常用列缺。

首先是肺经的井穴少商。主治咽喉肿痛、发热、咳嗽、失音、鼻衄、昏迷、癫狂，还有手指肿、麻木等。少商，是特别好的急救穴，只要嗓子痛，特别是小儿扁桃体有问题，可以拿一个三棱针把少商、商阳浅刺0.1～0.2寸，点刺挤出黑血，咽喉部立刻清爽。还有一个就是耳尖放血，或者是耳后青筋放血，对治高烧也有效验。

有些人尽管学习了一些急救法，但对自己和家人却是不敢用的，因为下不去手，所以最好是身边有个"狠一点"的人，让他去下手，自己甚至都不在旁边看，看了都心疼。但若因为这点小病，就去医院，花钱不说，过度治疗的话，事后要找补很多精力。所以，家里常备三棱针是有必要的，中风后的十宣（十个指尖）放血也用得着。

列缺一词指闪电之神，通上彻下。列缺穴，是八脉交会穴，通任脉。主治外感头痛、项强、咳嗽、气喘、咽喉肿痛，以及口㖞、

▶ 列缺一词指闪电之神，通上彻下。列缺穴，是八脉交会穴，通任脉。主治外感头痛、项强、咳嗽、气喘、咽喉肿痛，以及口㖞、齿痛。

齿痛。怎么取列缺呢？左右两手虎口交叉，一手食指压在另一手的桡骨茎突上，食指尖触及一个小缝，就是列缺穴。肺经不上头面，但列缺能治疗头项、颜面疾患，是因为此穴为肺经络穴，直接联络手阳明大肠经，可通调两经经气，治疗肺经和大肠经两经病变。大肠经上颜面，其支脉通项后大椎，故列缺具有清热散风、通络止痛之功，既可治疗外感风邪造成的头痛项强，又可治疗经气阻滞，气血运行不畅的头痛项强，还可通过疏解面齿风邪，治疗口眼歪斜、齿痛等。列缺穴还能治疗膀胱疾患，其机制一是肺为水之上源，肺气可通调水道，下输膀胱；二是此穴是八脉交会穴之一，通任脉，所以具有调理任脉经气、治疗任脉病变的作用。任脉通行阴部，联系膀胱，故此穴就具有清热利湿、调理膀胱功能的作用，可用于治疗遗尿、小便热、尿血、阴茎痛等膀胱、阴部疾患。

每天坚持用食指指腹揉按列缺，每次1～3分钟，对于三叉神经痛、健忘、惊悸等病症，可以起到显著的改善效果。

太渊这个穴位也很重要。太渊，太，大也；渊，深也。仰掌，当掌后第一横纹上，用手摸有脉搏跳动处，就是此穴。此穴为肺经原穴，八会之一，脉会太渊，也就是我们把脉的地方。之所以在此处把脉，是因为太渊可以通达十二经络，于此，肺朝百脉，言其脉气所大会，博大而深，故名太渊。每天早晨醒来第一件事，按揉太渊穴，可以为肺部源源不断地输送元气，也可以保证对心脏的能量和元气供应。此穴别名鬼心、太泉、大泉、天泉、大渊。鬼心之名，着实有趣，由此，亦可观最深邃的心灵吧。

下面我们看一下肺经的经证和里证。

是动则病，肺胀满，膨膨而喘咳，缺盆中痛，甚则交两手而瞀，此为臂厥。

"是动则病"，指经证，指浅表之症。"肺胀满，膨膨而喘咳，缺盆中痛"。肺病经症包含三个病象，一是"肺胀满"，即经脉不通，使肺气不降而胀满，有点像肺气肿。但这时还有劲，所以是"膨膨而喘咳"，就是能大声咳嗽。然后就是"缺盆中痛"，肺经不走缺盆，手阳明大肠经"下入缺盆，络肺"，肺经与大肠经脉不通时，就会出现缺盆内疼痛。"甚则交两手而瞀"，指肺经所循行手臂肌肉经气不足时，人就会交叉双臂捂住胸口，并且表情痛苦、悲愁，这就叫作"臂厥"。

其实，能大声咳嗽说明身体还有劲，有时病情表现猛烈的，不见得是大病，咳嗽，就怕虚咳。虚咳，吃过药后能喀、喀、喀大声咳的，就是好转。可病人不这么认为，病人会认为你给我治严重了。这就是看病很难的地方。

"膨膨而喘咳"，实际上是一种自保，是一种宣。如果你原来只是虚咳，吃过药以后开始狂咳，甚至有的人是24小时咳，你都要坚信这是好事。原先你想24小时咳你都咳不起，都没劲，你现在有劲了，你要坚信这是好事。有人说我要不要先停停药啊，这是冲关时刻啊，你都咳了24小时，不可能再咳36小时，你就接着吃，这就是要点，把它彻底咳出去，把它彻底宣出去，咳嗽就戛然而止，里面全部都干净了，这个病就走了。这个在中医里叫发病反应。

不要以为吃药就是为了舒服，那就错了，杀敌除魔哪有舒服的。刚开始舒服，那是说明你身体没劲儿，如果就想保持这个舒服，也可以，但病没有去。如果要去病，一定要下一次地狱，所谓下一次地狱，就是把所有的老病全翻一遍。昨天有一个学员跟我说，我现在突然有脾气了，我脾气暴，我上火了。我说你那不是上火，你脾气暴，是你有劲发出来了，毕竟你都忍了一辈子了。如果你看过他的病史你就知道，他什么都忍了，一辈子憋屈死了，现在突然有点脾气了，这还不值得庆贺吗？他居然说上火了，他说我得把药停一下吧。我说不许停，接着吃，不下地狱怎么上天堂。他说好。这种人，对他不豪横点就没有用，舒服点他就停，那是不行的。我又不是陪你玩的，我是想着一次彻底治愈了，以后就不用管你了。治病，就像打仗，要打就打痛快了，别温温吞吞的，最后大家一起消耗。

这也是在元泰堂吃药，一定要详细阅读元泰堂"服药说明"的原因。把可能出现的问题尽量写清楚，病人自己先看，不必总问医生。活在世上，我们都简单一点，直白一点，经济一点，谁也别过分消耗谁。为什么我强调先受教育呢？集体受教育，集体明白，别总东问西问的，正行勿问。

接着说咳嗽，人为什么会咳嗽？其实，咳嗽属于自保，当嗓子里有异物时，人会咳；当气温、湿度、气压改变时，可诱发咳嗽，故在寒冷季节或秋冬气候转变时较多发病，也就是说当肺里有寒邪时，人也会咳；当人情绪激动、紧张不安、怨怒时，也会促使咳嗽发作；还有，人在剧烈运动后，也会诱发咳嗽，甚至心阳不振时，人也会咳嗽以自救；最后，还有些药物可引起咳嗽发作。西医也认为咳嗽具有清除呼吸道异物和分泌物的保护性作用。但如果咳嗽不停，由急性转为慢性，就会给患者带来很大的痛苦，如胸闷、咽痒、气喘等。

咱们先看一下西医如何鉴别咳嗽。

咳嗽一般分两种，一种是外感咳嗽，一种是内伤咳嗽。

西医一般把外感咳嗽描述成痉挛性咳嗽。其表现是剧烈性阵咳，咳嗽一声连着一声，一阵咳嗽可十几声到几十声，持续相当长时间，咳时面部、颈部憋得通红，呼吸受到影响，咳嗽暂停后常需深吸气，剧烈的咳嗽常引起声门痉挛，发生类似鸡叫的声音。持续剧烈的咳嗽常引起干呕，咳嗽一阵后稍安静一段时间，又开始咳嗽，可引起儿童舌系带溃疡、眼结膜下出血，严重者因咳嗽时腹压增高引起脐疝、腹股沟疝和脱肛，痉挛性咳嗽常见于百日咳、副百日咳及某些腺病毒感染。

这种一般属于外感咳嗽，所谓儿童舌系带溃疡、眼结膜下出血、脐疝，腹股沟疝和脱肛等，其实都是剧烈咳嗽导致的。

所谓外感，天地自然有"风、寒、暑、湿、燥、火"六气，六气太过或不及则为邪气，人感受邪气，则病。外邪侵入，一般先从太阳入，闭塞了太阳经脉疏布的气机，气机不畅，逆于胸膈，气欲出而不能出，而阳气欲伸，必然出现正邪相争的情况，于是就表现为咳嗽的症状。

凡外感咳嗽，定有发热、头痛、身痛的症状。风邪咳嗽，就会自汗恶风，可用桂枝汤等。

寒邪咳嗽，就会无汗恶寒，可用麻黄汤、小青龙汤。咳嗽多发生在秋冬和早春，所以基本上属于寒邪咳嗽。

我们看一下小青龙汤。

《伤寒论》：伤寒表不解，心下有水气，干呕发热而咳，或渴，或利，或噎，或小便不利，少腹满，或喘者，小青龙汤主之。

这段分析下来就是：发热，就是表不解；寒饮扰胃，胃气上逆，就会干呕；肺气不降，因而咳嗽。水饮不化，就生不成津液，因而人会渴。气机不畅，则噎。水饮内停，无以气化，则小便不利，少腹胀满。寒饮上迫于肺，人就喘。这种外有寒邪、内有寒饮不化的，用表里两解的小青龙汤。

小青龙汤：麻黄（去节）、芍药、细辛、干姜、甘草（炙）、桂枝（去皮）各三两，五味子半升，半夏半升。

在《伤寒论》中，张仲景论述小柴胡汤时说"咳者，去人参、生姜，加干姜、五味子"一语，即道破治咳天机矣！张仲景在小青龙汤里，用干姜、细辛、五味子，祛肺胃寒饮、咳喘，效果极好。其中，干姜、细辛驱寒散水，五味子收敛肺气。治咳用"干姜、细辛、五味子"，是根据辛散兼收敛的原理，到了《金匮要略·痰饮咳嗽病脉证并治第十二》里，有好多方子都用了干姜、细辛、五味子的配伍。

但小青龙汤和小柴胡汤是针对太阳经证和少阳经证，此时干咳无痰，声音响亮，元气尚足，只是肺寒较重而已。若真正治疗三阴经证的内伤咳嗽，倘若元气极虚，无痰咳出，咳的声音好像是从小腹内拔出来的，或伴有发烧虚脱症状，非但不应该去人参，反而要重加人参（可以用到30克）以增强脾肺之气，用土生金法，更有利于恢复体力和排痰。内伤咳嗽必须使用"通脉四逆汤"或"附子理中汤"等，方才有效。

湿邪咳嗽：西医认为咳嗽时伴有痰液称湿性咳嗽，可见于肺炎、支气管扩张症、肺脓肿、空洞性肺结核等。早期为轻度干咳，后转为湿性咳嗽，有痰声或咳出黄色脓痰；早期有感冒症状，如发热、打喷嚏、流涕、咽部不适。中医认为湿邪咳嗽会导致四肢沉重，周身感觉冷并且肌肉酸疼，不太发烧，可用二陈汤、苓桂术甘汤等。

中医对"痰"的理解是这样的：痰有寒热之别，火有虚实之分；痰可郁而化火，火能炼液灼津为痰。他脏及肺者，多因邪实导致正虚，如肝火犯肺每见气火耗伤肺津，炼液为痰。痰湿犯肺者，多因脾失健运，水谷不能化为精微上输以养肺，反而聚为痰浊，上贮于肺，肺气窒塞，上逆为咳。若病久，肺脾两虚，气不化津，则痰浊更易滋生，此即"脾为生痰之源，肺为贮痰之器"的道理。甚者病延及肾，由咳至喘。如痰湿蕴肺，遇外感而引触，转从热化，则可表现为痰热咳嗽；若转从寒化，则可表现为寒痰咳嗽。

燥邪咳嗽，就会吐痰胶黏，喜饮清凉，可用甘桔汤、麦冬饮。

火邪咳嗽，就会心烦脉洪，小便短赤，喜饮冷饮，可用导赤散、葛根芩连汤等。

外感咳嗽与内伤咳嗽还可以相互影响为病，人病久了，就会由邪实转为正虚。外感咳嗽如迁延失治，邪伤肺气，更容易反复感邪，而致咳嗽反复发作，转为内伤咳嗽；如果肺脏有病，阳气卫外的作用失效，就更容易受外邪而加重，在气候变化时尤为明显。久之则从实证转为虚证，肺脏虚弱，阴伤气耗。

西医认为持续性咳嗽是肺部疾病的前兆。这种咳嗽一旦开始就要两三个月才能痊愈，而且任何止咳药似乎都对它无能为力。

看来西医对这种内伤咳嗽很无奈。不过治疗这个病是中医的长项。中医认为内伤咳嗽，一般无外感症状，起病慢，病程长，常伴有脏腑功能失调的证候。

内伤咳嗽多属正气虚、邪气实。那应该先培补正气呢，还是先祛邪气？一般来说，病初起时，可以先驱邪，一定要先判断病根在哪里，如果是肺脏自病，也要看具体情形：有人是肺气亏虚，肃降无力，气不化津，津液凝聚成痰，气逆于上，引发咳嗽；还有人是肺阴不足，导致阴虚火旺，火旺则灼津为痰，肺失濡润，人会气逆作咳，所以市面有养阴清肺丸。但要注意的是，内伤咳嗽，以"阴盛阳虚"证为多，真正的阴虚咳嗽极为少见。

阳虚咳嗽有哪些表现呢？一般会困倦懒言，四肢无力，人与脉象皆无神，唇舌清淡白色，而喜热饮，吃得少，喜食辛辣食物，心情虚烦。因为心肺之阳无法宣散，不能化本经之阴邪，导致气机逆于胸膈而咳嗽，这样的人一般没有外感症状，即使发烧，也多在午后，不像外感那样全天发热。而且，稍用心力，就会潮热、出虚汗，咳嗽加重，多吐白泡青痰，用药应是甘草干姜汤之类，或五苓散倍桂枝。

若"阴盛阳虚"较重者，就得用大剂量的四逆汤、白通汤等回阳救逆，服药后通常有两种情形，一种是很快病愈，另一种是服药后有咳嗽加重、白痰增多的现象，这是阴邪往外赶的表现，最好事先对患者说明。这时病人若去医院，通常被西医诊断为急性肺炎，有人会说那我先消炎行不？那就相当于又把病压下去了。若要彻底治愈，还得咳嗽一回。其实只要坚持服用中药3～5天，就可以痊愈，而且，以后不易复发。我说过，《伤寒论》不讲究消炎，治疗感冒发烧、咳嗽的方子里都没有消炎药，四逆汤、白通汤等里面都没有消炎的药物，它改变的是炎症产生的环境，环境一变，炎症就没有了。

现在的中医，一见咳嗽，不分青红皂白，见痰化痰，见咳止咳，往往误治外感咳嗽而使之转变为内伤咳嗽。而今天内伤咳嗽者占绝大多数，为什么这么说呢？《灵枢·邪气脏腑病形》有一段写得特别好，咱们看一下。

黄帝曰：邪之中人藏奈何？岐伯曰：愁忧恐惧则伤心，形寒寒饮则伤肺，以其两寒相感，中外皆伤，故气逆而上行。有所堕坠，恶血留内，若有所大怒，气上而不下，积于胁下，则伤肝。有所击仆，若醉入房，汗出当风，则伤脾。有所用力举重，若入房过度，汗出浴水，则伤肾。

这段是说，我们的五脏六腑是怎样被邪气伤害的呢？岐伯说：愁忧恐惧，就会伤心。形寒，指身体不注意保暖；寒饮，指总吃冷饮，就会伤肺。因为形寒、寒饮，两寒相感，内外皆伤，因此气逆而上行，就是咳嗽气喘。如果有所摔伤，恶血留在体内，或者再有所大怒，气上而不下，瘀血积于两胁下，则伤肝。如果有肢体冲突，或者再大醉入房，汗出当风，就会伤脾。

如果用力举重，或入房过度，大汗后马上洗澡，则伤肾。

其中"形寒寒饮则伤肺"，这句说明了肺病的根基。现在的人，年轻时不注意保暖，又大喝冰茶冷饮，不仅易患过敏症，而且易患内伤咳嗽。其中，慢性支气管炎和咽炎往往又是由于长期误服清热化痰以及消炎退烧的药物所导致的。所以，治疗现代人的咳嗽，只好用四逆汤、白通汤等。若想快速止咳，也可先灸肺俞各 5～10 壮，不可过多，否则热甚伤肺。也可以重灸关元穴或中脘穴。

说一下"五脏六腑皆令人咳"，也就是说，咳嗽不是只有肺咳，所以判断痰饮在身体何处非常重要。

《金匮要略·痰饮咳嗽病脉证并治第十二》一节，专门论痰饮咳嗽，我们看一下。

问曰：夫饮有四，何谓也？师曰：有痰饮，有悬饮，有溢饮，有支饮。

问曰：四饮何以为异？师曰：其人素盛今瘦，水走肠间，沥沥有声，谓之痰饮。饮后水流在胁下，咳唾引痛，谓之悬饮。饮水流行，归于四肢，当汗出而不汗出，身体疼痛重，谓之溢饮。咳逆倚息，短气不得卧，其形如肿，谓之支饮。

先说痰饮。仲景师说"其人素盛今瘦"，是说这人原先胖，突然瘦，素盛，就是一向很胖，突然就变消瘦，只要这个事发生，就是虚火太壮，元气大虚。人是不可以突然瘦下来的，突然瘦下来，对人的身体是有大影响的。然后呢，"水走肠间，沥沥有声，谓之痰饮"，原来走肠间的湿浊才叫痰饮。大家别老以为痰饮是咳嗽出来的那个东西。湿浊凝结、湿与寒的凝结谓之痰，这个痰一旦糊在心包这儿，叫痰蒙心包，人就傻，所以有些傻孩子，如果吃药能让他吐出好多涎痰，就能心下明白些。"病痰饮者，当以温药和之"，治疗此证多用苓桂术甘汤。

悬饮有一个最大的特点就是水流在胁下，只要一咳嗽就胁下引痛。而两胁下都属于肝胆，所以这个悬饮其实是肝病，中医讲，五脏六腑皆令人咳，我们现在所有的治咳都是从肺治，就不对，一定要区分痰饮停积的部位。

溢饮呢，属于饮水流行，归于四肢，都在四肢上肿，腿肿、手肿、手臂肿，应该是出汗出不来，这就是阴阳交汇出问题了。皮，可以固摄流汗；毛，就是宣通出汗的，凡是四肢肿胀就是阴阳的沟通能力出问题了。现在人们空调使用过度，就会造成这个问题，表现就是身体疼痛、沉重。治疗此证多用小青龙汤加减。

支饮应该是表现病情最重的了。就是咳嗽气喘，躺不下，必须坐着、靠着，一躺下就得坐起来，因为水液都壅在肺部，短气不得卧。我说过，只要平时我们听不见自己的呼吸声就没毛病，晚上睡觉嘴能闭上就没毛病。晚上睡觉只要嘴老张着，就没有不打呼噜的，总这样下去，人能不累、不耗气吗？人躺不下，"其形如肿"，身上全都肿了，这就叫作"支饮"。其实在《黄帝内经》里，这就是坏病，不好治了。西医可以抽水，会让病人舒服些，但去不了这"支饮"的根儿，水还是会长起来。中医治疗此证，多用金匮肾气丸合苓桂术甘汤加减。

人体的垃圾，有几个出路：出汗，可以从皮肤走；咳嗽、呕吐，从上焦走；屎尿，就是从大小肠走。狂咳和吐痰都属于人体自救和自保。而痰湿比湿气更重，那么痰湿是如何形成的呢？打个简单的比方吧，一顿饭吃进去，化出的精华，先要供给心、脑、肾这些最重要的器官；再是支持脏腑运动，五脏六腑互相运动也是需要能量的；如果还有剩余，就要储备起来以备不时之需，储备在哪儿呢？就是储备在肌肤腠理之间。如果你锻炼的话，这些就化成肌肉；如果你不锻炼，久而久之存在这儿的东西又多、又不用，久存而不化，沤在肌肤腠理间，就成湿气。什么能化湿气呢？阳气。阳气虚，则气化无力，湿气越重，就越难化，因为需要更多的阳气来化它，久之，再遇寒邪，则凝聚成"痰湿"。也就是，湿加寒即为痰。如果这个人思虑重，脾不运化，再加上寒邪，就容易长脂肪瘤。痰湿若侵犯心包，就叫"痰蒙心包"，人就傻，或者痴呆，所以老年痴呆症也跟此有关。其实，很多精神疾患也与痰相关。因此，每天确实要有适量的运动，或少思虑，让脾充分运化，才可以阻止"湿"和"痰"的形成。

再说一下哮喘。

哮病和喘证也会兼见咳嗽，哮病主要表现为喉中哮鸣有声，呼吸气促困难，甚则喘息不能平卧，发作与缓解均迅速；喘证主要表现为呼吸困难，甚至张口抬肩，鼻翼翕动，不能平卧，是多种急、慢性疾病的一个症状。

▶ 哮喘症，也分为外感和内伤两种，其症状及用药与"咳嗽"差不多。而且，哮喘患者每年秋季必然发作。

哮喘症，也分为外感和内伤两种，其症状及用药与"咳嗽"差不多。而且，哮喘患者每年秋季必然发作。哮喘、(慢性)气管炎、咽炎的患者，如果能够坚持服用大剂四逆汤逾月，秋季必不发作。曾在深圳遇到一名20年病史的男性哮喘病人，常年靠喷雾剂平喘。用过20剂通脉四逆汤后，居然彻底治愈，至今未发作。

现代中医将哮喘分为虚证和实证两种，但事实上，患者每遇七情、房劳、饮食、劳作、外感就会发作，这就充分说明哮喘一定是虚证，只是有外感与内伤之别。风寒外感可用麻黄定喘汤，而内伤哮喘则绝对不可用。凡内伤哮喘患者，在年少时，应该有频繁发烧服药的病史，这就是医生误用寒凉退烧药物将患者的正气削弱，并将寒邪引入脏腑，而后每当患者肺病发作时，医生又为患者服用定喘汤之类的寒凉发散药物，使患者的病情不断加重，其病情的发展规律往往是：感冒→鼻窦炎→咽炎→气管炎→哮喘。为了不使病情如此发展，在治疗方面只能使用辛温祛寒的方法和药物。若辅以四逆汤、白通汤、附子理中汤，最后用金匮肾气丸巩固疗效，则有彻底治愈之良效。

倘若出现"吸气长而呼气短"的现象，属于水邪上泛，上焦邪气盛、正气虚，可以服苓桂术甘汤；下焦邪气盛、正气虚，不但有寒，而且有水邪，可以服用真武汤，以泄水邪，包括胸腔积水、肺积水。

倘若出现"吸气短而呼气长"的现象，属于肾不纳气，应该服金匮肾气汤以固肾防脱。必须随时注意患者的脉象和症状的变化，不可想当然。总之，消炎药和激素药，有可能是加重病情的催化剂，因为重调元气，所以只会使真阳元气逐渐减少，甚至会引发心脏疾患。而危重患者的哮喘，属于精气枯竭，通过增加吸氧量已是于事无补了，因为氧气不是阳气。

"缺盆中痛"，肺经不走缺盆，手阳明大肠经"下入缺盆，络肺"，肺经与大肠经脉不通时，就会出现缺盆内疼痛。

这里面有一个要点，凡是跟心肺相关的病都会在缺盆这里有反应。缺盆就是锁骨围着的这个盆。会照美人照的都要深吸一口气，把锁骨露出来，人就显得特别俏皮，特别惹人怜爱。实际上缺盆这个地方是死穴，直通心肺。这个地方日常怎么保养？很简单，把手搓热了，搭在缺盆处，手掌心正对缺盆，用劳宫穴慢慢滋养它就可以了，然后手指按摩肩井即可。肩井，是第一大强身穴，按揉肩井就强身。其实，平时只要肩膀不舒服了，人会下意识地这么做。

接下来讲一下肺经里证。

是主肺所生病者，咳，上气喘喝，烦心胸满，臑臂内前廉痛厥，掌中热。气盛有余，则肩背痛，风寒汗出中风，小便数而欠。气虚则肩背痛寒，少气不足以息，溺色变。

从"是主肺所生病者"这里开始，指肺病之腑证，深里之症。一旦深入到脏腑，它的第一表现就是咳，这种咳是上气喘喝。上气喘喝是什么？是虚咳，就是喘，喘就是肾不纳气，真正的喘是肾病不是肺病。我们老说肺的问题，为什么有"名医不治喘"的说法？因为这个病很难治，元气已大伤者，一定不好治。

前面讲过，"真人之息以踵"，就是有功夫的人的呼吸，一定深长、绵长，一直到肾，到肾的表现就是到脚后跟。

大家可以有意识地觉察自己的呼吸，看自己吸气可以沉降到哪里。吸气是用鼻子吸清气，憋一小会儿后，从嘴里慢慢吐浊气，这一吸一呼，就叫作"息"。这个字，上面"自"是鼻子，下面是心。那么，呼吸跟心的关系是怎样的呢？

我们经常说自然、自在，我特别喜欢这两个词，自然、自在，是什么意思呢？其实，它们不只是词汇，更是我们身体里的实在，是我们生命里的一种实相。"自"就是鼻子，"然"是什么？有"肉"，下面四点是火，火在烧这个肉，有味道后狗就过来了，天底下犬的鼻子是最灵的，所以闻到香气它就过来了的行为就叫"自然"。而"自在"，就是守住呼吸本来的样子，别拧巴。

呼吸状态，一定是不被自己也不被别人察觉的，才是自然。如果喘气粗，就是有病了；如果感觉憋气了，也是有病了。一切不自在，都是病态。

生命有一丝一毫的障碍，就是不自在。可人生求自在太难了，没有丝毫的障碍，全然的通透，谁能做到？！现代人好可怜，天天被破手机绑架着，一天到晚收的都是垃圾信息，所以最好天天删几个人，或不看朋友圈。

孩子只要得哮喘一般都属于误治后的结果，怨家长、怨医生，但不能怨孩子。孩子本来可能只是一个轻微的咳嗽，刮刮痧也许就好了，20世纪60年代的孩子天天流着大鼻涕也没人管，也没见几个成哮喘的；现在倒好，越治病越多，按下这个葫芦，起了那个瓢。还记得《四气调神大论》里讲的那个故事吧，只是一次蚊子叮咬，最后居然被治死了。这是一个笑话，但这就是现实中的人生。

有人总是黑中医，我觉得其实无所谓，能不能享受中医诊治是一个福报的问题。现在很多人认为住301医院是福报，人各有志，强求不得。真正的福报，是真正地安享文化的自律、节制和安宁，是感受到生命被安抚，灵魂被提升。

为了治咳嗽就用激素去调肾精，操作不慎就会引发哮喘。小孩子天癸未至时，下焦只完成自己该做的事儿，元精、元气这个门不太开，如果你强行给他打开了，再试图强行给他关闭是很难的。生命是有机窍和秘道的，我们必须让它自行运转，少干预。所以如果从小就得了哮喘这个病，就很难治，有些人只好一直用喷雾剂来平喘，而喷雾剂就是激素。其实，喘不是可怕的，喘带来生命的恐慌感才是可怕的，那种濒死的恐慌感对人来说才是致命的。

到了喘，就是脏腑的病。然后就是"烦心胸满"，只要涉及"烦"字就涉及心病和肾病。肾精不足，虚火就上头，人就烦。

"胸满"，就是胸中满闷，肺气不张，同时压迫心脏。

"臑臂内前廉痛厥，掌中热。"是说有心肺问题的人，胳膊肌肉不仅痛，而且会冰凉。"掌中热"，掌中就是劳宫，劳宫走的是心包经，肺病会导致心包经的病。

"气盛有余，则肩背痛"，就是邪气盛，并且邪气引擎肩背疼痛。这种肩背疼痛可以常做易筋经的"九鬼拔马刀"，其中，后面手指甲顶的这个地方就是肺俞的中间。只要保证这个动作姿势的准确性，就是在治肩背痛。

"风寒汗出中风，小便数而欠。"如果邪气有余的话，在这就会形成风证和寒证。比如说有人怕风，有人怕冷，怕风怕冷基本上都在肩背太阳层面，这个就属于卫气虚，卫气虚，就固摄不住体表，人就特别爱出汗，皮毛不固，就容易中风，如果汗出中风，桂枝汤就很管用，因为它主要治卫气的问题。

如果上面寒气凝结，气就要上攻，人体下面就会虚，下面虚的表现，就是"小便数而欠"，就是小便次数多而又量少。听一堂课，有人老出出进进上厕所，就是有这个毛病，就是肺气虚。

肺气虚在二阴有三个表现：一是小便数而欠；二是大便没劲儿，总拉不净；三是大便毛细。而大便硬，则是阳明燥火盛，胃和大肠的问题，不是肺的问题。小婴儿运化快，肺气足，所以大便成形快，且粗。若论大便的重要性，曾有一个年轻人又抑郁又躁狂，不吃饭不睡觉，还不拉大便，四处看病，车子、房子都卖了，也没治好，服用中药后两天，先是狂泻，然后排金黄香蕉便，大便通畅后，人也就轻松愉快了。

"气虚则肩背痛寒，少气不足以息，溺色变。"这句是说肩背痛寒的原因在于肺气虚，肺气虚，人则"少气不足以息"，老在那叹气，气也不够，呼吸急促，"不足以息"，就是呼吸节奏太快。"溺色变"，是湿气太重，小便变混浊。

肺是我们人体最重要的一个器官，中国肺癌发病率在全世界肺癌发病率中常年位居前列。总有人说雾霾致癌，我去过芬兰、荷兰，空气质量超好，肺癌发病率照样是第一。国外找了一堆原因，先是说吸烟容易致癌，这句话我们过下脑子，就知道不吸烟的人得肺癌的也很多。后来说吸二手烟更容易致癌，大量不吸烟人群开始躲避吸烟人群，还是有大量的人死于肺癌。最后西医说吸三手烟更容易致癌，所谓三手烟，就是指落在任何地方的烟尘，人们开始注意烟尘，可还是有人患肺癌。于是，最后的结论是：肺癌跟基因有关。

西医只要一涉及这几个词就相当于你没救了：第一个词是遗传。先查你祖宗八代，你有乳腺疾患，他就问你姑姑有没有，你妈有没有，八竿子打不着的亲戚有没有。第二个词是基因，其实就相当于命中注定了。我现在很憎恶的一个商业行为，就是基因检测。多少人拉我说一起赚大钱搞基因检测，我严词拒绝。我从来不介入商业，有人说你把你的药研成粉末、做成胶囊卖给病人不好吗？不好，谁知道你加没加西药。还有人说你给药厂代言不好吗？坚决不，商心即机心，不费那个精气神。活在世上保持一份干净特别重要。有人会说，讲课、写书，不算商业吗？不算。成天熬心熬肺、耗气伤血，省得你绕弯路、熬心血，可以让人用最小的代价拿到最宝贵的东西，非商业可比。

基因检测的可怕在于：可能导致对生命的过度干预，可能忽略生命特异性带给这个世界的丰富性。生命，看不透，比看透了，也许更宝贵。生命的神秘性和多样性，比一致性更可贵。我认可中医对生命的尊重态度。

它不鼓励打开身体，不鼓励解剖，它保持生命的灰度。中国古代有解剖，从原理上是可以存在的，中国古代有那么多战争，而且死的全是最精壮的战士，而不是病人。中国人为什么会大讲气血，因为病人死了是气血衰败，而战士，是气血特别好的一种状态，所以你说中医大夫看过人体内部没有？绝对看过，要不然他也不可能对五脏六腑知道得那么清楚。

关于肺癌发病率居高不下的原因，西医认为是基因问题，中医则认为：

1. 肺为娇脏。肺，是婴儿从母腹出来后首先要启动的脏器，也就是五脏中最后一个启动的脏器。小孩子出生后第一件事，就是要把肺叶打开，肺叶打开这件事，通过哭来表现，要是有人告诉你，这个孩子出生时是笑的，就是骗人的。孩子一生出来就笑，那就会死，因为笑为心音，心主散，一生出来就散就完蛋了。出生时必须是哭，这又应了佛学的，出生就得苦，就得哭。老天造人每一步都非我们所能思维的啊。如果这个时候婴儿不哭怎么办？拍屁股，屁股是肾的底座，金水相生，就能鼓荡肺气。再就是拍脚心，脚心也跟肾相关，把他倒立过来，拍脚心，也是金水相生，鼓荡肺气。

但刚出生的婴儿只是哭嚎，没眼泪，动情不动情这件事在眼泪。

大人一哭就神魂散乱，黛玉一哭简直五脏六腑全都动了，鼻涕一出是肺气动了；宝玉一哭急得满头满脸都是汗，脸上走的就是胃经，所以是胃气动了，脑袋上面出汗了，太阳、少阳也动了，全身颤抖，就是动五脏六腑。

2. 肺在五脏最上缘，是感受外界戕害的第一个脏器，又是第一个被药物影响的脏器。癌症又属于老年病，当我们老到一定程度的时候，病一定从最虚弱的地方起。

3. 忧伤肺，说明情绪的波动也是首发于肺，忧思、焦虑、争强好胜，让肺部不堪其扰。现如今，大城市人群大都焦虑。老人为延年益寿焦虑，大人为生存焦虑，孩子为学业焦虑，有点病，再反复上抗生素，就很难办了。北京市前几天爆出来的最新消息，离婚率达39%。这也是孩子忧愤的源头。而且现在婚育年龄越来越晚，人大心大，很容易夫妻关系冷漠。越晚生孩子，对孩子的抚育也越可能会有问题，太多的关注也会造成孩子的紧张、焦虑。

要想让孩子不焦虑，要想让我们的肺得以舒缓，就一件事，活得格局大一点。所谓格局大一点，就是什么生活都有它的美好，乞丐怎么了，流浪汉天天晒太阳，你晒得着吗？流浪汉今天饱了就不去想明天的事，他就愿意过这种生活，就不愿意被拘束，就要自由，也挺好啊。但是现在中国的流浪汉也容易焦虑，因为他可能急着回老家盖房。在中国，流浪汉可能是一种职业，只要是职业，不是生活，就还是会焦虑。

大城市的孩子一定哮喘多，你看孩子哮喘的表情就知道，就是父母吵架的时候，孩子两肩上耸面露惊恐，是不是跟哮喘的表情很像？他喘不上气来，就是他被憋住了。父母打架的时候，他这个表情立马吸引了父母的注意力，父母就会关注他，他突然意识到这是一个很好的办法，便会习惯性窒息，潜意识里是为了保护这段婚姻。他敏感，父母打冷战他也知道。小神仙嘛，最会看的就是脸色。大家不要说我们隐瞒得很好，孩子不知道，怎么可能不知道呢？

我儿子2岁半的时候，有一次我和他爸闹别扭了，但还是坚持一起去接他。回来的路上我们俩都特别热情地跟他说话，可儿子觉察到我和他爸没有交流。我儿子下车第一件事就说，"妈妈爸爸，咱们今天散散步吧。"他一手拉着我一手拉着他爸说了一句话："我真是一个幸福的小孩儿啊。"于是我大笑，跟他爸说，"咱俩离不了婚啊，有这么一个崽子离什么婚啊！"我儿子说："那我就放心了，咱们回家吧。"小孩子有狗一样的嗅觉，而且善良，所以做父母的，一定要谨言慎行，呵护少年脆弱敏感的心。还有一次，也是我们闹别扭了，儿子一个劲儿地劝我，我说，"你为什么一个劲儿地替你爸说话啊？"孩子一句话惊着我了，他说："你内心多强大啊！"看来孩子的内心总是倾向于保护弱者的，这句话让我得意好久。

肺的问题就这么几条："肺为娇脏"；"忧伤肺"，即焦虑过度伤肺；"肺主一身之气"，全身没劲是肺的问题；"肺主治节"，关节疼痛是肺的问题；"肺主皮毛"，皮毛问题是肺的问题；"肺与大肠相表里"，如果肺癌发病率高，那么大肠癌发病率也不会低。西方人不会理解肺与大肠的关联。有人会问：为什么不是皮肤癌呢？皮肤，有强大的卫气，也就是阳气保护，皮肤是最大的呼吸器官，也就是说从头到脚无处不是肺，如果不乱治的话，皮肤病不会癌变。皮肤病是肺病的轻症，但既然肺癌如此高发，那么皮肤病会是未来普通疾患里最常见的。现在越来越多的人有皮肤过敏症，动不动脸就红了、身上痒了，通通都属于肺病。如果乱治，如果用激素反复涂抹，病邪就往里走，往里走就长在五脏六腑上；五脏六腑一脏，走到血液里最终就会导致淋巴疾患，这就是"按下葫芦起了瓢"。

现在，皮肤瘙痒、过敏症、湿疹、紫癜、银屑病，一大把。怎么办？有人说：我天天吃广告里的补肺丸行不？不行。补肺的要务在于强脾，林黛玉这个肺痨，还天天吃人参养荣丸呢，也没吃补肺丸，可见曹雪芹都比现在的医生懂医理。现在的很多药，只是药物的堆积，全无医理。比如有个酒，号称选了72味中药，不把人喝坏了才怪呢，《伤寒论》里治疗大病的方子也就十一二味，而且越救命的方子可能药味越少，比如四逆汤、独参汤等。什么叫愚痴？听说有72种药，这酒就一定好，就叫愚痴，就是犯了贪病，贪多嚼不烂。而且喝酒还兴奋人的神经系统，于是这些乱七八糟的东西都借着酒劲儿泛滥在人的先天系统周围，只能有害，全然无利。泡酒嘛，一根山参就可以了，做人做事都纯粹干净点，最好。在这个世界上最好别贪，因为我们什么都带不走，名啊，利啊，职称啊，这些东西只会累着你。

所谓补肺丸，我们只要懂医理了，就知道什么是真的补肺丸，肺起于中焦，一句话就够了。真正的补肺大法是靠脾胃补，土生金，金要不足，全靠土来生。土生金，土又克水。治一个中焦脾胃，就把肾给救了，又把肺也补了，这才叫上上法。就好比，附子理中又能宣肺咳，又能去尿蛋白，把中焦鼓捣好了，上下都舒服。

见肾治肾，见肺治肺，就是下法。小儿肾炎，天天捣鼓那个肾，天癸未开，鼓捣都鼓捣不进去，还有可能鼓捣坏了。只要是小孩肾炎，就当从脾胃治，胃为肾之关，肾为胃之关，即胃和肾之间有一个关卡，由胃来主导。肾水一泛滥，就用土克水，土性一生发就把水邪泛滥给克制了，病就治愈了。

有人老说医家都守一招鲜，这种医家我不服，我更服的是：《黄帝内经》懂一句话吃一辈子饭，虽然不靠这个吃饭，但若人人有此本事，天下也太平。

比如一个鼻炎，懂得了土生金，就知道养脾胃，比治疗鼻炎重要。把中焦脾土给弄结实了，才能土生金；精气足了，肺的问题才会显现出来；肺气血足了以后，肾才能强壮。有人问肺病、肾病干吗不直接从肺治、从肾治？西医就是哪里有病就治哪里，结果呢，越上点滴肺越寒，最后就是肺纤维化。肾呢，最后就上透析。中医直接补肺、补肾不就完了吗？补不了，中焦的运化能力没起来，不能把好东西（精）上输于肺，下输于肾，再补也是没有用的。

大家一定要注意，学任何东西都要掌握它的思维方式，而不是只掌握方法。什么叫方法？方法就是八万四千法门，佛都说多了去了，想学招也没问题，一个法门一个法门讲就是了。可归根到底你要知道它的思维方式是什么，思路是什么，掌握了佛是怎么想事的，老子是怎么想事的，《黄帝内经》是怎么想事的，《伤寒论》是怎么想事的，你就是《黄帝内经》，就是《伤寒论》，你就会用《黄帝内经》理论，造出伤寒方。比如，你看到一个病人，先用《黄帝内经》《伤寒论》之理分析完了，然后开个方子，再到《伤寒论》里一看，果然有这样的方子，你就学成了。

现在人动不动就节食，动不动就减肥，天天折腾脾胃，就把脾胃伤了。有的人得意地说："老师，我眼睛已经出五彩光了！"那不是五脏六腑神全散了吗？！还有人说："我觉得我都心平气和了。"那你要去想，你是因为领悟了真知而心平气和的，还是饿得心平气和的。有一个人前几天来看我，说辟谷了，现在都不发脾气了，也不那么渴望女人了。我说那是你没劲儿了，你看谁脾气最大——年轻人；你看谁对爱情最有渴望——年轻人。一切都是气血啊。年老时，在爱情上多用一分力，在看书上就少了几分力，这是一个气血分配的问题。人到老了，就要知道如何分配资源了。什么是老？老就是重新分配资源，不能在某些事上玩命了。

最后还有个"过食冷饮伤肺"的问题，关于冷饮，中国人和西方人的态度很不同。中国处在东方，东方就是木，西方就是金，金克木。这个木一蓬勃，那个金就要上来压一压。你看中医多有意思，金本为阴，但属阳明；木本为阳，但属厥阴。西方是外阴内阳，东方是外阳内阴。所以，东方人真的很怕寒邪，本来就内敛，遇寒则更内收。而西方的内阳可以中和一下寒邪，所以，他们不怕吃冰。

三

肝者，将军之官，谋虑出焉

学习中医，有些概念要反复讲，要反复去理解，光学习一遍是没有用的，三遍以上，才能恍兮惚兮明白那么一点真意。所以说中医速成很难，据说小学生要学中医了，可老师懂吗？从小就学错了，长大改都改不过来。背诵一两段还是可以的，比如《四气调神大论》，其余的，还是算了吧。

中医能不能大行于世，看两点：一是有没有民族自信心，有没有传统文化的全盘升级；二是有没有公共危机，比如近20年的中医有起色，都源于两次疫情危机。但这里面，还要靠有见识、有担当的中医师顶着，靠双黄连卖药的，只会增加黑中医的人的口实。

关于文化自信，现在有两个极端，要么超级不自信，要么超级自信。其实，所有的自信都来源于踏踏实实地做功课，他治愈不了的疾病，你治愈了，就有自信。有人说，把你的元泰堂交给我，我把它做大、做上市。我说：这是个踏踏实实做小事的地方，更是一个做教育、启发民智的地方。全靠自己亲力亲为去帮人，是不现实的，世界这么大，以一己之力，是帮不了太多人的。民智一开，皆能自救，不用人帮。授人以鱼，不如授人以渔，教育，就是授人以渔，把中医的思维方法告诉大家，大家自会用阴阳、用五行，自能得到先古圣人的慈悲。

下面咱们讲《灵兰秘典论》里这句话："肝者，将军之官，谋虑出焉。"

首先，什么叫将军？将军的主要职责是什么？是能冲锋陷阵，还是别的什么？《黄帝内经》的准确回答是：谋略出焉。也就是要运筹帷幄，就是不必冲出去，而是要会布置战争策略，要有谋有略，不能打没脑子的战争。有脑子，在于两点：一要精足；二要能生发。光精足而不能生发，还是呆滞。所以，肝，在五脏之中，生机最旺。

肝，生机最旺，就是"木曰曲直"中的直。但肝的阴阳属性又是什么？是厥阴。厥阴意味着什么？太阴、少阴、厥阴，三阴之中，太阴肺、太阴脾都是最有劲的，用以运化全身。少阴心和少阴肾是全身动能，这两个衰败了，人就无法自愈疾病，就活不起了。厥阴是肝和心包。它意味着什么？厥阴意味着一种阴的转变能力，是生命之枢纽。

为什么给肝定义于"木"呢？"木曰曲直"，指的就是变化的能力，它既有生发的能力，又有收敛的能力，这两个能力的均衡才是"木性"。如果只生发，生发过猛人就头晕，因为只有气上来了，没有"精"滋润头皮，头皮屑就多，头皮就痒，就掉头发。这也能解释人为什么春困，我们经常说"春困秋乏夏打盹，睡不醒的冬三月"，春困就是自保，因为血跟不上来，精跟不上来，只有睡足了，精，才能慢慢跟上来。也就是说，看到任何东西，先想到阴阳，就算上道了。别急，慢慢来，把它变成耳熟能详的东西，就好了。

2020年的一之气，主气厥阴风木、客气太阳寒水，本来应该春气生发，可是被太阳寒水憋住了，成了倒春寒，所以阳气生发不起来，再加上疫情的严峻，很多人一焦虑，睡眠就成了问题。而睡眠不足，又是最影响免疫力的，所以，再是熬夜一族，也不能熬了。所谓跟天走，就是天气憋时，人挣巴也没用，不如猫着、养着。别跟人走，就是别被谎言、谣言乱带着跑。什么都有气数、命数，老天不会赶尽杀绝。自我拯救就是早睡，好好养着，别让自己太累。

生发与勇猛之性是肝的本性，厥阴的收敛是肝的德性。每个将军都要能带兵打仗，这是本性；但"谋略出焉"则是将军之德性，没有谋略，将军就会打败仗。每个人，本性基本是你人生问题的所在，而德性是对你人生问题的补救。比如双鱼，多情是你的本性，多情不小心就是滥情、滥爱，就是不分好坏的爱。其实爱是需要边界、原则的。而慈悲就是双鱼的德性，慈悲会提升你的人生价值。所以，人，要好好地提防本性，好好地施展德性。将军有勇无谋，就坏事；有谋有略，就成事。肝的本性就是生发，没有厥阴的收敛就会造成身体的病，就是肝阳上亢。

中医有一句话叫"劳累伤肝"，劳，指房劳，指性生活；累，是因为肝主筋，过劳则伤筋骨。

在现实生活中，人为什么会累呢？干的活儿多，管的事多，操的心多，就会累。但如果管好了，干好了，心里高兴，也不会觉得累。只有干不好、管不好时，人才会累，所有的累，都首先是心累。那怎么能干好、管好呢？我们的肉身在这方面就比我们聪明，比如肝宅心仁厚，就有个胆来约束它，用什么约束呢？用中正之气。没有胆的中正之气，肝的勇猛也许会变得邪恶；没有胆的中正之气，肝的仁厚也许会变得没有原则。肉身有如此好的匹配，而大脑却要靠了悟来完成这种自我的修炼。

所谓"肝胆相照"，就是"肝"之仁德，要得"胆"之正气的护佑。胆在道医里叫"霹雳火"，这个名称好棒，霹雳火可以烧掉我们生命中的渣滓，可以让我们精粹地活着。其实，生命管理是最高的管理学，因为在《黄帝内经》生命学中，我们可以知道肉身的本能，并从五脏六腑的相互关系中学到平衡。任何观念，都要经历霹雳神火的考验，守中正之道，才是发心的根本。所有的初心，都要看是否中正。比如结婚谈恋爱，若只想倚仗男人，发心就是不对的，结果一定不好。

霹雳火就是勇猛、精进，有人学了半天佛经，也没得"勇猛"二字，没得"精进"二字，天天阿弥陀佛，就等于什么也没学到。你看佛脚下踩的那些，都是小鬼大鬼，那些东西比你力量大，佛稀罕踩它，不稀罕踩你，你没力量踩你干吗啊？！所以，用勇猛、精进守中正之道，才是肉身的智慧。

凡是有胆囊疾患的人，在我眼里都有一个跟肝有关的问题，要么是憋的，发不出霹雳火，要么不守中正。有胆囊疾患的人，先要反省自己是否经常有不中正的念头。比如有的人对婆婆看上去好像挺好，实际上骨子里特别厌恶婆婆，这种虚伪，就是不中正。有人说：你给我看病就是了，不用管我是否被憋、是否中正。可病都是你身体里长出来的啊，把病根找出来，才能去病啊。

其实，天天接触病人，是很苦恼的，不是苦恼那个病，而是苦恼那个人，苦恼人性的低劣和愚痴。所以越来越不爱看病了，不看了，自己也不憋，要不就得像禅学大师似的，每日棒喝。可有时一看病人太弱，那棒子就只得落在半空……这时，就明白佛最后为何拈花一笑了。

有个女人得了硬皮症，我说：你是心强命不强啊。她儿子在旁边听得如同醍醐灌顶，可那女人没懂。她哪哪都硬啊，用这些硬抵御着糟糕的命运。所以，先要看到人性，才能明白病。大家好好学，自己看自己的人性，然后就能自己看自己的病。

所谓肝为"将军之官"，千万不要理解成打仗，将军不打仗，将军指挥打仗。将军最关键的指挥是运筹帷幄，要摆阵，摆阵就是布局。在生命里，肝这位将军为我们每个人布局，最关键的，这个局要蕴藏生机，而不能是个死局。人的不舒展源于肝的被憋和不舒展，生气郁闷就是憋着肝的生机，人死时撒手而去，就是生机全无。

西医说：肝，是人体内以代谢功能为主的一个器官，并在身体里面充分发挥着去氧化、储存肝糖、合成分泌性蛋白质等功能。总之，肝，是负责人体代谢，使人体保持青春、保持活力、保持健康的一个重要器官。

中医关于肝的解说要更宽泛些，其最主要的几点是：1.肝藏血。2.肝主筋，全身无处没有筋，所以，全身都有肝的表现。3."诸风掉眩，皆属于肝。"4.肝在窍为目。5.肝神为魂。

先说"肝藏血"，《黄帝内经》的原话是"人卧则血归于肝"。这个"卧"字就很重要，你站着、说话、运动等，都耗散着血，光躺下也没有用，还得闭上眼睛，最好是睡着，人体的血才能归于肝，并完成代谢。

光闭眼成不成？不成。光闭眼没睡着，人就还在想事，只要想事，肝血就得往上调，所以必须得睡觉。睡觉多梦还不行，还得无梦，古人说"圣人无梦"，所谓圣人无梦，就是圣人活明白了，真的能放空自己。所以你看这肝血多难养。

再说"肝主筋"，这是肝的生发特性，但需要"肝藏血"的功能来保障。肝藏血为"木曰曲直"的曲，肝主筋为"木曰曲直"的直。我曾经说过，我学中医开窍就是从这句话开的窍。什么叫肝主筋？身体里所有有弹性的东西均属于筋，这些地方的病根全在肝上。血管是不是有弹性？子宫有没有弹性？生殖系统有没有弹性？只有肝经绕阴器，所以男女生殖系统的疾患全部由肝主管。

男人阳痿早泄，统统跟肝相关。第一篇《上古天真论》曾经说七八五十六岁的时候"筋不能动"，就是说生殖系统的问题。也就是这时老天都让你歇着了，你死活不歇，非要去吃"伟哥"，就叫逆天，就是死路一条。

"诸风掉眩，皆属于肝。"掉，指来回摆动；眩，指头晕目眩。诸风掉眩，皆属于肝，指风邪会引起的肢体震颤、头晕目眩之证，风邪内应于肝。这里面有两个问题，如果人体内不虚，外面的风邪对人体就不起大作用；但如果人体内部风邪过盛，就会得肌肉眴动症，比如那些得面肌痉挛的病人，通常都是特别暴躁的人，而且这种人夫妻关系一般非常紧张。我就见过这样一对夫妇，彼此总想征服对方，征服不了就对抗，久之，男的得了面肌痉挛，女人得了面肌僵硬，颌骨合不上，这是恨得咬牙切齿啊。看到这样的夫妻，真觉得不好的婚姻是冤家聚头，不如"一别两宽，各生欢喜"，可这样的夫妻往往较劲不已，以折磨对方为己任，不离不弃。其实，病都是自己作出来的，不是别人给你种进去的，只要得病了，就要先反省自己才好。

肝主藏血，如果肝血虚，就会血虚生风而致手足晃动，还有一种就是生一口大气，久而血瘀，憋在上焦，头就会不自觉地颤动、摇动。这个在临床上看到许多，比如有一妇女，因丈夫突然被贬职而大怒，一口气憋在胸中，得了此症，从此头晃不止。还有一个小三，跟有妇之夫在一起20年了，也没有修成正果，也得了头摇晃症。另外，肝主疏泄，一旦气机失调，头目失养而致头晕目眩，血压也会升高。更严重的，肝主筋，筋脉失养而导致手足抽搐。

肝胆病一般表现在少阳证和厥阴证上，病在少阳，就是小柴胡汤证；病在厥阴，就是当归四逆汤证和乌梅丸证。小柴胡汤，我们前面讲过了，这里讲一下当归四逆汤证。

当归四逆汤是厥阴肝经的一个主要药方，我们看一下：

手足厥寒，脉细欲绝者，当归四逆汤主之。

当归三两，去皮桂枝三两，芍药三两，细辛三两，炙甘草二两，通草二两，

大枣二十五枚，擘。一法，十二枚。

右七味，以水八升，煮取三升，去滓。温服一升，日三服。

先说"手足厥寒，脉细欲绝者"，这个方子之所以叫"当归四逆汤"，是因为它首先就治手足四肢厥逆，也就是手脚冰凉，而且可能带得小腿都凉。《伤寒论》说："凡厥者，阴阳气不相顺接，便为厥。厥者，手足逆冷者是也。"即阴阳气机相逆了，阴盛阳衰，阳气就无法通达四肢，四肢就冰冷。

当归四逆汤的脉象是：脉细欲绝，脉细，是血虚；脉微，是阳虚。如果脉微欲绝，就要用通脉四逆汤，用附子、干姜、甘草；而血虚，就要用当归和芍药补血。当归，归肝经，有补血之功；芍药敛阴平肝，肝不克脾，血就得以运化。而且白芍有镇静、抗惊厥之用，可以防肝风内动。光补血还不成，还得破寒邪，所以用桂枝、甘草、细辛、通草散寒通阳。其中，桂枝、甘草通心阳，调和营卫；细辛、通草通窍力强，可以止痛。

这个方子可以治疗很多疾病啊，如血虚头痛、巅顶痛、手指冰凉变白或变青、冻疮、妇女子宫寒、男子疝气、肝血不足造成的心区疼痛、皮肤病等。这方子用好了，奇妙无穷。

有人问：破寒为什么不用干姜、附子啊？这还真是学习的要点，《伤寒论》中用干姜、附子等多在少阴经证和太阳经证，少阴在心肾，与太阳相表里，以阳虚为主，阳虚是肾水中真阳不足了，附子、干姜可以破肾寒而兴阳；但厥阴肝经主藏血，多用燥药则会伤血，所以不用附子、干姜，而用细辛、通草。若是久寒，就加上吴茱萸、生姜等，变成当归四逆加吴茱萸生姜白酒汤。

这个药方还有一个特别好的作用，就是可以用来泡腿泡脚。我心疼药材，一般都喜欢告诉病人用第三煎或第四煎泡腿和脚，往往效果特别好。

再说"肝在窍为目"。肝木旺克脾土，肝木旺，人就脾气大，动不动就吼叫。久之，会出现眼睛病变，目中有翳、眼泪汪汪等。关于眼睛的问题，我们前面已经讲了很多，这里再讲下眼睛与眩晕的问题。

其实，眩和晕不太一样，有的时候病人描述不清楚。其实，眩是两眼发黑。晕是什么？转圈，叫如坐舟船。有的人特别会形容自己的晕，比如有一个人中毒晕倒，他说那一瞬间天变成了地，地变成了天，天地倒个了。这种有文采的描述，让人很享受。

生机的衰退，表现在人的眼神上，根儿在肝上。只要是眼睛出问题的，一般都是肝的问题。比如说"花不花四十八"，就是肝的问题，其实更是阳气衰竭于上的表现，阳气衰弱，人眼的调节反应就迟钝。这些咱们前面讲过了，此处说一下出了这些问题怎么办。

"少阳之为病，口苦，咽干，目眩也。"小柴胡汤主之。

如果"心下悸，头眩，身瞤动，振振欲擗地者，真武汤主之"。

对于肾阳虚弱，水气内停所造成的眩晕，服用真武汤，效果极佳。此方重在驱寒、扶阳、利水。水寒在上焦为渴、为晕；在中焦为呕；在下焦为下利，或全身水肿。真武汤可以全面地解决这个问题。关于真武汤，大家可以去听我讲的《伤寒论》中的哮喘一节。

再稍微讲一下"肝藏魂"。我原先讲过了"两精相搏谓之神"，我们人与人之间的区别全在于五脏神上，五脏，人人都一样，但五脏神，人人不同。就这个不同，决定了你和我的不同。

就五脏而言，肝和肺是后天夫妻，后天夫妻，不是克，就是侮，比如金克木，就好比丈夫总管着妻子；比如木反侮金，就像妻子轻慢丈夫，总之，谁都不好过。而肝和胆就属于先天夫妻，总是彼此帮扶着，肝仁德，心软，胆就用霹雳火来帮。人间呢，都是后天夫妻，所以有些人心里总难受，总觉得自己没找着自己的真命天子，总觉得在远方有个美好的存在……唉，找到先天夫妻这事多难啊，要不说有遗憾的人生才是真正的人生哪。

就五脏神而言，阳神向上，阴神下行。人活着的时候，肝魂和肺魄就如同夫妻交合密不可分，魂魄略微分离人就不眠，或多梦，中医讲梦就是"肝魂"收不回来。多梦花开花落，肺魄不降则多梦兵器、打架。而深度睡眠，就是魂和魄的深度交合。

人，为什么会神魂不定？神魂不定就是魂魄分离。魂是肝神，魄是肺神。一个深沉、无梦的好睡眠就是魂与魄处于紧密交合状态，黑暗中，魂魄紧紧交合，如胶似漆，它们抱得越紧，就越是无梦的深睡眠；光亮，如同阳光照进了生命，不仅启动了生命，而且启动了灵魂和觉知。但这时，魂魄并未分离，依旧是交合状态，只是因为阳气的作用，肝魂升上来了，肺魄沉降了，它们依旧如胶似漆，只是交合态变大了而已。只有到了死亡的那一刻，它们才会真正地分离。

其中，失眠病人会有烦躁之象，但"烦"和"躁"，在辨证上很不同。"烦"是虚火上炎，元气尚存体内，黄连阿胶鸡子黄汤专门治疗虚烦，可以使人安神和"悔怒不起"；"躁"则是虚阳外越，元气极虚而将散，只有服用独参汤、参附汤等才能使得魂魄不分离。

一个好睡眠意味着生命的觉醒，所以，睡觉一词，睡，是沉睡；觉，是觉醒。觉醒，就是生命的焕然一新，如果你第二天早上起来没觉得自己是一个新人，没有这种感受的话，就不叫睡好觉。你醒了以后怒气冲冲，看什么都不对眼，就是没睡好。睡醒了之后，感觉自己内心百花温柔开，太阳也新鲜动人，总之什么都好，那就是一个好的觉醒，就是"苟日新，日日新"。身体不好就没法日日新。

修炼，别以为只有念经才叫修炼，让自己的每一个细胞都复苏觉醒，度千万细胞，就是度千万人，人能度的，只能是自己。你没法去度别人，就好比度不了别人的细胞，终究不知其内在变化。所以，讲生命之道，也能明白一切度乃自度。

修行还修个了生死，了生死，就是让魂魄各归其位。比如我们的囟门都堵死了，所以藏密里有种修行叫"破瓦法"，就是重新把囟门修软和了，好让死时魂灵直接飞升。普通人呢，还是魂从口走，魄从肛门走，此两者都是浊窍，会对飞升有不好的影响。

在此，我细细地讲一下《灵枢·本神》篇对五脏神的解释。

五脏神：心神为神，肝神为魂，肺神为魄，脾神为意，肾神为志。

在《灵枢·本神》里有这么一句话特别好，"两精相搏谓之神，随神往来者谓之魂，并精而出入者谓之魄，所以任物者谓之心，心有所忆谓之意，意之所存谓之志，因志而存变谓之思，因思而远慕谓之虑，因虑而处物谓之智。"这段到底讲什么呢？我们总说魂魄、思虑、心意这些词，它们的真正含义又是什么呢？我们也总说"智慧"一词，可智慧到底是什么？可以说，这一段至关重要，因为它可以解释我们所有的疑惑。

现在很多人在外面讲《大学》和《中庸》，但如果没有看过这一段，很多解释恐怕是皮毛。有时候，学《大学》《中庸》，不明白时，不如去《黄帝内经》里找答案。这么说吧，如果你不懂《黄帝内经》里的这一段，你去讲《大学》，绝对是讲不通的。

咱们讲一下这一段。

首先，什么叫"神"？"两精相搏谓之神"。两精，指阴阳，心阴与心阳交通无力，人就神不足。阴阳相搏，这就叫"抟"，光双螺旋没用，还得"抟"，还得纠缠，那才有劲儿，其运动纠结所产生的能量就是"神"。阴阳，唯有相互作用，才可引发生命的高潮。

什么叫"魂魄"？"随神往来者谓之魂，并精而出入者谓之魄"。即，伴随着阳神往来的精神活动就是"魂"，依傍着阴精出入的精神活动就是"魄"。魂，是阳神；魄，是阴精。没有阴精，魂就是空转；没有阳神，阴精也不能运转。

什么叫"心"？"所以任物者谓之心"。心，不仅是良知，不仅是主观意识，还要有"任物"的能力，所谓"任物"，就是说它不是"物"，是"物"之外的神明。而"任物"，就是担当，就是"主明则下安"，就是威仪与尊严，没有尊严与明澈，是担不起人生的。

什么叫"意"？"心有所忆谓之意"——心里有所记忆并进一步形成欲念的过程，叫作意。心能够认识事物，但决定主观意识的存留在于"意"，主观意识的唤醒也在于"意"。这就好比你看了很多，你经历了很多，但真正烙在你生命中的记忆，并对你生命产生影响的，寥寥无几。

这个"意"跟记忆和联想有关。从小到大，我们记忆的东西太多了，但哪段记忆可以浮现，却要靠脾意的运化能力，我们不是什么都可以回忆起来的。有时候，一种味道的重新出现，可能会使我们想起少年时的某一瞬间，这种超越时空的联想，就是"意"的能力。而关联性，也是创造力的一个体现。

凡是脾强大的人，他的联想就丰富，就可以把事情做到艺术家的极致。艺术家的联想，可以是完全不相关的事物的跨界组合，而我们普通人的联想却要有因果，这，恐怕就是我们和艺术家的不同。艺术家的东西之所以昂贵，也在于他们的东西充满了创造力。而我们的意念，只是一种因果相续，没有多少创造力。比如说我先前讲到魂魄时，会唤醒对邻居老奶奶的回忆，回忆起一个阳光明媚的中午，小小的我站在奶奶家的板凳上，吃大葱蘸酱，听她讲一个女人上吊的故事……那一刻，我的胃是满足的，但我的头脑却是凌乱的，震惊的。可能正是这种震惊引发的好奇心，使得我始终对生命有种神秘的敬畏，并引领我走到今天。这种神秘的关联性，其实比现实的关联性还有意义。如果说魂与魄还分得出阴阳，那么"意"就是混沌的、神秘的，类似佛教所言的阿赖耶识吧。

什么叫"志"？"意之所存谓之志"，即欲念已经存留并决心贯彻的过程，叫作志。

意和志，有点像脾和肾的关系。意能够沉淀下来、收藏起来叫作"志"，肾志就为秘藏。所谓意志力，就是能够关联又能够坚持，有强大的关联就有强大的创造力，有意志力，就可以执行和变现，就可以成功。聪明，是见得多、听得多、反应快，世上没几个傻子，但见得多、听得多没大用，没有源于自身根底的意志力，就没有成功。所以把这个弄明白了，我们就该明白培养孩子的意志力，比培养他的学习能力要重要得多。聪明、学习好，只是一种平常能力；而意志力坚定，是保证成功的能力。

什么叫意志力？意志力是自身气血的坚持，能够把一件事坚持做下来，就叫有意志力。比如讲《黄帝内经》，我若坚持讲十年，天天琢之磨之，再不懂也懂了。今年懂一点明年懂一点，后年更懂一点，能坚持，有韧性，又有执行力，能让思想落地，就叫意志力坚定。

什么叫"思"？"因志而存变谓之思"，即为了实现志向而反复考虑应该做些什么的过程，叫作思。生命沉淀的东西升华了，就是"存变"。你能够坚持，同时能够升华、生发，就叫作"思"。

"思"字，上面是囟门，下面是心，就是心脑相通，心里明白了，再把这明白逻辑化，让沉淀的东西发光，就是"思"。背诵知识，不叫"思"，只过脑子不叫"思"，必须过"心"，必须落地，才叫思。

什么叫"虑"？"因思而远慕谓之虑"，即因思考而预见后果的过程，叫作虑。凡事，过心、过脑子还不行，还要有长远性，才叫作"虑"。

远慕，指升华出来的事物，没有长远性，就没有意义。光，持续地照耀，才能使生命发生变化。提前消费，就是没有长远性。不爱护地球，不爱护森林、湖泊，就没有孩子们的未来。生命不懂自保，就是没有长远性，不爱护自己，就没有家族的生生不息。

虑，就是远虑，而不是只看当下。活在当下当然好，享受春光，享受花朵，享受夏土，享受秋收……但圣人不光讲究当下，他更讲究千秋万代。这个千秋万代，不是一个人的千秋万代，而是人类的千秋万代。

什么叫"智"？"因虑而处物谓之智"，首先是深谋远虑，其次是"处物"，处物，就是把深谋远虑落在实处。光深谋远虑，而不能落在实处，就不叫"智慧"。

智慧一词，于境决断，为智；观达为慧，见识通明，为慧。它至少具备两个特性，一是超越世俗认识，直透事物本质；二是不可复制。佛教称之为"波若"，具智慧根，得大圆满。

智慧，是一种高级的创造思维能力，与智力不同。智力，是生命的一部分技能，是"形而下之器"；智慧是文化进程中独创的执行力，是"形而上之道"。

《黄帝内经》对智慧的解释不虚无缥缈。智慧，首先要考虑长远，其次要有把长远计划落地的决心和毅力。光想、光说，都是不行的，还要"做"。要用长远的眼光来看当下的事儿，要用高远的理念来滋养当下的肉身，进而解脱当下的肉身，才叫智慧。所以，智慧不仅是人生观里的东西，更是世界观里的东西，更是宇宙观里的东西。

《本神》篇的最后说：

肝藏血，血舍魂，肝气虚则恐，实则怒。

肝藏血，我们说过，所谓"藏"，不只是收纳，还得负责把血液肃清，使之重新充满活力和生机，而肝魂就寄舍在充满生机的肝血之中。如果肝气肝血虚，肝魂就弱，人就会容易恐惧；肝气肝血盛，肝魂就强，人就容易发怒。

小孩子脾气大，是先天肝血足，不是病；而大人突然变得脾气暴躁，就是收敛不住虚火，是病。

脾藏营，营舍意，脾气虚则四肢不用，五藏不安；实则腹胀，经溲不利。

脾藏营，是指脾不仅收纳营血，还得运化营血。脾神意就寄附在营血当中。脾运化营血的能力不足，脾之意就联想不足，记忆衰退；脾气虚弱，不能疏布水谷精微所化生的营气，气血达不到四肢末梢，手足就不能运动，五脏得不到营养，也不能安和；脾气壅滞，脾神也呆滞，脾运化不利，就会出现腹部胀满、月经不调、小便不利等症状。

心藏脉，脉舍神，心气虚则悲；实则笑不休。

心藏脉，是指心主宰着人体周身血脉的运行，代表一切思维活动的"神"就寄附在血脉之中。心气虚弱，神不足，会使人悲忧、抑郁；心气盛，神就旺，心神收不住的话，人会大笑不止或癫狂。

肺藏气，气舍魄，肺气虚则鼻塞不利，少气，实则喘喝，胸盈仰息。

是说肺贮藏人体的真气，肺神"魄"就寄舍在真气之中。肺气虚弱，肺魄不降，人就容易鼻孔阻塞，呼吸不利而气短；肺气壅逆，肺魄上壅，就会出现气粗喘喝、胸部胀满、被迫仰面呼吸等症状。

肾藏精，精舍志，肾气虚则厥，实则胀。

肾藏五脏六腑之真精，肾神"志"就寄附在肾精之中。肾气虚弱，元阳不足，肾神"志"的创造力也弱，不仅出现手足厥冷等症状，还可能不孕不育；肾气壅滞，肾神"志"不舒，就会出现下腹胀满等症状，并使五脏都不能正常运行。

五藏不安，必审五藏之病形，以知其气之虚实，谨而调之也。

这句是说，在进行治疗的时候，必须首先审察五脏神明疾患的表现，以了解各脏脏气的虚实，然后再根据病情慎重地加以调理，才能获得良好的疗效。

现在大家关注的都是器质病，对神明病缺乏认知。《灵枢·本神》篇特意指出了神明病变，比如"魂伤则狂妄不精……阴缩而挛筋，两胁骨不举"，即肝魂受伤，人就狂妄，阴囊内缩，身体痉挛，两胁不舒展。"意伤则悗乱，四肢不举"，即脾意受伤，人就心情郁闷烦乱，四肢沉重。"神伤则恐惧自失"，即心神受伤，人就恐惧不止。"肺喜乐无极则伤魄，魄伤则狂"，肺魄受伤，人就发狂。"志伤则喜忘其前言，腰脊不可以俯仰屈伸"，肾志受伤，人就忘性大，同时腰脊疼痛不能俯仰。

总之，神明病也会带来身体和精神的严重不适。所以，只有面诊，"察观病人之态，以知精、神、魂、魄之存亡得失之意"，才可能做出正确的诊断。毕竟五脏神藏于五脏之中，强壮其五脏，安抚其精神，使五脏神明安于其舍，才能从根本上解决这些问题。

下面我们讲一下足厥阴肝经。

《灵枢·经脉》篇说：肝足厥阴之脉，起于大指丛毛之际，上循足跗上廉，去内踝一寸，上踝八寸，交出太阴之后，上腘内廉，循股阴，入毛中，环阴器，抵少腹，挟胃，属肝络胆，上贯膈，布胁肋，循喉咙之后，上入颃颡，连目系，上出额，与督脉会于巅；其支者，从目系下颊里，环唇内；其支者，复从肝别贯膈，上注肺。

咱们先来看一下这个足厥阴肝脉，肝脉，从十二经脉顺序上讲，排在最后，但绝对是十二经脉中很重要的一条，因为它事关生死。人出生，得肝精足，握固而生；人死，魂飞魄散，撒手而去，也是肝的事儿。据说日本有个极精密的仪器，人死时，多少蛋白没了，多少脂肪没了，什么什么有形的东西没了，都能测出来，但其中有3克东西消失，人们判断不出是什么。有人猜，这3克就是魂和魄吧。3克就是一钱，你看，人生那么熬心熬力，最后就输在这一钱里，这3克守不住，就是魂飞魄散，想来人生既可悲又可笑。把这句话整明白了，也许人就能活得轻松点吧。

足厥阴肝经起于哪儿？起于大指丛毛之际，也就是我们大脚趾上面的三根毛，叫三毛。上循足跗上廉，去内踝一寸，上踝八寸，六朝之前，一致认为"上踝八寸"，为三阴交穴；六朝后，把此穴移至"内踝上三寸"。三阴交穴属于足太阴脾经，是足太阴脾经、足厥阴肝经、足少阴肾经的交会穴，按揉三阴交相当于是按了三条经脉。经常用手指按摩此穴，可增强男子性功能，延缓妇女衰老。

交出太阴之后，上腘内廉，循股阴，入毛中。是说从三阴交往上，循股阴，入毛中，就是到了阴毛处。现在大家都知道推膀胱经的好处，其实推大腿内侧也好处多多。除了站桩、劈叉和性生活，我们很少能活动到大腿内侧，如果常推大腿内侧，尤其是脾经，则获益甚多，因为脾为中央之神，所以也是牵一发而动全身的。大腿内侧，肝脾肾三条阴经是最难锻炼到的，所以，只要推大腿里侧的经脉，第一，小孩有可能不疼，大人会剧疼，小孩只需要爱抚，对小孩爱抚要比按摩有效得多；第二，能从疼中产生快感；第三，绝对治病。因为它属于阴，后背是阳，阳的东西好动起来，而阴就不好动，阴又容易凝聚，所以，要有意识地去活动大腿内侧。

肝经"循股阴，入毛中，环阴器，抵少腹"，从此句即知：凡生殖系统的病，不管男女，统统是肝经的事。比如说女子阴部瘙痒、阴肿、阴吹、子宫肌瘤等，男子的遗精、阳痿、阴茎痛、前列腺炎、小便不利、睾丸缩腹等，只要是生殖系统的病，全部是由肝经管。现在外面有一种方法治前列腺炎，就是用海盐炒热了以后热敷裤裆，自己两手拍打大腿根。有用吗？当然有用。大腿根这个地方，走冲脉，走任脉，走肝经，又走胃经，大腿根的正中间有一个穴叫"气街"，看名字就懂了，什么叫气街？就是气的路，所以一定要把这儿给捋顺了，这是上下气交通的地方，上下气不交通，气街就会酸痛。

抵少腹，少腹就是小肚子，少腹是肚脐以下再偏下，气海、关元这个区域，是少腹。少腹既属于生殖系统，也是藏元气的地方，肝经跟任督冲是在一起的，所以肝经才事关生死，而且事关卵巢和精子，所以也事关家族万代。

肝经接着往上走，"挟胃，属肝络胆"。挟胃，就是肝经从两边上来把胃挟住，这叫什么？这叫"木克土"。挟胃，就是肝木克

▶ 挟胃，就是肝木克脾土，大怒伤肝，同时也伤胃，就是这个道理。

脾土，大怒伤肝，同时也伤胃，就是这个道理。所以你看中医写得多妙，可以说，现在中国古代的核心技术所存不多，中医便是其中重要之一，而且这个核心技术还被古文加密了，光学现代汉语还拿不走，还得学古文。再不好好保护，这点东西也没有了。西方的利益集团是不允许中医发展的。如果草根树皮就能救命，谁来补研发西药这个大窟窿？！所以多年前我就认准一条道——中医只能用于自救，没办法发展。遇到大事，再怎么叫嚣中医的好，也没用，医理跟不上、医疗技术人员跟不上，最后还落个双黄连的笑话。

"挟胃，属肝"，本来不就是肝吗？怎么还属肝？然后还络胆，这是什么意思呢？挟胃就是木克土，"属肝"这个肝，不是指肝经，而是指肝脏，可见古人还是有解剖学知识的，肝与胃相连，所以胃下垂在很大程度上也跟肝的生机不旺有关。

络胆，就是肝胆相照，就是肝和胆是先天夫妻，它们是一对，两个是连在一起的。这个原先我们讲过，在这不多讲了。

上贯膈，指肝经和膈肌相连，人一生气或一口气憋住，肝气就会上逆，气机噎在膈肌，就会打嗝、呕吐。张仲景说，病在膈上一定会吐，病在膈下一定会拉稀。张仲景在治疗膈肌病症时会用到陷胸汤、栀子豉汤等，"若膈上有寒饮，干呕者，不可吐也，当温之"，这时会用到四逆汤。

另外，还有一个"旋覆代赭石汤"。

伤寒发汗，若吐，若下，解后，心下痞硬，噫气不除者，旋覆代赭汤主之。这一条是讲发汗或吐下后，伤了脾胃之气，发生痰饮，本来木克土，这时脾胃弱，肝之木气就更加克制脾胃，从而出现心下痞硬和嗳气连连。这时就要用旋覆代赭石汤。本来呢，人打嗝属于自救，因为心下痞硬，打嗝嗳气是想救心下痞硬,但力量不够,救不了。这时用旋覆花就很有中医思维,花儿呢,其气都是上行的,而旋覆花有降气的作用,也就是:诸花皆升此花沉,行水下气益容颜。古籍中介绍它,花名旋覆者,花圆而覆下。但因为此花有绒毛,易刺激咽喉作痒而致呛咳呕吐,因此须包煎。

布胁肋。肝经遍布胸胁两肋,肝气不舒,则胸胁胀满。关于经脉,千万别理解成一条线。经,不是一条线,经是人体气的通路,如果我这人气特别壮,这条经脉就宽大分明。经脉就像铁路网络,京广线人多,就是精多气多,这条路就特别丰富、旺盛,等到没人走这条路了,这条路就废了,就没有气血了。

锻炼胁肋的方法有"八段锦"之"调理脾胃须单举""五劳七伤往后瞧""攒拳怒目增气力"等。

循喉咙之后,上入颃颡。喉咙病跟肝经有关,如果说喉咙是一个管,那管子的后半部有病就是肝经的问题,而且肝经由此上入颃颡。颃颡的颃,就是颚上软骨,是直通鼻窍的地方。这个地方出问题了,人的嗓音就齉。

其实,过敏性鼻炎应该也算作肝肺病。过敏性鼻炎为什么用麻黄附子细辛汤?实际上麻黄入肺经,宣皮毛;附子入肾经;细辛入肝经,入巅顶,走任督。只有细辛能够解决这个颃颡不通的问题和打喷嚏的问题。如果病刚刚开始,此方一定好用。如果鼻炎已经很重、很久的话,就不管用了,因为里面已经虚了,得先培元固本。

大虚证一定伴有声音嘶败,不是嗓子哑,哑是一种状态,声音嘶败,是一种破败的声音。曾经治过一个病人,做了四个手术,肺癌、乳腺癌、子宫癌、淋巴癌,放、化疗好几次了。第一次见她的时候,光听她的声音就害怕,不仅嘶败,而且根本连不上,说一个字,都得喘半天,吓得我浑身都起鸡皮疙瘩。她是一位大领导的太太，这种人我是真心不愿意管。之所以最后还是管了，是见她吃饭。那日是请她喝羊汤，她虽然吃得不多，但知道香，还让司机又去买了几份。不过这位妇女真是争气，吃中药两个月后，指标全正常了，简直像换了一个人。分析原因：一是她是运动员出身，身体有底子；二是她人性单纯，让她做啥就做啥，没那么多胡思乱想。比如让她停化疗她就停了，让她停西药她也停了，让她服药期间无论出现什么发病反应都自己忍着，她也忍着了。最后一去医院化验，癌指标都正常了，现在又满世界玩去了。

连目系，上出额，与督脉会于巅。"连目系"就是肝开窍于目。"上出额"，额头变黑，要么是胃寒，要么是肝精不足，要么是肾水上犯。具体判别是：胃主要在印堂和眉棱骨区域；肝是两边发青，额上有大小青龙角，小青龙角在额头两边，大青龙角在头骨两边，都属于肝；肾水上犯就是整个前额，包括眼皮全黑，就要提防心脏和肾脏疾病了。长斑是另外一回事，长斑是瘀滞。望诊一定是望神，千万别局限在望色，虽然望色也是望诊的一部分，但望神，就是这个人一瞬间带给你的感受，才是最重要的。

与督脉会于巅。所以巅顶痛，跟肝经有关，同时跟督脉有关。这个病特别难治，因为气易生，血难养。肝经是带气血上头的，肾精拽不住虚火，气往上冲得太快，人就头晕；血不足，人就空头痛。

血怎么才能养起来？胃是生气、生血之所，所以还得靠吃饭。现在女孩子又减肥还想让月经正常，怎么可能？这两个是矛盾的，必须得能吃，吃得少，但化精的力量强也行。肥胖有两个原因：气虚，湿重。阳气虚，就不能化湿。什么耗气啊？思虑多耗气，说话多耗气，湿气重耗气，过度劳累耗气。

阳气足才能化万物，所以要养自己的阳气。阳气怎么养？多晒太阳和适量、明原理地运动。什么叫明原理？比如易筋经、八段锦等就是抻拉十二经脉和任督二脉，经脉通畅，就身体运化正常，好东西就能吸收，比如任脉的抻拉全靠昂脖，所以原地昂脖子跑步，就能减肥。

再比如艾灸，尤其是瘢痕灸中脘、关元，就会大量地排尿，而且尿液混浊有味，甚至里面好像有油似的，也是在祛湿。刚开始灸，会口渴，等到灸时出现满口津液，有清凉回甘的感觉，就是灸通畅了，人就神清气爽。

肝经与督脉会于巅顶，说明巅顶痛的问题，一个是先天，一个是后天，后天是肝经的问题，先天是督脉的问题。如果是督脉的问题，还得从肝经治，因为没有任何药可以入奇经八脉。要想治先天病，诀窍就在于练功，练气功，因为只有气功能治先天病。但是反过来讲，如果练气功没有遇到好老师，就可能走火入魔，而且还没人救。所以练功练不好就是废了，还是要谨慎。

下面讲最后两句：

其支者，从目系下颊里，环唇内；其支者，复从肝别贯膈，上注肺。

其支者，从目系下颊里，环唇内，是说肝经的支脉从眼睛走到脸颊里面，环唇内走一圈。可不是嘴角哦，而是嘴唇里面的一圈，嘴角烂是脾经的问题，而口腔溃疡是典型的肝血不足症。

口腔溃疡为什么难治？因为很多人不知道这是肝经的问题。免疫力低下的人通常会有口腔溃疡，据说艾滋病病人就是常年口腔溃疡，其实就是免疫力低下，就得从肝血治。有些妇女经期后会出现口腔溃疡，就是肝血虚的问题。

而舌头上的溃疡，是心血不足的问题。整个舌头又按五行分不同区域，比如舌尖溃疡属于心血虚，两边又是肝胆的问题。而舌头下面的问题，则属于脾经，脾经是"连舌本，散舌下"，所以舌下痛、舌下溃疡是脾经的问题，但也会引发心脏疾患。要区分不同的问题，把脉后才能下药。

还有人是牙龈上的溃疡，这是脾虚的问题，脾主肉，所以这还是"木克土"。如果牙齿肿痛，口中溃烂，或口臭，可用李时珍的小方子，把细辛煎成浓汁，多次漱口，热着含在嘴里，冷了吐掉。而小儿口疮，可用醋调细辛末贴敷脐上。

还有些人吃中药期间会出现口腔溃疡，那基本是原先有这个病症，一吃药，就把这病根翻出来了，就是发一个病、走一个病，不用担心，接着吃就是了。

最后一句：其支者，复从肝别贯膈，上注肺。是说肝经另外一条经脉是从肝别贯膈，所以膈肌无力，也跟肝有关，而且会造成呕吐等症状。"上注肺"这句，就是金克木的根源。

对新冠病人，很多人建议中医治疗。中医治疗有效没有啊？一定有效，尤其是在发病初期。但也有人不愿接受中医治疗，哪怕是西医已经说了没有杀病毒的特效药，他们还是想得到西医的救治，因为很多人认为中医是慢郎中，治不了急症。还有一个原因，是利益的问题，这个不宜多说。所以，不要奢谈光大中医，要想光大中医，只有先发展中医教育，否则还是走不长远，更何况，现在学中医的都治不了自己。因此，我从来不多说什么，只踏踏实实地做教育，老百姓归根到底一定要学会自救，明白中医原理后，至少可以少生病。

经脉循行就此讲完了，下面讲肝经病。

《灵枢·经脉》篇讲：是动则病，腰痛不可以俯仰，丈夫㿉疝，妇人少腹肿，

甚则嗌干，面尘脱色。

这是肝经经证的表现。腰痛不可以俯仰，是因为肝主筋，筋因为血虚而失去弹性，故而腰强直，并疼痛。这种腰痛其实也跟生气有关。这个时候要针刺或按揉太冲穴，太冲穴在大脚趾和二脚趾交界处，最好推到骨头缝那。这个地方要常揉，尤其是爱生气的人，一定要常揉。因为气血薄，所以会特别疼。

其实，人手上、脚上都有个四缝穴，就是手指骨、脚趾骨的交界处，四缝穴非常有用，因为气血薄，又都是经脉交会处，揉按和针刺都疼，可刺激全身经脉。小孩脾胃不好，不好好吃饭之类的，可以揉；小孩子发烧了，可以针刺，手要快，小孩一哭，汗就下来了，烧就退了。但是你如果心疼孩子不敢扎，就给他上退烧药，总上药的话，最后就有可能变化成肺炎，这时再误治，就是哮喘。所以与其这样，不如让孩子大哭一场来得快，就这么简单。什么叫"狠"啊？腰痛不可以俯仰，动手术不叫狠，针刺反而叫狠，就不对了。

关于肝血对人体的影响，在《素问·五脏生成》里有这么一段：

人卧血归于肝，肝受血而能视，足受血而能步，掌受血而能握，指受血而能摄。卧出而风吹之，血凝于肤者为痹，凝于脉者为泣，凝于足者为厥。

人卧血归于肝，是说人一睡下，人体气血便开始集中力量代谢。肝血充足，人的视力就好，眼睛就亮。足部得肝血滋养，就能走路。手掌得肝血滋养，就有握力。手指得肝血滋养，就灵活，能摄取东西，所以老人的晨僵，手指屈伸不利，都与肝血不足有关。而小孩子从用整只手抓东西到用手指拿东西的进步，是一次精细度和敏锐度的飞跃。全世界唯一能够用大拇指和另外四指逐一相碰的只有人类，没有任何动物能做得到，大猩猩都做不到。所以说人得天地之全气，这件事很重要。

卧出而风吹之，指人刚睡醒，气血还没能疏布全身，这时若着了邪风，血凝于肤者为痹，凝于脉者为泣，凝于足者为厥，就是血寒凝于皮肤则为痹症，身上麻酥酥的，或皮毛没有知觉。邪风凝聚在血脉上就是凝涩，血流变慢。邪风凝于足，则为厥，就是寒厥，四肢冰冷。

咱们接着讲《灵枢·经脉》的肝经病。

丈夫㿗疝，妇人少腹肿。这句话说明，男科、妇科病都跟肝经有关。㿗就是衰颓，疝就是疝气。所谓㿗疝，指多因情志不舒，加之外感寒邪，导致肝脾郁陷，瘀滞盘于少腹，结于阴囊，睾丸或左或右肿大坚硬，重坠胀痛，步履艰难之症。由于腹股沟部疝气与泌尿生殖系统相邻，所以老年患者易出现尿频、尿急、夜尿增多等膀胱或前列腺疾病；小孩则可因疝气的挤压而影响睾丸的正常发育；而中青年男性患者则易患性功能障碍，女性易不孕。

很多人到老时都有前列腺或"㿗疝"的毛病，现在治疗此症，多用手术。古代也没有手术，所以只好发明一些养生方法。因为下部为至阴，所以越老越寒湿，比如老年男人的养生方法就是每天晚上睡觉时用手兜住阴囊，叫作养外肾法。因为老人色心少了，这么养还可，青年男子不行，一兜就起性欲。还有,拍打大腿根部，对前列腺等也有好处。再有就是站桩了，这时的站桩要踮起后脚跟，方能强肾、强腰脊。刚开始时，可以扶着椅子站。

这个病中医认为是中气下陷，一般用补中益气汤，中气，指脾胃和肠胃，小孩子先天脾胃弱，把中气补足了，这个问题就解决了。

中气下陷，会造成死亡，尤其是老人。所以人越老，大便越要小心，大便拉不出来就别较劲，宁可不拉也别使劲拉。可以先内服理中汤补足中气，或服用麻仁润肠丸等。只要肚子不憋胀，人就没事。

妇人少腹肿。女人的少腹，就是子宫区域。生殖系统的病都属于肝病，子宫肌瘤、卵巢囊肿等全是肝病，只不过囊肿属于湿，肌瘤属于寒。男子的阳痿早泄、小肠疝气、前列腺疾患，女子的子宫疾患，都跟肝血虚有关，跟肝经的生机不旺有关。

中医认为男子不育有以下几个原因：1.精子质量不好，活力不足，基本属于原地打转型。2.数量不足。以前一次性行为的精子量是3亿左右，现在骤减至3000万左右。3.湿重。烟酒过度使得精子半脓半血，质量不高。

有位老者说，上天要想毁灭哪个种族，一定是先让这个种族整体生育无能。现如今，不孕不育现象极为普遍，不孕、胎停育、流产等现象特别多，其中有气血问题，有情志问题，有污染问题，有饮食添加剂问题，有生活压力问题，等等。

《金匮要略》把男子阳痿早泄者称为"失精家"。什么叫"失精家"呢？偶尔失精的，称不上"家"，能称得上"家"的，都是常年浸淫其中的人，比如专家、作家、科学家，中医则把常年虚劳亡精的人叫作"失精家"。这种人多不多呢？很多，但都是隐蔽者，也就是不愿意露面的、自己偷偷买药吃的人。

《金匮要略》说："夫失精家，少腹弦急，阴头寒，目眩（一作目眶痛），发落（严重脱发），脉极虚芤迟（芤脉浮大按之中空。芤脉为脱血之象。迟脉一般指一息三至，若迟脉只有一息两至，说明精已大亡，脉已无气），为清谷（总是拉稀），亡血失精。脉得诸芤动微紧（脉象芤为血不足，微紧为有寒痛。诸紧为寒为痛），男子失精（滑精、梦遗等），女子梦交，桂枝加龙骨牡蛎汤主之。"

这种人有什么症状呢？因为精亏血少，总是小肚子抽着疼，头部隐隐地痛，同时目眩，大把落发，脉极虚，虚成什么样子呢？就像妇女大出血后的芤脉，且无力而迟缓，大便从不成形。这种人，在男子为亡精；在女子，属于总是梦交的人，梦交又称鬼交，好似总在梦中与鬼交合，这种病人有没有呢？有啊，有一个虚极且抑郁的年轻女子就向我哭诉过她每晚的可怕经历，但大多数女病人不敢说这件事。这种病人怎么办呢？张仲景用"桂枝加龙骨牡蛎汤"治之。在这里，我把方子写出来，如果不敢看医生，可以自己试一下。

桂枝加龙骨牡蛎汤方：

桂枝、芍药、生姜各三两，甘草二两，大枣十二枚，龙骨、牡蛎各三两。右七味，以水七升，煮取三升，分温三服。

有人说：老师给个现在的剂量吧。不是不给剂量，是每个人气血不同，剂量就不同。如果按汉代一两十五克的剂量走，三两就是四十五克，但古代讲究的是煮完分三碗，那大家就该明白，其实一碗不过就是十五克的剂量。如果按四十五克，一碗的量，就有可能出大事，人就承受不了；按李时珍的一两是三克呢，剂量又似乎不够。所以说不好给剂量。再说了，剂量小有发散、掀动的意味，有人吃了，病反而发动了，自己就害怕了；剂量大了呢，又有可能滞住了。所以，最好由医生从脉象上把握，才稳妥。

其实这个方子就是桂枝汤加上龙骨和牡蛎。有人会说，桂枝汤不是一个治太阳病感冒发烧的方子吗？这种"失精家"已经虚成这样了，怎么可以用桂枝汤呢？！千万要记住桂枝汤外调营卫，内调气血，调气血就是调脾胃，调脾胃就是调阴阳！所以此方甚妙！

在这里，桂枝、芍药，通阳固阴；甘草、姜、枣，和中、上焦之营卫，使阳能生阴，同时用安肾宁心之龙骨、牡蛎来辅阴，更重要的是形成心肾相交而生气血。龙骨、牡蛎属于矿物质药物，可以直接入肾，起到潜镇摄纳，使阳能固摄、精不外泄的作用，但多用则属于调元气法。这个方子呢，现代很多医生用它治疗癔病、失眠、遗精或滑精、不孕症、先兆流产、久泻、更年期综合征、盗汗等，按说还是有疗效的，但还是有吃过这类中药没有效果的，比如有的失眠患者吃了此药也不见效，而一服白通汤吃完却可以立马睡下，这，就是辨证准确的效果。

▶ 若想彻底治疗此症，重在以下几项：
1. 寡欲；
2. 节劳；
3. 息怒；
4. 戒酒。

现在"失精家"病人太多啦！若想彻底治疗此症，重在以下几项：1. 寡欲。寡欲不是无欲，而是要少欲。中国古代把寡欲看作"延龄广嗣"之法，意思为寡欲是长寿和多有子嗣的第一重点。2. 节劳。节劳的这个"劳"字，不仅指房事，还包括目劳、耳劳和心劳。目劳耗神，耳劳耗肾精，心劳耗心气。3. 息怒。因为肾主闭藏，肝主疏泄，人一生气就会伤肝，肝疏泄过度，肾的闭藏功能就会失职，闭不住也藏不住了。4. 戒酒。酒会使精子多湿气。还得戒饮料，因为饮料中添加有化学制剂，比如兴奋剂、三聚氰胺、苏丹红、防腐剂等，这些都有可能伤精。5. 慎味。在所有吃的东西中，五谷最养精。6. 少吃壮阳的补品。这些无非是重调元气法，越吃，将来就越难治。

胎停育也未必全是女子的问题，受精卵不好，胚胎也会停止发育。

其实，怀孕这件事是非常惊心动魄的。西方医学对受精机制的解释是：男人一次释放的精子约3亿个，在从阴道口到输卵管的奔跑路途中，大部分精子会因宫颈黏液及子宫内的白细胞而死亡，能到卵子附近的不到100个，接触到卵子的精子群要齐心协力地用顶体的酶溶解卵子的膜状"外衣"，当唯一幸运的精子进入卵子后，卵子的保护膜就会硬化，将其他精子排除在外。当卵子和精子的细胞核相互融合后，受精的过程就结束了。

这真是个惊心动魄的故事，人类的全部历史可以说都有这个故事的影子：为了争夺卵子，形成受精卵，精子之间要进行一场激烈的角逐，也正是由于这个原因，精子的个头一定要短小精悍。这期间，人体最大的细胞——卵子，要安静地在原地等待，只有最强壮的精子才能与之结合。精子的故事也挺感人的，为了抵达目标，要跨越千山万水、克服艰难险阻。卵子的外面还有一个保护膜，这些精子千军万马般地跑到卵子身边时已经所剩不多，然而一般情况下，最终只有一个精子能穿进去，形成受精卵。但精子只依靠自己的力量是进不去的，所以，这时，其他赶到的精子并不是绝望地死去，在死前它们一定要齐心协力地帮那唯一的成功者打开通道，钻开卵子的外衣，将自己的兄弟送进去……

这里面有几个要点：首先，只有最强壮、最勇敢的精子会把自己的基因传下去，所以我们在鼓励小孩子的时候完全可以说"你是最棒的那一个"；其次，精子只有足够多、足够强，才能帮那个最强壮的精子进入卵子中。在现实生活中，精卵结合的过程也像男人一生的奋斗过程，叫作"一个好汉三个帮"。这就是男人世界，从骨子里，从根处就决定了，所以义气这个东西都是天生的，不是后天培养的。

男人真的是得靠兄弟帮，精子们毕竟一起战斗过，但卵子真是孤独寂寞，且除了受精卵，其余的都要虚度一生。把这点事看清楚以后，好多事都看得明明白白——首先，我们每一个生命都特了不起，每一个生命根基都应该是最强壮的，那谁给生命弄弱了？我们自己把自己弄弱了。

咱们接着讲肝经病。

甚则嗌干。就是嗓子眼干，肝病有一个特点就是嗓子眼儿干。肝经走嗓子，这个我们已经说过很多次了。

面尘脱色。这是望诊。肝血虚，贫血，脸色就苍白。胆经的毛病是"面如蒙尘"，肝经是"面尘脱色"，这两个的不同是什么呢？面如蒙尘，就是脸永远像洗不干净一样，灰蒙蒙的，不光亮；脱色，就是贫血，惨白。而心脏病是㿠白，就是又白又有一层浮光。脸色㿠白的人，很快就要犯心脏病。《黄帝内经》在讲人的面色的时候，有一点特别重要，人不怕黑、不怕白、不怕黄、不怕红，但一定要有柔和的亮，像蒙着一层亮纱。好脸色、好皮肤，都有柔和的光，而且这光亮要内敛，不能龇出来。㿠白，就是往外龇光。怎么说呢？有点像亚光和亮光，亮光都是往外龇的，亚光都是内收的。

肝色为青，青都跟惊吓和疼痛有关，暗黑跟精不足、精败有关，一定要分清楚，这两个是很不一样的。比如说小孩子鼻梁有青筋，就有可能是胎里吓的，是怀孕的母亲受过惊吓，比如说怀孕妇女一脚踩空时，心中一惊，母子连心，胎儿也会大惊恐。

为什么胎教特别重要？就是母亲的行为举止都要温柔敦厚，母亲在怀孕期的任何情绪波动，对胎儿都是山崩地裂、影响巨大。孩子山根处的青筋治不了，也无须治疗，等他慢慢长大了，心智平衡了，这个青筋就去掉了。

所谓温柔敦厚指什么？第一指心里特别宁静，没有丝毫的恶念，对万事万物都充满怜悯。然后在行为举止上不是不让你活动，但是一定要注意安全。比如说怀孕时，坐凳子一定要坐满凳，不可以坐半凳。半坐人容易滑脱，而且还要坐有扶手的椅子。你看女王的座椅都要有扶手，这样后背就好挺起来。同时不可以随便抻拉自己，在衣架上搭衣服这个动作就特别容易流产，就是往上一抻拉，肝经引两胁，肝经又走子宫，就特别容易受伤。还有，不要穿高跟鞋，要穿平底的、柔软的鞋子。总之，为了呵护肚子里的小天使，一切都要轻柔。听歌，要听轻柔的。为什么古代胎教要听盲人诵唱《诗经》呢？盲人的眼睛不沾邪气，不看邪东西，心里纯净。人与人之间，是靠气息传递情绪的，你若不安静、内心不肃静，也接不住干净的东西。诗句是美的，旋律是轻柔的，声音是干净的，就能平复气血的躁动，就能净化我们的心灵。我就发现，讲《诗经》的我和讲《黄帝内经》的我，判若两人，《诗经》需要柔和，《黄帝内经》虽然也娓娓，但毕竟要有杀气，否则不能除魔。

以上是讲肝经经证，下面则是肝经里证的表现。

《灵枢·经脉》说：是主肝所生病者，胸满，呕逆，飧泄，狐疝，遗溺，闭癃。

是主肝所生病者，是说肝病的深部病变都与肝脏相关。

肝病的主要原因是元气不足。由于心情长期郁闷，再加上饮食失节，损伤了脾胃，气机不畅，则产生湿气，湿热内生，困脾伤肝，造成肝胆脾胃不和，木不能疏土，从而加剧了对元气的损伤，导致了肝病的发生和传变。元气一旦不足，就容易感染疫毒。比如刚改革开放那时，江浙一带的人就因为饮食不节，忧苦劳顿，而有很多感染了乙肝。就乙肝的传变规律而言，一般都会转变为肝硬化、肝腹水，直至转变为肝癌。总而言之，是随着元气的逐渐虚弱而逐步恶化。治疗原则应该是恢复脾肾的功能，因为元气的积累来源于脾胃功能的健全和健康的饮食，同时，"水能生木"，肝木的恢复必须借助于肾水的充足。

在具体治疗方面，可以用药和灸法并行。重灸关元穴和中脘穴，可以补虚祛寒，强壮肝胆脾胃和肾的功能，若辅以附子汤、附子理中汤、当归四逆汤、茵陈蒿汤等，治疗的速度是很快的，而且不易复发。

胸满，呕逆，飧泄。胸满，在此特指两胁胀满。肝经贯膈，膈肌无力，就会出现上逆呕吐。如果气全往上走了，下焦无力，就叫"飧泄"，就是拉稀。飧泄，就是晚饭吃什么拉什么。所以拉稀是指肝经的深度病变，绝对要治疗。拉稀也分好多种，有的人拉稀是面糊状，如果还有肛门灼痛，就是火证、热证，就可能是痢疾等。用药就得用到赤石脂之类的东西。飧泄就是粪便里面能看见饭粒，能看见菜叶，都没消化。为什么？这个可不单纯是下焦无火的问题，这是中焦也无火了，因为消化是靠中焦消化的，所以飧泄就是胃也寒，肠也寒。

望闻问诊，问诊里面有一条就是问二便，问大小便，尤其是大便，因为大便是整个中焦和下焦系统的问题，成形不成形，一天一次，还是一天两次？是前面硬，后面软，还是全稀？稀是糨糊的还是碎糟糟的？撒尿有没有泡沫，痛不痛？这些问题都要说清楚。现在微博上有好多求诊，让人都没办法回答。他只说他妈是什么病，比如浅表性胃炎该怎么办？克罗恩症怎么治？等等。说病名谁不会啊，但具体症状是什么？你总得说出个一二吧。每个人浅表性胃炎的症状都不一样。如果你要问问题，最好自己先记录下大便情况怎么样、吃饭情况怎么样、睡眠情况怎么样、什么地方疼痛、怎么个疼法、一般几点痛，等等。你光说睡不着不行，必须说是入睡难，还是整宿不睡，还是几点到几点睡不着，等等，否则无法回答。要不就得面诊把脉。

说到脉诊，还有的病人特无聊，说：听说你脉法高强，我就什么都不说啦，你把把呗。医生看诊为什么要四诊合参？就是可以节省时间，同时可以在病人的自我描述中抓住他得病的要害。想什么都不说，只靠医生把脉把出来，不是不可以，但这个很耗神，且比心理咨询还浪费时间，因为要把你的前世今生都把出来，费力费神，诊费要翻几倍才行。关键你的前世今生未必有趣，所以给再多的钱，挣得也没意思。你要真是个有趣的灵魂，不挣钱都愿意把。所以别没事自找无聊，有病就看病，没人陪你玩。玩也可以，别找看诊的时间玩，后面一大堆病人等着呢。就是按四诊望闻问切走，为了把病人说透，让病人踏实，还得一个病人40多分钟呢！看病，耗精神、耗力气，所以，我原先规定元泰堂的医生，一天只看十个病人，多了不看，给多少钱都不看！这，既是对病人负责，也是对医生负责。可现在病人太多了，都想加号，渐渐地，就控制不住了。即便这样，一天也坚决不能超过20个病人。而且，医生第二天一定要休息。

接着说膈肌。上下不交通，有病就是上热下寒，上面呕吐，下面拉稀。火本来在下，但下面有寒，就把虚火逼上来了，治疗就是要把下面的寒去掉，让火归位，让火回来。比如白通汤就是用附子祛下焦寒，用回龙汤也是在起到引火归元的作用。一个好方子不是看你放了多少药，而是看这些药合力在干什么。

上热下寒，麻黄附子细辛汤也管用，光用麻黄细辛解表，不行，得有附子在里面拽着，生命才安全。腰以上出汗，腰以下不出汗，也是上热下寒症，这个时候也得靠上下交通，脉沉者，用麻黄附子细辛；脉沉紧者，用白通汤，只要对证，也能一剂而愈。

有些人说，我不想懂原理，就想知道该吃什么药就行了。这怎么行呢？别说中药，西药也不能随便吃啊，乱服药的结果就是肝损伤，因为任何东西都要通过肝代谢啊。损伤了肝，就直接影响心脏，最后自己怎么死的都不知道，所以一定要先懂原理，懂生病的原理，也要懂治病的原理，就是活个明白。偏听偏信是人的本性，犯不着跟人起急，急坏了也是病。所以我的原则特简单，能化几个是几个，权当撒种子，能开多少花，能结多少果，那是天意。

狐疝，遗溺，闭癃。最后是疝气病，还有遗尿、尿淋漓，或撒不出尿等症状，这个有点像前列腺疾病。疝气病多因情志不舒，加之外感寒邪，导致肝脾郁陷，瘀滞盘于少腹，结于阴囊，睾丸或左或右肿大坚硬，重坠胀痛，步履艰难之症。老年患者易出现尿频、尿急、夜尿增多等膀胱或前列腺疾病；小孩则可因疝气的挤压而影响睾丸的正常发育；而中青年患者则易出现性功能障碍；女性易不孕。现在治疗此症，多用手术。中医则从肝经和任脉入手，究其原因，还是元气不足导致的中气下陷，所以斡旋中焦以升肝阳和脾阳，不失为良策。曾有一小儿疝气，用理中丸和水研磨，服下，两丸即愈。而老人疝气病，可以用理中汤等。

还有一些病也与肝经有关，《素问·藏气法时论》中说："肝病者，两胁下痛引少腹，令人善怒，虚则目䀮䀮无所见，耳无所闻，善恐，如人将捕之。""两胁下痛引少腹"，就是两胁疼痛，牵引着少腹也疼，令人善怒，就是脾气特别暴躁。气逆上冲，气逆上冲头部呢，目无所见，就是暴瞎；耳无所闻，就是暴聋。所以生大气这事真的愚蠢，就是自己伤害自己。所谓修行真的就是先修情绪的稳定性。有人说，修行第一条就是别有恶念。

那我从来都没有恶念，就不用修了？其实修行一定先修情绪，保持情绪的平静和稳定。

善恐，如人将捕之。善恐，肝精不足人就善恐，肝精足人就胆大。但小孩子胆大、胆小要两看：孩子胆小，知道害怕，一是眼睛干净，二是聪明。因为孩子的直觉要比大人强很多，所以因为孩子的胆小而揍他，就是家长的不理性；而胆大的孩子有可能比较粗心，同时气血比较旺。还有一点，爷爷奶奶带出的孩子也胆小，因为爷爷奶奶气血败了，一天到晚谨小慎微，就容易吓唬孩子。

肝腹水的病因，是肝不能发挥疏泄功能了，西医基本采取抽取腹水的方法。在中医眼里，腹水不只是水，而更多的是液，所以抽取腹水，只会使人更虚弱。人越虚，越化不掉水液，腹水就更蔓延。所以，不是中医不能救急，而是生命的事，有时就急不得。急性病有急性病的治法，慢性病有慢性病的治法，一切因循医理、病理，方能彻底解决问题。

再说肝癌。女人一般不得肝癌，凡是女人得肝癌的，人生一定有过大苦和大怨恨。男人比女人容易得肝癌，原因很简单：女子肝上的淤毒可以通过月经排掉，而男人的怨怒和积毒，却没有出口，所以男人得肝癌的概率比较大。

养肝重在暖肝，肝主疏泄，一旦乱服药，就会加重肝的代谢，造成肝寒。所以大家学《伤寒论》的第一步就是停止乱服药。因为一旦吃错了药，后果就很严重。关于暖肝，我倒有一次奇妙的体验。记得那是春天的某个夜晚，我泡露天温泉，那日正逢阴历十五，樱花在月光中渐渐飘落，落在水池之上……那一刻，我竟然莫名地流泪了。于是我想，一是温泉暖了肝，二是因场景的美而有了感动。有人会问：那我看电视剧流泪是不是也暖了肝呢？

应该不算，为什么呢？中国人一向肝寒、胆寒，因为有那么多不能直抒胸臆，有那么多憋屈忧愤积聚，看电视剧流泪只是自怜自惜，只是稍微有所疏泄，而谈不上"暖"。也就是说，没有对天地宏阔的了悟，没有因爱而生出的悲悯，是暖不了生命的根本的。

我喜欢的一个医家，明代的张景岳，有一个小方子就叫"暖肝煎"，这个小方子特别适用于倒春寒出现右胁隐痛时。其组合是：当归、枸杞子、小茴香、肉桂、乌药、沉香（木香亦可）、茯苓，加生姜三到五片。此治阴寒疝气之方，疝气属肝病，而阴寒为虚，因此用当归、枸杞以补真阴之虚，茯苓以泄经腑之滞，肉桂补火，乌药利气，小茴香、沉香为疝家本药，生姜为引，辛以散之。如寒甚者，吴萸、附子、干姜亦可加入。尤其适用于肝肾虚寒，气机阻滞之小腹疼痛、疝气痛。男子睾丸或小腹疼痛、女子阳虚痛经，以畏寒喜温、得温痛减、舌淡苔白、脉沉迟为辨证要点。

四

脾者，谏议之官，知周出焉

按理说,该讲脾了,可《灵兰秘典论》没单独说脾,而是把脾胃一起说了:脾胃者,仓廪之官,五味出焉。实际上"仓廪之官,五味出焉",指的是胃,胃就像一个仓库一样,吃完食物以后,五味,各个方向的味道就都出来了。而在《素问·刺法论》中,有个关于脾的官职定义:脾为谏议之官,知周出焉。这个定义非常有意思。

首先咱们解释一下谏议之官,"谏"是什么意思?"议"又是什么意思?我们把这两个字理解了,才能理解脾到底是干什么的。谏,在古文里常常和另外一个字放在一起,叫"讽谏"。在古代封建帝国,下级不能直接给上级提意见,只能委婉地以讲故事的方式提醒而已。什么叫"讽"?讽,是用委婉的言语相劝,是说话的顶级技巧。谏,是直言规劝。讽谏,就是通过委婉曲迂的方式来规劝尊者改正错误。

我们中学都学过一篇很著名的古文,叫《邹忌讽齐王纳谏》,把这两个字都用上了。这个故事特别好。邹忌是个美男子,跑去跟齐威王说:我大老婆夸我是因为她爱我,我小老婆夸我是因为她怕我,朋友说我好是因为有求于我。他通过这个故事告诉齐威王:"今齐地方千里,百二十城,宫妇左右莫不私王,朝廷之臣莫不畏王,四境之内莫不有求于王。由此观之,王之蔽(受蒙蔽)甚矣。"这种讲故事提意见的方式,还是让人舒服的。

▶ 讽,是用委婉的言语相劝,是说话的顶级技巧。谏,是直言规劝。讽谏,就是通过委婉曲迂的方式来规劝尊者改正错误。

脾，在我们的五脏六腑里，正好居于中间，左边是肝，右边是肺，上面是心，下面是肾。对谁负责？它只对上面君主负责。其实，它的这个位置，说句实在话，谁都惹不起，君主惹不起，宰相惹不起，将军惹不起，作强之官惹不起——可是仔细一看，它不仅存活了下来，而且最后四周都有点怕它。为什么我们"中"的文化特别重要？因为凡居中的，都让四周畏惧，因为它有一个另外的特性：知周出焉，它的位置决定了它对四周的掌控，它如同监察机关，可以让四周安全，也可以让四周随时处在危险当中。

脾居中，为土，它生的是金，那么从官职上来讲应该对宰相是有帮助的，然后谁又生它？火生土，君主是要帮它的，所以它后台硬。如果读过历史，一眼就能看出来它对应的是历史上的什么角色。《史记》可以说把中国西汉前历史上不同阶层的人全部写到了，好角色、坏角色、狠角色……而且，各种角色的下场也都写到了，所以，"读史使人明智"。其中《高祖本纪》最禁得住琢磨，大家没事可以反复去看。

有人会说木克土，将军，就是杀气，而且"将在外，君命有所不受"，所以，它对这个脾土是有制约的。但土又克水，所以脾土这个监察机构对国家之创造力也是有制约的。

好，官职的事儿咱就不多说了，回来说脾的功能。

中国文化把脾放在中间，大有意味，我们生命的核心就是脾。春天养什么呢？春天肝木当令，在当令的时候肝气最旺，它最旺的时候你还去帮它，不是锦上添花吗？但生命更需要雪中送炭，肝最旺的时候，克谁呢？克脾。所以春天要养脾。这才是中医思维。中医思维是什么？就是凡事要从阴阳、五行上去论。春天为什么讲究吃粮食？什么变成精最快？只有种子。春天所有的粮食，都是去年的种子。有人总问，春天养脾，怎么养，该吃什么营养品？这就是糊涂！千百年来中国人这个肚子，就是靠吃粮食，吃饭！粮食的味道，是我们脾胃最熟悉的，突然来一个燕窝、海参，脾胃怎么也得适应一下。而且春天坚决不可以节食减肥、打禅七和辟谷。春天若伤了脾胃，四季都补不回来。

都说贫穷会限制人的想象，大家可能真不知道富人是如何花钱买罪受的。有位大师的禅七课七天十万元，就是关小黑屋，每天扔三颗枣进去。打完禅七的人出来看见万家灯火都激动得掉眼泪。这位大师总说自己108岁了，人也确实长得老，我好奇地问他："说实话吧,到底多大啦？"他说："道不言寿。"我说："得啦,咱们是兄弟姐妹,就别佛了道了的啦。"最后才知道，敢情他属马，比我还小两岁呢。可见人间真的是最好玩的地方。这么多年了，我见了奇奇怪怪的人物无数，有智慧的少，愚痴无数。

《伤寒论》里有两个方子，都对中焦脾胃有益，一个是理中汤，一个是小建中汤。从名称上看，理中就是治理调节，建中是培补、建设之意。先说理中汤吧，中焦，在上生肺金，在下克肾水，那些不孕不育的，一般先用理中打底，服过药后，男人的指征是先恢复晨勃，这就是身体在恢复到年轻状态。女的呢？多年不再想恋爱的事，突然间春心大动，想谈恋爱了，这不是也年轻了吗？这就是脾胃管四方之意。谏议之官，就是脾胃是观察问题的高手，同时又是解决问题的高手。

《伤寒论》说：理中者,理中焦。理中汤药有四味：人参、干姜、炙甘草、白术。

用理中汤，是让自己产生生气、生血的能力。它要生气、生血就要先除肿胀，因为湿气特别耗气耗血。人生都有事，都有想不通生气郁闷的时候，人人都有情绪，所以都有寒。要想生气、生血就要先祛寒和湿，所以有的人一吃理中汤,身体就开始肿和胀,或出现腹泻。可理中汤里没有腹泻药啊,这是因为湿气要么从皮走,从皮肤走,就是肿胀;要么从大小便走,从大便走,就是拉稀,屁还特别多。而且吃理中汤,还从原先食不下变成特别能吃了,更严重的反应是把心脏里面的病往外赶,赶到心包经时就出现"心憺憺大动",所以有人就害怕吃理中汤。反过来讲,理中汤是发症状最有力量的,而且也是驱病最有效果的。但因为吃理中汤发病反应大,所以大家一定要听医生的。

脾的问题有以下几种:

首先,脾主肌肉,凡是肌肉的问题,都是脾的问题。脾虚不脾虚,就看手指肚饱满不饱满,如果手指肚是皱的,就像洗完澡以后的样子,那就是典型的脾虚。其实很多人一减肥,手指肚就扁了,这就是伤脾了。

要是脾的功能很好,脸就很丰满,口唇也比较红润,吃东西也香;如果面黄肌瘦,口唇不红润、颜色特别淡,就是脾的运化能力出问题了。还有一类病在日常生活中特别多,比如说有的人以前挺精神,后来上眼皮就耷拉下来了,有人认为是自己老了,其实不是,是"脾主肌肉"的功能差了,属肌无力了,因为中医讲上眼皮就属脾。还有人早晚眼皮总是肿的,那是脾阳不振,湿邪化不掉。

一般什么会伤到肌肉?三个东西,风、寒、湿最伤肌肉。现在学院派按科研的路数研究风寒湿痹症,全是拿耗子做实验,就是把耗子扔在一个笼子里,然后用冷风吹,再放上冰块作为寒湿,看它们得不得风湿症。老鼠能跟人一样吗?还有,老鼠生完崽子后让它们母子分离,看老鼠得不得抑郁症。老鼠一窝生一堆,人一次就生一个,那能一样吗?!人一定会疯,而老鼠不会。这种科研不做也罢。

其次，脾在志为思，思伤脾。中国人思虑最多，所以有一本书在中国最火，就是《易经》。《易经》为忧患之作，当年周文王被囚禁在羑里这个小城的时候，因忧患而作六十四卦。羑里城盛产蓍草，据说此草有百年之寿限，故可以知百年之事，同时因为中空，有吸酒之功，便认为神灵已接纳了我们的祈祷，所以用之占卜，因此《易经》又称蓍草占。

思伤脾，还会造成痛风，痛风的始发点就是脾经大脚趾上的隐白穴，尤其是位居中层的人，过度思虑而又很难有结果，心情被憋，就容易患此症。世界不怕思索，怕"思而不得"，怕"欲之不得"。事儿，可以随便想，往高兴处想，往不高兴处想，都可以，但是如果达不成愿望，就会造成疾病，思而不得，欲之不得，人就愠怒、郁闷，就阻滞经脉。

西医认为痛风是一种嘌呤代谢失调的疾病，临床特点是血尿酸升高。过量的尿酸会结成晶体，沉积在关节内，引起剧痛。

痛风为什么会发于脾经呢？脾的运化力不够，寒邪就结晶。所谓养生，就是养肝和脾，就是养人的运化能力和代谢能力，肝就是代谢能力，脾就是运化能力，这两个能力强大了，人就少得病。说句实在话，中国人吃的东西太多了，太杂了，没有这两个能力，人就担负不起那么多东西。脾把中焦运化开了，四边都舒服，就是"见群龙无首吉"；如果中焦运化能力不够，四边全都被憋。

思，不是一件坏事，善思维，人就开阔，但强项有时也是弱项。如果思维过度，就伤脾。再者，脾主统血。关于血这个问题，中医里肝藏血，脾统血，心主血脉，骨髓生血。血就是精，就是阴，但是说到血的时候，西医会说血小板、白细胞、红细胞、干细胞，等等。中医分成阴和阳两个层面，血就是精，属于阴，是人体的物质系统；气就是阳，是人体的动力系统。西方人说血，由血管固摄；中国人说血，由气固摄。血之所以能疏布全身，就是气的带动，气为血之帅。气若把血气化了，就是"精"。如果气不足，血就黏稠，然后慢慢就堵塞了，出现斑块和败血，就是血栓。头部瘀堵了，就头痛，人体就以加压的方式来疏通，就是高血压。这时吃中药，就是要帮助疏通，于是头部又出现刺痛，有时还会胸闷气短，但如果能顺利冲关，血压自然就回落。

西医处理高血压，以及血栓、斑块，会做手术，消瘀消栓，医生做完手术会告诉病人不用再吃降压药了，病人挺高兴，但有些人不到一周就中风了。这又是为什么呢？中风一定是内虚，内虚的根本原因一定是精不足，手术只是把里面的瘀清除了，但没有解决他精不足的根本问题，也没有解决阳气不足的根本问题。精不足的话，气就是没营养的空转，空转，就是眩晕，空，就抵挡不住任何邪气。这时，有的人就有可能血压低。血压低是严重的精不足，有的人就会直接中风。

咱们以河流做比喻，河流遇到瘀阻时，有两个选择，要么绕道另辟蹊径，就是另建旁支系统；要么以更大的能量冲关，这就会产生疼痛。而后者，人是接受不了的，于是就会就医来镇痛，于是就抑制了生命的自愈系统。

河流不通的原因是什么呢？一是水流不清澈，上游植树少，所谓木克土，就是木把河岸的土锁住了，木不能克土，就会泥沙俱下，拥堵河道。所以如果只是通瘀堵，而不知上游植树的话，就不能从根本上治愈瘀堵。把水流瘀堵清除以后，要及时地补充营养，补血，补血的精，同时阳气要足，才能化精。原先说过，西医的大补法就是点滴输血，但如果输血太快，则来不及气化，也来不及把别人的血变成自己的精，再加上调元气来化精，快速损耗的话，就会全身冰凉，再严重，就会死亡。再有，输血还有排异反应，曾见过一个病人，一个上海的年轻姑娘，血小板低，于是就输血，输血后全身紫癜，为什么？她吸收不了，身上一块块的黑，尤其是大腿根部，最后还是吃理中汤慢慢好了。

河流不通的第二个原因就是气不足，不能带动水流，河流也会淤堵。气怎么就不足了呢？一是过度耗散，二是人体老化。

高血压为什么难治？首先血压高不是病，是人体的自保反应。但毕竟血脉有瘀堵了，瘀堵在膀胱经时，就是后脑勺发闷，头疼；肝阳上亢是气足血不足，肝胆往上带过了就是血压高。肝胆为什么会没有制约了？问题又在肾水，肾水在底下拽不住，它们就上去了。当肾水也衰退时，就是低压高，就是开始耗老本了。所以低压高又叫肾性高血压。高压高是心肝都有劲的象，低压高是肾已经没劲了。

治疗高血压有个攻病灶的问题。就是服中药后气血往上冲，或头痛。原先是头发木，现在是疼了，好事儿啊，但人没法接受。就算你提前告知病人：发一个病，走一个病，他发了病时，还是惊恐。这就是高血压难以治愈的原因。退休的老人好治一些，上班族不好治，一着急、一生气，血压就上来了。

但另一方面，是人的食欲好了。过去脾胃虚弱，第一吃饭不香，第二没食欲，不香已经降低了一个层次，再没食欲就是可吃可不吃了。按理说，有食欲，病就好治。

能吃了，但头痛难忍，怎么办？还得教育。治病过程，就是杀敌一千，自损八百。就是在治病的过程中，不是药在杀敌，而是药调动你自己的元气在杀敌。所以真正的治病，是最后病全走了，剩一项，你虚了。这时把脉哪哪都是通的，病全走了，但是他说我没劲儿了。这没事，不过到最后还要做好两件事，一是吃饭增气力、长精血，二是"大杖重履而步"。什么意思？就是拄一个大拐杖，脚踏实地地慢慢走。精，血，如果要在身体里动起来，也得靠气，否则就是死精，锻炼可以让精血一点点地生发起来。也就是，病全好了时，一要好好吃饭，二要慢慢锻炼。

肝藏血什么意思？脾统血什么意思？心主血脉什么意思？肝藏血，一是指肝精要足，二是肝负责血的疏布和运化。我们吃的所有东西的毒都要靠肝来代谢，我们情绪的所有负面的东西也要靠肝来疏泄。而这个疏泄的过程要靠睡眠和休息来完成，人若不休息，就劳累肝，就伤肝，最后就是肝肾衰竭，就有可能猝死。

脾统血就是统摄血液的流动，就是解决血往哪走的问题。为什么女子月经病，月经不下来或者月经不按时来，或者月经淋漓，要吃人参归脾丸？就是要增加脾的统血能力。或者有的人就是暗经，就是这个月没来月经，却流了鼻血，就叫"倒经"，这个病专门从脾治，因为这是脾统血出问题了。

暗经和闭经不一样，闭经就是没来，比如说现在很多年轻姑娘，高考的时候不来月经了，但是不跟父母说。有女孩子的妈妈一定要有一搭没一搭地问一下孩子月经正常吗。月经是特别重要的一件事，有的女孩子老不来月经，人就容易躁，情绪化，特别爱莫名其妙地哭，实际上是寒气把热血包住了。还有一种女孩子特别虚弱，慢慢里面就枯了，这就是血枯症。这种特别难治，那种憋在里面的好治，要么小柴胡汤，要么通脉汤，只要一吃，然后坚持一个月，后面月经就都正常了，但是血枯症不好治，因为生血的能力没有了。

为什么对女人来说月经特别重要？就在于每个月女人的阳气阴气要足，

卵子才能够成熟，才能出来，然后身体为它建一个窝，那个窝就是子宫内膜。那个窝建好了，卵子出来在这安家，如果有精子来了它就和精子结合，形成胎盘。但是如果没有遇到精子，这个美丽的卵子就孤独寂寞，白来人世这一趟了。然后内膜就脱落了，就是月经。

有人问绝经怎么回事。绝经就是阴血阳气都弱了，人体的自保就开始了，这时保命比生育重要。如果这时非要用激素的方法来保持月经，就属于重调元气法。

而心主血脉，就是心能是全身气血的动力，心脏功能好不好，全在能不能把气血打到末梢，别以为手脚冰凉只是手脚冰凉，手脚冰凉和手脚麻木，是心脏的问题。

看诊的时候，握握病人的手，好多事能够明白。手脚冰凉就是心脏力太弱了，说句实在话，这种人也容易血压出问题。心脏力弱就不能把气血打到头顶，因为头顶是人体末梢；阴部也是末梢，就会宫寒；脚底也是末梢；皮肤也是末梢，只要是体表，就全是末梢，后背是末梢，后背怕风怕寒，也跟心脏的功能有关。就是少阴心肾和太阳膀胱的问题。全身麻、手指麻、脚麻、头麻，全是心力变弱。有人说，脚到了半夜也暖和不过来，那是治脚还是治哪里呢？当然是治心肾。手脚不冰凉了，意味着心脏功能好了，主明则下安。

把这些概念都弄明白了，才能理解治疗的意义。血不足，就是精不足，严重精不足，就是生命管道里面是空的，就是血虚生风。有人说空了就填精呗，喝当归水行吧？当然不行。填精第一要务是吃饭，五谷是植物的种子，最容易化成精。当归归肝经，但如果肝经瘀堵，当归水也进不去啊，而且无力化精的话，这些补药也会形成新的瘀堵，反而对生命造成损害。把这个道理弄明白了，也就不乱吃所谓的补药了。

我们来看一下足太阴脾经循行。

脾足太阴之脉，起于大指之端，循指内侧白肉际，过核骨后，上内踝前廉，上腨内，循胫骨后，交出厥阴之前，上膝股内前廉，入腹，属脾络胃，上膈，挟咽，连舌本，散舌下；其支者，复从胃别上膈，注心中。

咱们一句句分析啊。

脾足太阴之脉，起于大指之端。脾经的起始点非常重要，起于大趾之端隐白穴，趾甲角旁开0.1寸，是脾经井穴。为什么叫隐白？隐，隐秘、隐藏也；白，肺之色也，金气也。有土生金之意。现代常用于治疗功能性子宫出血、上消化道出血，为什么能治各种出血症？因为脾主统血。又可以治疗急性肠炎、精神分裂症、神经衰弱等。配气海、血海、三阴交，主治月经过多；配脾俞、上脘、肝俞，主治吐血；配大敦，治疗昏厥。此穴也是痛风病的起始点。人老时，大脚趾会没有知觉，所以常按摩为好。

过核骨后，上内踝前廉，上腨内，循胫骨后，交出厥阴之前。就是从隐白往内踝走，再沿踝骨、胫骨往上走，与厥阴肝经相交。痛风也是，先隐白肿痛，然后脚踝肿痛。治病呢，就是把病一点点往人体末梢赶。而且痛感也有变化，从麻木到痛是好事，从没有感觉了，到又开始疼了，就说明精足了，开始攻病灶了。

上膝股内前廉，入腹，属脾络胃。"上膝股内前廉"，其实就是到了大腿根内侧，年轻时候脾气足的人，这里一边一块大疙瘩肉，裤子会被磨破。这里足的人，心气足、脾气大。然后脾经就入腹到腔子里面了，属脾络胃，就是脾胃相表里。

脾经因为在大腿内侧，所以不好锻炼，不像膀胱经，压腿就行；胃经，跪着就行。脾经呢，就得靠按摩。

这里边有几个非常重要的穴位：隐白、公孙、商丘、三阴交、阴陵泉、血海。公孙：位于足内侧，第一跖骨基底部前下方凹陷处，正当赤白肉际。可艾灸5～10分钟。主治脾胃、肝肾及经脉所过部位的疾患，如呕吐、呃逆、反胃、噎膈、腹痛、胃脘痛、食不化、肠鸣、痢疾、黄疸、水肿、眩晕等。商丘：位于足内踝前下方，当胫骨前肌腱内凹陷处。可艾灸5～10分钟。主治脾胃及本经脉所过部位的疾患，如呕吐、吞酸、胃痛、腹胀、黄疸、食饮不化、肠鸣泄泻、痢疾、嗜卧、舌本强痛、梦魇、癫痫、疟疾等。三阴交：位于内踝尖直上3寸，当胫骨内侧面后缘处。可艾灸10～15分钟。这是个常用的穴位，主治脾胃、肝肾及本经脉所过部位的疾患，如水肿、月经不调、经闭、带下、症瘕、血崩、血晕、阴茎痛、小便不利、遗精白浊、癫痫、不眠等。阴陵泉：位于膝下内侧，胫骨内侧踝下缘凹陷处。可艾灸5～10分钟。主治脾胃、肝肾、少腹及本经脉所过部位的疾患，如腹痛、腹胀、食欲不振、水肿、黄疸、霍乱吐泻、小便不利或失禁、遗尿、月经不调、痛经、遗精、阳痿、膝痛、脚气等。血海：屈膝时，当股骨内上缘股内侧肌隆起处。正坐屈膝取之。可艾灸5～10分钟。也是常用穴位，主治月经不调、崩漏带下、经闭、痛经、产后血晕、阴部瘙痒、浑身疥癞、两腿疮疡等。按摩脾经，就是沿着这些穴位按摩，身体的很多不舒服都能得到解决。没事把脚放到膝盖上，腿横放，然后两手大拇指沿着骨头缝一路推上来即可。

为什么不教大家扎针呢？扎针这事吧，还真得师父带。首先，没有指力不行，自己给自己扎针，怕疼，反复在皮毛上点刺，就伤肺气。扎针需要懂气机，同时需要果断，针进到几分，就治几分的病。比如进到皮毛，就只治肺病，哪怕扎到脾经上，浅刺也只治肺病；扎到肉里面治脾病；贴骨针刺，则可能影响到肾。这些，一般师父不教，自己得慢慢悟。

上膈，挟咽，连舌本，散舌下。这句非常重要。上膈，膈肌，是上下分界的一个地方，膈肌只要往下一垂，人就会出很大的问题。前面说过，膈肌恰恰是女子胸罩下沿所对应处，从这就开始分上焦和中焦，膈肌以上是上焦，从膈肌到肚脐是中焦，肚脐往下是下焦。很多经脉都要走膈，胸闷气短，就是膈肌无力。没事时，有意地练习一下呼吸，就是在锻炼膈肌。

挟咽。凡是咽喉两边疼痛，比如咽唾沫疼，就是脾病。我们总结一下哪些经脉跟咽喉有关啊，大肠经"上颈贯颊"，所以会有喉痹，胃经"循喉咙"，小肠经"循咽"，肾经"循喉咙"，三焦经会"嗌肿喉痹"，肝经"循喉咙之后，上入颃颡"。由此可见，造成咽喉肿痛之病，至少跟脾经、大肠经、胃经、小肠经、肾经、三焦经、肝经有关，甲亢、甲减等也要从这些经脉分析才是。其中，跟咽有关的是脾经、小肠经，跟喉咙有关的是胃经、肾经、肝经等。咽是上口，喉是中间这个腔子。咽吐沫就疼，是咽的事，不是喉的事。但咽部发紧、痉挛这事，跟心脏有关，比如心梗发作，会咽紧，嗓子眼被憋，而不是喉咙紧，所以心脏病发作时，人们会捂着胸口，还会捂嗓子，这就是说心脏病一定跟脾病有关。

连舌本，散舌下。连舌本，舌为心之苗，脾经连舌本，散舌下，心脏病发作时舌头卷缩，发音不清，病根儿在脾。

其支者，复从胃别上膈，注心中。是说脾经另有一支脉，从胃上膈，直接注心中。这也是脾胃病与心脏病的最具体的关联。在这里，脾经有个穴位值得关注，就是大包穴，位于侧胸部的腋中线上，当第六肋间隙中。

可以按揉和艾灸 5～10 分钟。主治气喘、哮喘、胸闷、心内膜炎、胸膜炎、肋间神经痛、胸胁病、全身疼痛、四肢无力、食多身瘦。每天坚持按摩该穴位，具有丰胸美容的效果。具体方法如下：首先，双手按住大包穴后，从胸外侧向内推压胸部 36 次；其次，手掌按住大包穴，再旋转推压 36 次；最后，用手指搓揉大包穴 36 次。对乳腺结节等也有疗效。脾主思，过度思虑，或脑瓜不灵活，凡事往轴里想，就先憋在这里。

下面讲一下脾经经证。

是动则病，舌本强，食则呕，胃脘痛，腹胀，善噫，得后与气，则快然如衰，身体皆重。

《灵枢·经脉》说：脾经经证，一旦脾经得病，先是"舌本强"，就是舌本僵硬，舌头的软硬跟脾有关。舌头如果特别灵活，巧舌如簧，至少这个人心思活，很聪明，反应快，因为舌为心之苗。

食则呕，胃脘痛。有人一吃东西就呕，胃气不降，人则呕。胃脘痛，就是有寒。胃这个区域，有三个穴位，分别叫上脘、中脘、下脘，但它们不属于胃经，而是属于奇经八脉之任脉。同时中脘既是足阳明胃经的募穴，也就是足阳明胃经经气汇聚处；又是八会穴之一（腑会中脘），属于六腑经气交会的地方，也就是六腑的病，这里都管。中脘穴还是任脉、手少阳三焦、手太阳小肠、足阳明胃经之交会穴。可见此处在全身经脉的重要意义。中脘穴主治疾病为消化系统疾病，如腹胀、腹泻、腹痛、腹鸣、吞酸、呕吐、便秘等，此外对治疗一般胃病、食欲不振、目眩、耳鸣、青春痘、精力不济、神经衰弱等也很有效。中脘穴可以把上焦、中焦和下焦的问题都解决了，这也是我强调灸中脘穴的原因。

中脘穴在剑突和肚脐连接线中点，很多人这个穴位都有硬硬的感觉，这就是气机不通。但针刺这个地方要小心，古代这个穴位又叫"胃管"，在《华佗传》里就记述过一个案例："督邮徐毅得病，佗往省之。毅谓佗曰：'昨使医曹吏刘租针胃管讫，便苦咳嗽，欲卧不安。'佗曰：'刺不得胃管，误中肝也，食当日减，五日不救。'遂如佗言。"是说有一医生给病人扎针，本来是要扎中脘，却扎在了肝上，于是这个病人就死掉了，华佗也救不得。所以大家对针灸别太大意，扎四肢没问题，前胸后背都要慎重。

腹胀。是因为脾不运化。现在饭后腹胀的病人太多啦。凡是有脾胃疾患的，比如嗝逆、胃炎、口臭、腹胀等，还有抑郁症、髌骨软化症、癫痫病等的，都可以坚持灸中脘，灸之前先把中脘揉开，以周边有红晕，内里暖洋洋为好。第一次最好灸的时间长一些，出点汗才好。用药可以是理中汤加黄连。

善噫。就是总打嗝，总之是膈肌无力，可以刮云门、中府。中府、云门两穴，虚证都喜欢按，而实证都怕碰，一碰就叫唤。虚证呢，就手法重一些；实证呢，就手法轻一些。按揉和刮痧此两穴，能够舒达内脏抑郁之气。其中，中府主内、主合，云门主外、主开；中府治肺郁之症，偏重在肺气虚，云门治气不得外宣之郁，通经行气居多，好比使阴滞之气，化成云朵而行空宣散，畅达于阳。这些地方一般不宜扎针，所以用砭石刮刮反而更好。

"得后与气，则快然如衰"，是什么意思？没有一个字不认识，可不见得认得字就能够看懂古文。"得后与气"，后，就是肛门，得后与气就是拉便便后还放屁。"快然如衰"，就是拉屎放屁后人就舒服了，好像松了一口气，有点衰疲的样子。有的人肚子胀得难受，可以学猫伸懒腰的样子，上床撅着，一定是趴着把腰塌下去，只有屁股顶上来，这才叫撅着，你就这么撅一会儿就会放屁。

现在很多人不放屁了。有的人吃了理中汤后臭屁连连，没完没了。有些人就接受不了，我说这臭气在你身体里留着，你就接受得了？又不是什么好东西，放就放吧，大不了这几天别见人。吃理中汤就会除秽气、腐气，然后就是狂困，不分白天黑天，这时最好就是赶紧睡，睡他个昏天黑地，可以把原先身体的损失都补回来。如果不睡，就没办法去病了。其实，吃药吃到这个境界是最佳境界，无论如何大睡三天，就是脱胎换骨，可好多人连这个都接受不了，说你耽误他上班挣钱了。

"快然如衰"，指拉屎放屁后特痛快，但没劲儿了。有一个学员跟我说，曲老师我没劲了，老放屁，放得我都没劲儿了。这就是"得后与气，则快然如衰"。

这段的最后一句是"身体皆重"，这是脾病的一个特点，身体老觉得沉，脾气不升，人就湿气重，湿气重，身体就沉重。胃脘部全憋了，这是气机上下交通出问题了。这个时候一定要通过打嗝、放屁来释放一下。按摩的时候人会打嗝、放屁，就是气通了。

《黄帝内经》说：诸湿肿满，皆属于脾。说的是湿邪会引发水湿停滞、浮肿胀满之证，这些病都与脾相应。湿邪会导致四肢沉重，周身感觉冷并且肌肉酸疼。最关键的是，湿邪最难去掉。水湿初起，上眼皮肿；发展途中，则咳嗽，咳嗽是想把湿邪宣出；等到出现面色苍黄、阴股间寒冷、脚踝肿、腹大时，水湿已成气候，则难治矣。湿邪滞留于肠外，则是息肉；在子宫，则为囊肿、肌瘤。

治疗湿邪的时候，有一个要点，因为风湿之邪留着关节，若一味地猛力驱散，风邪易去，而湿邪却不易尽除。《金匮要略》说："汗大出者，但风气去，湿气在，是故不愈也。若治风湿者发其汗，但微微似欲出汗者，风湿俱去也。"此句是祛风湿的要点，要牢记。

具体方药，可以参照我讲的《伤寒论》。

下面讲一下脾经里证。

是主脾所生病者，舌本痛，体不能动摇，食不下，烦心，心下急痛，溏瘕泄，水闭，黄疸，不能卧，强立股膝内肿厥，足大指不用。

脾病的重症就是"舌本痛"，如果有人说舌头疼，马上要反应这是脾病。舌本痛，首先跟心血不足有关，但脾经"连舌本，散舌下"，舌头运动不灵活，外加运动疼痛，就是脾经病了。俄语有个卷舌音，非常锻炼舌头，舌头的灵活，对心脏有好处。

体不能动摇。因为脾病在两髀，也就是两胯。反过来讲，要想治脾病，先开两胯。我不知道有没有人做过这样一个调查——为什么全世界芭蕾舞跳得最好的是俄罗斯人和法国人。据说法国人在出生以后第一件事就是开胯，说这样有利于跳舞，反正小婴儿那时经脉骨节都是活的、柔软的，可以随便摆弄。总之，法国人的身材普遍挺好，不知是否跟这个有关。

在中医，糖尿病也属于脾病，所以动两胯就是健脾。比如跳芭蕾、跳肚皮舞啊，转8字也成。糖尿病病人通常是上半身有汗，下半身不出汗，就是上下不交通，如果通过转胯把下半身的汗练出来，基本上血糖就正常了。

怎么出汗算好？一定是从头到脚微微出汗，有的人出汗只出上半身，那就是上下交通的能力差了。有人只是头上出汗，脖子以下不出汗，属于阳虚。心主血脉，心脏就像一个泵，这个泵可以把血一下打到所有的末梢，这个泵往头上打，也往脚上打。如果是腿不能出汗，脚不能出汗，甚至手脚冰凉，说明心力弱，小婴儿身上、脚上有香气是因为还没沾五谷杂粮。年轻人身上有味道、有脚臭，是代谢快、身体好。如果身上没味了，或有淡淡的腐味，说明气血已衰败，比如老人。

食不下。现在很多人有"食不下"的症状，只是为了吃饭而吃饭，没有食欲。这是因为脾的运化力弱，脾阳虚。还有一些孩子只吃"鬼食"，就是深夜大吃大喝，第二天早晨起不来，到下午才醒。久之，自然没有食欲。其实，对饮食的热爱，也是对生活的热爱的一种，能吃，也是种幸福。

为什么有些人早上起来没有食欲？真的跟经脉不开有关。你夜里如果没休息好，全身经脉可能都舒展不开，早上起来自然没食欲。凡十一脏，皆取决于胆，胆的生机不启动，早上的食欲也不强，如果这个时候胆汁开始分泌了，你就会有饿感；如果这个时候胆汁不动，你就没有饿感。

烦心。在《伤寒论》里，一沾这个"烦"字，就不好办。"烦"，从"火"从"页"，就是火上头之意。在《伤寒论》里，"烦躁"是一个指标性的东西。人呢，不怕失眠，能够安安静静想一些浪漫的事，也很美好。但如果睡不着还烦躁，就麻烦了。烦应在心病上，躁字从"足"，应在肾上。心肾不交，人的失眠就进入困境了。

烦躁，不仅是气的问题，还有精的问题，精严重不足就会烦躁。如果只是"虚烦"不眠，可以用"黄连阿胶鸡子黄汤"。

黄连阿胶鸡子黄汤对治哪种失眠呢？对治那种白天容易困，而晚上又睡不着的。这是因为阳不入于阴，夜里安静，气过来了，人就多思，不躺下还不想事，一躺下反而浮想联翩，有的没的全来了。哪怕睡下了，也是多梦。这是阴血不足，收摄力就不够，阳不入于阴，这时不仅失眠，还有点虚烦，甚至心慌，可以吃几服黄连阿胶鸡子黄汤。

《伤寒论·辨少阴病脉证并治第十一》：少阴病，得之二三日以上，心中烦，不得卧，黄连阿胶汤主之。即，这方子专治虚烦失眠的。心火不降，则心烦，而且越到晚上心越烦，越躺越睡不着。

黄连四两、黄芩二两、芍药二两、鸡子黄二枚、阿胶三两。

上五味，以水六升，先煮三物，取二升，去滓，内胶烊尽，小冷，内鸡子黄，搅令相得。温服七合，日三服。

先煮黄连、黄芩、白芍这三个药，然后把阿胶打得碎碎的，用煮好去渣的药汤冲阿胶，充分搅拌。再打两个生鸡蛋，把蛋黄专挑出来，放到药汤里，继续搅拌，服下。这个煮药法大家一定要记住。至于药量呢，每个人都会不同。这药，苦香苦香的，好喝。

这个方子，是用黄连祛心中邪火，收敛少阴心的虚烦，吃了就不烦了。黄芩呢，清肺，升而主降，也降虚火；白芍平肝。这个方子最绝的，是用阿胶和鸡子黄这两个血肉有情之品，补心肾之阴。用阿胶收敛心火外越，兼补心血之虚。这方子最妙的，是用鸡子黄，我们都吃过煮鸡蛋吧，看过鸡蛋黄里有个小孔吧，就这小孔可以补空灵之窍。古人说，心有七窍，因空灵而称之为心灵，这个空灵一旦虚损，最难补救。天地之间，唯有鸡子黄中间之空窍与之相应！因此，不得不赞叹张仲景的奇思妙想。今人都忒自大，张仲景的原意还没弄懂，就在他的方子上乱动手脚，乱加乱减的，真是愚昧又可恨！

睡眠呢，要注意以下几点：1.需要心的内敛。2.需要肺的肃降。3.肝魂要内收。4.心窍宁静。这四项都做到了，一定睡得昏天黑地。据病人反映，服药后秒睡的，一个是白通汤，一个是黄连阿胶鸡子黄汤，推都推不醒，可见心肾相交之力道。

烦躁，还有一个象，就是"腿不安症"，刚开始一般先是抖腿。有一次坐飞机，旁边坐一个男的，他一直抖腿，我开始以为是飞机抖呢。其实他就是害怕，精不足则善恐。这种人先是烦，然后会突然发脾气，事后就后悔，过一些日子精更不足的时候，连脾气都不发了，就抑郁。精再不足的时候，就开始想死亡这些事了。

心下急痛。因为脾经"连舌本，散舌下"，舌为心之苗，所以会出现心梗等心下急痛问题。心脏病人有时在医院里会被当脾胃病误治，其实，脾病造成的真心痛才是心脏病，而在心经里却没有明显的心脏病症状。这种人刚开始会心烦意乱，有心里发空的饿感，继而有心神飘散的象。

脾病还有一个症状"溏瘕泄"，一天到晚腹泻。拉稀实际上是一个严重的脾病，老拉稀就把人体的营养全拉走了。拉稀跟以下三点有关：1. 胃寒，则不能腐熟食物，人就下利清谷。2. 脾寒，寒凉伤了脾阳，水谷不化，有的人是腹胀，有人是直接拉稀。3. 大肠寒，大肠主津所生病，津的功能不足，人就腹泻。这么说吧，小肠虽然负责分清泌浊，但还是会连汤带水地把人体之渣滓输送给大肠；大肠极憨厚，一定会把液津回给小肠。但如果大肠津的功能出问题了，粪便在肠道滞留会被二次吸收，由此产生的毒素会损害肝脏功能，影响内分泌，导致皮肤粗糙、长斑、长痘等。阳明燥金收敛过度，津出的液太多，人就便秘；津得不足，人就拉稀。为什么"壮汉抵不住三泡稀"？就是拉稀会导致营养液严重流失，人就没力气了。人腹泻久了，就伤三焦气化，三焦之火也随着肝木陷下，若无火邪，痔疮不至于发作；等三焦火一来，积聚肛门，形成热肿，痔疮就发作了。

《伤寒论》治疗腹泻有几条：下利清谷，里寒外热，汗出而厥者，通脉四逆汤主之。

下利，腹胀满，身体疼痛者，先温其里，乃攻其表。温里宜四逆汤。

少阴病，下利，白通汤主之。

常年腹泻是必须要治的一个病。因为腹泻不仅会造成营养流失，还有可能导致肠道大病，也就是溃疡性结肠炎和肠癌。

就说下"溃疡性结肠炎"吧，血性腹泻是最常见的早期症状。其他症状依次有腹痛、便血、体重减轻、里急后重、呕吐等。西医认为溃疡性结肠炎的病因不明，基因可能是一个因素，心理因素在疾病恶化中具有重要地位。对此，我非常赞同西医所言心理因素与此病的相关性。

先说病因。1.寒性体质加上自身免疫力低。2.大量吃寒性的东西，比如雪糕、冰镇啤酒、凉菜等。这也是这类病的患者以年轻人为主的原因。3.熬夜过度，饮食无规律。4.烦劳太过，过分透支体力。5.常年心情不畅、爱生闷气、脾气急躁。治疗无非是先改习性，然后祛寒邪，改变肠道环境。像这种病，就不是哪个方子能解决的问题，必须面诊把脉后确定。

水闭，黄疸。水闭，就是小便不通，这也是脾病。憋在里面就是黄疸，婴儿黄疸就是脾病，就是因为小孩的运化能力太弱，脾就主黄色，所以叫"黄疸"。

《伤寒论》治疗黄疸用茵陈蒿汤。原文是："但头汗出，身无汗，剂颈而还，小便不利，渴引水浆者，此为瘀热在里，身必发黄，茵陈蒿汤主之。"此方三味药：茵陈蒿、栀子、大黄。服后"小便当利，尿如皂荚汁状，色正赤，一宿腹减，黄从小便去也"。此方有趣的是，阳明热从燥化，则大便干燥，小便多；阳明热从湿化，则小便少，大便不干燥。湿热搏结在内，就是黄疸形成的原因。茵陈清热利湿，黄就从小便走了。

关于小便这事，有人问：能否请老师详解尿淋漓、尿憋不住、尿失禁、没有尿这四种的病因？

▶《黄帝内经》说，肾与膀胱相表里，就是少阴与太阳相表里。就撒尿的问题而言，膀胱气化好，肾精足，人撒尿就痛快；而人老了，肾精不足，气化无力，人就尿淋漓，或者尿失禁，或者尿不出。

《黄帝内经》说，肾与膀胱相表里，就是少阴与太阳相表里。就撒尿的问题而言，膀胱气化好，肾精足，人撒尿就痛快；而人老了，肾精不足，气化无力，人就尿淋漓，或者尿失禁，或者尿不出。具体而言：尿淋漓，属于气化无力；尿憋不住，属于阳气固摄能力差；尿失禁，属于阳气固摄能力更差，已经无法控制了；没有尿或尿不出，属于全无气化。还有一种：小便数而欠，就是次数多，尿少，属于肺气虚。

小便不利，也分实证、虚证，实证小便量少、热赤、频且急而滴沥不畅，甚至尿闭不通，小腹胀满，或疼痛、口渴、便秘、苔黄腻、脉滑数，宜养阴、清热，这种情况，导赤散主之。虚证小便滴沥不爽，排出无力，甚或不通，面白、腰冷、舌质淡、脉沉细，宜补肾温阳通窍。

如果出现癃闭、小腹胀痛、撒不出尿等问题，日常生活中还有些小办法。

比如阴阳熨脐法：用一斤葱白（葱最前面最白的那段），把葱须子去掉，捣烂加麝香（麝香主通窜、开窍的，因为不通才会胀痛），用纱布包好，分成两包。取一包放在肚脐（神阙穴）上，用热熨斗熨，不要烫到皮肤，五分钟后再换一包用冷熨斗熨。反复交替用冷热熨斗熨几次。

这就是运用了"热为阳，冷为阴"的道理来治病，故名阴阳熨脐法。这种方法对治疗尿不出、癃闭的问题很有效果。

另外还有外达法：比如有的人在外面冻着了，回家后撒不出尿来。人冻着以后，本该上厕所的，可因为气化不足，导致憋在里面尿不出。对于这种受了寒邪之后的尿不出、癃闭的问题，有一种更简单的治疗方法，就是用葱白煎成一锅汤，倒入桶里，人在里面泡着，水要没过肚脐，泡着泡着身体就开始冒热气。如果这时候有了尿意，就尿在桶里，因为人一旦出来后就会感觉到冷，尿就又憋回去了。

不能卧，强立股膝内肿厥，足大指不用。不能卧，就是不能躺下，躺下就难受。"强立"，勉强站立，"股膝内肿厥"，也就是沿脾经腿内部肿，没有感觉，这是明显的老年病，很多老人四肢都是肿的。中医在治老年病上应该是非常有效的，具体的可以去听我讲的《伤寒论》。

老人家身上有两个气不好，一个是贪，一个是怨。贪什么呢？贪寿，然后就贪药物，大把大把吃药，吃保健品，把五脏六腑弄得乱乱的。所以孔子说，老，要戒贪。另一个是怨气重，怨天怨地怨儿女，一生没活痛快过。西方也讲，最佳的养生方法是跟小孩子待一块儿，所以要把老人院和幼儿园放一起。老人、小孩白天在一起没事，更多的是小孩的天真修复老人，绝对不是老人修复孩子。但晚上不能在一起，否则老人身上的怨气会使小孩虚弱。我倒觉得老人家应该养个宠物，因为宠物的智商跟三四岁的孩子差不多，三四岁的孩子是最可爱的，会让老人异常欢喜。

而且，老年病，最关键的不是治疗，而是养护。我说过，治病都要调动元气，老人家元气不足了，之所以得病也是元气虚弱的表现。所以，与其治疗，不如好好养护，肿了胀了，好好按摩，好好艾灸，比乱吃药好。

足大指不用。脾经起于足大趾隐白，足大趾僵硬没感觉，就是脾病，不用就是不会动。怎么办？练习方法是，没事脱了鞋在那摇大趾，或大趾、二趾相搓，不仅通脾经、健脾胃，还防老年痴呆。如果小孩子不爱吃饭，也可以帮他活动大脚趾，脾经慢慢运化开了他就吃饭了。要不就给他按摩肚子，小孩子的病，按摩最好。但大人急啊，动不动就上药。

有人问，如何健脾？答曰锻炼。那有人说我老做家务，也出汗，也挺累，是不是等于体育锻炼？不是，做家务绝对不是体育锻炼。因为人在做家务的时候心中有怨气，再说，女人与灰尘作战，与皱纹作战，是最徒劳的两件事，只要心中有怨气，只要觉得自己的劳动不被尊重，再苦再累，也不是体育锻炼，因为没有办法通经脉。

真正的锻炼，是怀着悠然的心，在阳光下的运动。比如"八段锦"之"调理脾胃须单举"，左右两手交替上托，通过左右上肢一松一紧地上下对拉，可以牵动腹腔，对脾胃起到按摩作用。同时，对两胁的经脉也能起到很好的调理作用。

两胁是肝经、胆经循行的部位，所以"调理脾胃须单举"这个动作首先是调理肝胆的。那为什么这个动作叫"调理脾胃"呢？因为要想调理脾胃，核心在于调理肝胆。

中医的理论基础在于阴阳五行。从五行的相生相克来看，木克土，肝胆是木，脾胃是土，肝胆会克制脾胃。所以，如果不想让脾胃这个土被肝胆这个木克，首先需要锻炼好肝胆，让肝胆宣开。

通过双手对拉，交替上举、下按，可抻拉两胁的肝经和胆经，从而达到养护脾胃的功效，这就是"调理脾胃须单举"的核心。

好，脾经的问题就此讲完了。

五

肾者，作强之官，伎巧出焉

《灵兰秘典论》认为肾叫"作强之官,伎巧出焉"。心,君主之官,好理解,心是君主,肝是将军,脾是监察官员,肺是宰相,都是有固定名称的,都好理解,突然来个"作强之官",具体职位是干吗的?不好理解。

我径直打个比方吧。这个"强"就是"强有力"的意思。先说春秋时代一件有趣的事儿吧。那时人们打仗不是骑在马上作战,而是或坐或站在战车里。为什么呢?因为上古以裙装为美、为尊,所以古人一直不会把裙子做成裤子,男女只能都穿裙装,而穿裙装不便于骑马。打仗时,君主和将军们穿着裙子或坐或站在战车里,战车上一般有三个人,中间是车夫,"左边为尊",为君主,右边即车右,就是武士,由大力士充任,也就是"作强之官",是保护君主或将军的。大力士除了护佑君主以外,还有一个作用,就是在打仗的过程中,如果战车陷到沟里泥里,他一定要把它扛出来,所以他必须是大力士,必须有劲。这实际上与我们的肾功能相类:第一,要护佑君主(心);第二,要有力气;第三,不是光作强就可以,还得有创造力,可以出"伎巧"。

所以这个作强之官,打仗的时候保护君主,不打仗的时候,就相当于九门提督吧,保护君主和皇城。

强,从弓,就是弓箭,要拉弓射箭首先要有力气。所以"强"实际上就引申为特别有力,是肾气足的表现。人们的力气或者"劲"都是从肾来的,也就是从腰来的。人有没有劲,其实全看腰有没有劲。如果肾已经虚了,人就会老哈着腰，这是肾气大伤的象，就是肾护佑心的功能出问题了。

"伎巧出焉"又是什么意思呢？伎巧，指肾精能出技巧，就是父精母血能孕育胎儿，这个"伎巧"是出乎我们想象的，是天地之造化，所以又叫"造化形容"。什么叫"造化"？就是不可思议，伎巧就是指创造力，这种先天的创造力有一个特点就叫不可思议。这孩子最终像谁，都是老天的造化，都是天意。在五脏当中，真正能创造生命的，是肾精。比如精子、卵子这些，可以创造一个新生命。

再者，肾精如果足，而且气化功能强的话，精就可以上输于脑，就是练功或道教里面所说的"补精还脑"，就能强化此人惊人的创造力。肾精足，大脑、小脑作用强，人就才思敏捷，心灵手巧，这也是"伎巧出焉"。如果大脑迟钝，智力发育迟缓，一是肾精不足，二是阳气不足。治疗，也要从这两个方面入手，一是强肾，二是壮阳。

关于肾，有几个要点：

1.肝肾同源。2.金水相生,肺金生肾水。3.心肾相交。4.肾与膀胱相表里。5.肾司二便。6.肾神为志。只要是肾的问题，就要从这几个方面考虑。

先讲肝肾同源。肾水是肝精的源头。肾精不足,则肝阳上亢,就是血压高。不仅高压高，低压也高。

"八段锦"里的"攒拳怒目增气力"这个动作，马步，就是强肾，就是要把精气灌输于肾，手攒拳就代表着肝的握力，所以这个动作就是"肝肾同源"的表证。

说到攒拳，就要谈一下癫痫病。

有一个孩子，西医一会儿诊断为癫痫，一会儿诊断不是癫痫。因为癫痫一般会有脑子里的问题，如果检查后脑子里没有发现异常，就不好确诊。

因为西医不讲"气"这个概念，就不好判断是普通抽搐还是癫痫。

这孩子犯病的时候有几个问题：第一，夜里1～2点犯，有点抽搐；第二，犯病时攥拳，同时牙关紧咬；第三是季节轮换的时候多犯病。通过这三个要点，我们首先要知道这是一个肝病，为什么是肝病？1～3点是肝经当令，胆为少阳，肝为厥阴，从阳入阴之时，气机被憋，所以犯病。犯病时攥拳，用《黄帝内经》原话就是肝"在变动为握"。攥拳和攥不了拳，都是肝病，能够收放自如肝就没病。换季的时候发病频繁，前面我们讲过了，少阳与厥阴相表里，二者同为枢纽，所以，还是肝胆的问题。有人说，肝病就换肝呗，但这是个气机病，换肝没用。

孩子出现抽搐，跟孩子发育过程中的阴阳不平衡有关。我们中国人称之为"抽风"。大人的神经系统平稳了，所以大人发烧少见"抽风"。小孩子高热很容易"抽风"，其表现是抽搐，是气机病，而不是癫痫，癫痫一般脑部有器质性病变。从治疗上说，"抽风"抽搐，从调理气机治；而癫痫，则要考虑到脑部病变的问题。还有一点，"抽风"，随着孩子长大，会慢慢平息，与其乱治，不如慢慢等孩子长大。但家长急啊，总怕孩子抽傻了，所以会乱治。

癫痫，即俗称的"羊角风"或"羊痫风"，西医说是大脑神经元突发性异常放电，导致短暂的大脑功能障碍的一种慢性疾病。在中国，癫痫已经成为神经科仅次于头痛的第二大常见病，所有的癫痫病人到医院都要做脑部检查，看有没有脑部异常。而且这个病总犯，也肯定伤脑。

导致癫痫的脑部异常有脑损伤、脑部感染、脑部肿瘤等，这里所说的脑部损伤是怎么导致的呢？有可能是生产时缺氧或者头部被挤压等造成的创伤。幼儿摔跤如果伤及头部，也可能导致癫痫。其实就是对家长自己懒惰的惩罚。孩子嘛，小时候疏于管理，大了你还得管，背着抱着总是自己的"债"。西医的原则，要么癫痫治不好，要么动手术，动脑部手术，家长一般都拒绝。

因为癫痫有时候跟头部摔伤有关，所以带孩子一定要小心，尤其是保姆带，或者在幼儿园，你真的不知道孩子摔没摔过、摔得厉害不厉害。有的孩子生下来挺好的，后来突然就癫痫，或傻了，真的跟脑子摔过有关系。一般说小孩自己摔倒还问题不大，不是说有土地婆婆接着嘛，但有些邪恶的保姆摔打孩子就是另一回事了。还有的保姆为了求安静，就给孩子喂安眠药，也挺可怕的。所以，孩子最好自己带。现在的人，有的真是没有底线啊，比如殴打老人和孩子的保姆，就是天性邪恶。

有人说，修行的第一条先别作恶，我想我是不用修了，因为我连作恶的念头都没有。人，为什么要作恶呢？！据说很多小时候被霸凌的孩子、霸凌别人的孩子，长大都会出一些问题，所以我们一定要真切地关怀孩子，一旦有霸凌问题，必须解决。我个人，对凌霸和家暴，零容忍。我希望大家也如此。

在中医眼里，癫痫要么是寒凝，要么是痰。我治的最严重的一例癫痫病人，一天会犯五六次。老犯癫痫一定会折寿，因为癫痫刺激的是整个神经中枢。这个病人已经40多岁了，她个人认为是中学时一次跑步摔倒后引发的癫痫。她在月经期反应最强烈，犯的次数最多，因为这时气血最不稳定。按脉象服过理中汤、通脉四逆汤等3个月以后，现在基本上2个月犯一次，而原先是天天犯病，甚至月经期是一天犯七八回，现在是月经期偶尔犯一次，这已经算相当好了，基本上已经是正常人了。

但接着往下治就没法治了，为什么呢？因为父母从她十几岁就当她是病人，一直养到40多岁，不仅她母亲放弃了工作照顾她，同时也不让她出去工作，而且在家里连洗碗、扫地这样的活儿也不让她干，活活把她成了废人。我说她现在基本上已经没事了，你必须要放她出去，你必须要让她独立，哪怕让她到寺庙里当义工都行，你得让她接触人。病人也哭着说：我要出去，我要谈恋爱……这是她身体强壮了，本能就显出来了。但她的父母以爱的名义拒绝了，说宁愿养她一辈子，也不能让外面的人祸害她……其实，他们的关系陷入了怪圈，比如，当她父母终于下决心出国玩一周时，她又以频繁发病来要挟父母，不允许他们离开她；而她表示要出去工作时，她父母也不允许。这大概就是长期相互依赖造成的相爱相杀和互相折磨吧。我说过，没有所谓人性善恶，根底都是自私而已。

我强调真正的治病是要去根儿的，但有些根儿是去不了的，比如贪嗔痴。有时候，病人来电话说"我又犯病了"。我通常会问："最近你遇到什么事了？犯病不怕，遇到什么事，有了什么糟糕的情绪才可怕。"聪明的人一听就明白了，说："老师，我错了，我尽量调整自己的情绪吧，同时把先前您开的药再吃一轮。"这就是明白人。另外一些人呢，也不是不聪明，只是心力弱，想再亲近你一下，找回新的力量。可我也累啊，所以我才写了3本《生命沉思录》。你若糊涂时，可以到那里边找答案。就像我先前说的：你跟你老公打架有意义吗？你说你是为正义而战，还是为自己的私心而战？和好之后，到底是正义胜了，还是私心得到了满足？真正能从争执中得到成长的又有几人呢？！争执，会让我们恶言相向，把我们从人变成魔鬼，把我们从一个好好的人变成病人，除了伤害自己，我们没有丝毫的进步。所以，任何事情，我们都要想想这里面有没有自私，有没有贪嗔痴，只要有，我们的脑子就会偏执，气血就会错乱，身体就会生病。

治疗癫痫病，可以重灸中脘穴，也就是瘢痕灸，疗效甚佳。中医称癫痫病属于"痰迷心窍"。所谓"心窍"，就是必须通行无阻的经脉。"痰"为湿邪，也就是说，由于湿邪阻塞经脉，造成气血上壅而不能下降，造成脑缺氧而昏迷，下焦还不甚虚弱的元气不能与上焦交通而鼓动憋胀，刺激中枢神经而造成身体抽搐、口鼻发出怪声。交通上焦和下焦的关键在于发挥中焦的疏布功能。所以，重灸中脘穴，就可以解决这个问题。

再说个心肾相交吧。

肾为"作强之官"，就是这个官是保护君主"心"的，二者要时刻在一起才行。在身体里，不是说它们一定要挨着，而是气息要时时相连。

什么叫心肾相交？五脏之中，肝、肺是后天夫妻，其间有欲望的胁迫；脾是媒婆，要协调肝肺，照顾心肾。在道医文化中，心为真阴，为姹女，肾为真阳，为婴儿，所以"心肾相交"，是指心与肾亲密无间的一种和合状态。这种和合状态，是生命最好的一种状态。阴与阳的绝对搭配，还得阴和阳的纯粹。肝和肺不纯粹，它们是互相管制和反侮的关系；而心和肾就是纯粹，它们的气息浑然一体，心为离火，肾为坎水，不断地抽坎填离，就是把坎中之真阳填在离火之中，就是一个乾卦，就是一个大阳气卦，属于生命的顶级纯粹。把离火之真阴放到坎中，不就是坤卦吗？如此坎离变乾坤，就是后天变先天，就是心肾相交的本义。生命好奇妙啊。

为什么学《黄帝内经》如此重要？因为中国文化都是从内来，文化的核心一定是返观内视，要想明白中国文化，必须向内看，而《黄帝内经》就是内观的模本。懂五脏六腑，才懂人性，才懂社会。

对一国之君而言，最大的困扰就是兵权的问题。唯有心君与作强之官合一，政权才有保障。《灵兰秘典论》这一篇的奇妙之处在于用政治解读生命之学。也许学习者是黄帝吧，所以这种解释对黄帝意义重大，所以黄帝要把它奉为秘典而藏之。懂政治就得先懂生命之道，不懂生命之道谈何政治，这，就是"上医治国"说法的来源和"中医治人"的根底。懂得了大道，病，只要按医理去治，按《伤寒论》去治就可以了，最关键的是，得知道人性。作强之官虽然表面上没有明确的官职，但它代表一种强大的、无形的力量，作强，是让自己能够强大的一个力量，代表一种无形的、与君主合一的权力。

如此看来，作强之官这个词太妙了，什么能让生命强大？肾。

作强之官，是让自己强大。那什么能让生命强大？肾主藏精，子弹多了，人就什么也不怕。什么是子弹？精。光有兵权没有用，还得有子弹，还得有士兵。

什么叫肾主藏精？其实，光士兵多了也没有用，那可能都是乌合之众，要把士兵化成精英才行。精英才是生命的核心力量。肾收藏的力量强大，变现的精英就多；肾收藏的力量弱，变现的精英就少，生命因此而有力或者无力。肾精强大的时候，人就有劲，子弹多，人就不恐惧。都说"一朝天子一朝臣"，其实先稳固兵权才重要，把肾精弄踏实了，宰相什么的，可以随时换。所以"肾者，主蛰，封藏之本，精之处也"。你要想强大的话，封藏的力量一定要大。

藏精，在内，是为了巩固自己的生命，在外，可以创造新生命，也就是让自己的基因能够更好地传递下去。

在这方面，动物应该比人做得好。因为动物守的是简单原则，而人类则是复杂原则。比如说狮子，一定是经过战斗决出一个狮子王，这个狮子王一定是智慧、体力等方方面面都是最强的，它会拥有所有的母狮子，母狮子里有聪明的，有长得漂亮的，它们良好的基因就会传递下去。但人在这方面就复杂多了，人可能为了金钱等嫁给生命力低下或体能低劣的人，从而导致了人性和体能的多样性。

未来，不结婚、不生育的人会越来越多，不结婚倒没什么，但不生育这个问题就严重了。因为基因传递是万事万物中最自私、最本能的一个体现。我反对人们质疑丁克家庭，每个人都有选择生育或不生育的权利。我只是担心人的创造力的下降，会给人种带来巨大危机。

再说一下肾与膀胱相表里吧。

肾与膀胱相表里，是说肾若没有膀胱的气化作用，则实现不了把物质变成精这个"藏"的功能，包括男人撒尿时会"抖机灵"这事也与此功能相关。小孩子抖，是肾气不够用，气血宝贵，此时都用于长身体，所以不会在撒尿上浪费；而老人抖，是肾气不足了，气血虚了；中年人气血充足，一般不会这样。

而且，人受惊吓，或突然遭遇冷风，会起鸡皮疙瘩这事也是"肾与膀胱相表里"的表现，因为肾主战栗，膀胱主固摄体表，人受惊吓，肾气内敛，膀胱急于救里，皮肤就起粟米状疙瘩。突然遭遇冷风是表受寒，少阴肾则出来救体表，人，则战栗。这跟先前说月经一样，只是血足，没有用，没有阳气的推动，月经照样下不来。从身体脏器的互助互动，我们就可以理解人的互助互动，从而理解为什么要感恩，如若没有别人恰到好处的帮助，我们的人生也不会完美。

下面我们讲一下肾经经脉循行。

《灵枢·经脉》篇中说：

肾足少阴之脉，起于小指之下，邪走足心，出于然谷之下，循内踝之后，别入跟中，以上踹内，出腘内廉，上股内后廉，贯脊，属肾络膀胱；其直者，从肾上贯肝膈，入肺中，循喉咙，挟舌本；其支者，从肺出络心，注胸中。

肾足少阴之脉。首先定位定性，肾，足经，少阴，是定性。少阴经，手少阴是心经，足少阴是肾经，二者同性，只是手足的不同，都是人体最重要的动能。太阴主开，少阴主阖，厥阴主变化枢纽，所以少阴是阴经里最重要的能量所在。

起于小指之下。因为膀胱经终止于小趾外侧至阴穴，而肾经与之相连，故起于小脚趾，这就是膀胱与肾相表里。现在一般认为肾经起于涌泉穴，这是不对的，所以光看经脉图是不够的，必须要看这段原文，凡是讲经脉一定要看原文。肾经起于小趾之下，也就是小脚趾的上面是阳经膀胱经，下面是阴经肾经，阴是阳的本儿。肾精不足，小脚趾就痛，或没有感觉。针刺至阴穴可以调整胎位不正，但其根本的力量，应该在于肾精足。

邪走足心，出于然谷之下，循内踝之后，别入跟中。这个"邪"是一个通假字，应该通倾斜的"斜"，不是邪气的意思。是说肾经从小趾下斜着走向脚心涌泉穴，然后从脚弓的然谷穴沿内踝后缘，进入足跟。于是，脚底、足弓、脚后跟的问题，都是肾经的问题。比如，小脚趾下生茧、足弓痛和足跟痛，统统是肾精不足所导致的，最后，还会引发腰痛、背痛。

关于脚，我说过，只要温暖、柔软，便是最好。脚就主大富大贵。手的绵软代表贵，脚的绵软是更贵。什么叫贵？当官就是贵吗？当官挺贵的，但不是最贵的，享福者可能很多，但是享清福者很少。这一辈子吃喝不愁，处处受人尊重，什么急都不着就是更贵。女人能一生享清福也同样，没有一定的贤能善良，还担不起这些呢。

有一个女病人，她说她的足底有一层厚茧，同时有两个病，一个是足底厚茧老去不掉，二是头皮特别痒，有厚厚的头皮屑。什么病？足底厚茧是肾精不足，头皮屑是脾精不足，所以病在脾肾。

"邪走足心"，足心就是涌泉穴，为什么拍脚底特别好，手心是心包的劳宫穴，用手心去拍打脚心就是心肾相交，所以搓脚心对治疗失眠、高血压都是有好处的。按揉涌泉穴配然谷穴可以治喉痹；涌泉穴配阴陵泉穴可以治热病挟脐急痛，胸胁满；配水沟、照海治癫痫；配太冲、百会可以治头项痛。

别入根中。根中就是脚后跟。有的更年期妇女总觉得足根里长了一块骨头，或是骨刺，其实就是肾精大伤造成的足根痛。还有些孩子在快速成长期也会出现骨疼、腿骨痛。这是因为他长得太快了，骨头里面精髓不足造成了酸痛，这个毛病，吃理中丸或理中汤就管用。因为吃完附子理中丸以后，人就特别能吃，能吃能代谢就长精。小孩会恢复得快。更年期妇女就会慢一些，而且精血一足，有时会引发血液往上冲，其实这是在攻头上的血栓，但人害怕血压高，就不敢吃了。

有人会不理解，附子理中丸不是专门走脾胃吗？肾精不足，不该用六味地黄丸吗？貌似很对呀，但中焦若是不通，什么都补不进去啊！遗精早泄的人为什么吃六味地黄丸不管用，反而吃理中汤有良效？就是看医理通不通，胃与肾，互为关卡，土恰恰可以克水，脾胃好了，肾水才能足，而一味在肾水上做功夫的人，就是没学好五行生克，就是医理不明。

以上腨内，出腘内廉，上股内后廉，贯脊，属肾络膀胱。是说肾经从足跟向上行于腿肚内侧，出腘窝内侧，上经大腿内侧后缘，通向脊柱，属于肾脏，而络于膀胱经。所以腿肚子内侧的问题跟肾有关系，跟膀胱有关系。千万别小瞧腿肚子的问题，所有的老，都从腿肚子开始，人老腿先老，就指腿肚子。腿肚子发硬，跟膀胱经的阳气大衰也有关，腿正中线走膀胱经，偏内侧走肾经、肝经、脾经，前面走的是胃经，外侧走胆经。膀胱经气亏是阳气虚，肾经虚是阴精虚，所以腿肚子是一个很重要的生命健康指标。那些老太太没事在健身器材上滚腿肚子，就很好。

除了涌泉穴，脚上还有几个重要的肾经穴位。比如然谷穴，配承山治转筋；配太溪治热病烦心、足寒、多汗。比如太溪穴，配肾俞治肾胀；配支沟、然谷治心痛如锥刺。照海穴，主治咽喉干燥、痫证、失眠、嗜卧、惊恐不宁、目赤肿痛、月经不调、痛经、赤白带下、阴挺、阴痒、疝气、小便频数、不寐、脚气等。没事时，把脚上的这几个穴位好好揉揉，防衰老。

贯脊，属肾络膀胱：脊背痛，跟肾精大亏有关。肾精大亏，就是佝偻病。男人越老腰越弯，就跟年轻时候的纵欲有关。而年轻人的强直性脊柱炎，也是肾经、膀胱经、督脉病。强直性脊柱炎一般起病比较隐匿，有些病人在早期可能表现出轻度的全身症状，如乏力、消瘦、长期或间断性低热、厌食、轻度贫血等，后来便表现为骶髂关节炎，以后上行发展至颈椎，表现为反复发作的腰痛、腰骶部僵硬感、间歇性或两侧交替出现腰痛和臀部疼痛。中医治疗这个病，主要靠以下几点：1. 正确的用药，并用药来泡脊柱。2. 正确的灸法。3. 坚持练易筋经，这是最锻炼脊柱的方法。坚持每天打，有良效。具体治病方法，可以参阅我讲的《伤寒论》一书。

总之，后背中间的督脉，两边是膀胱经，两腰子，左肾、右命门，都是要命的地方。怕阳虚，怕寒，怕邪风。

属肾络膀胱。这句话怎么解释？就是肾与膀胱相表里，就是少阴与太阳相表里。比如撒尿的问题，膀胱气化好，肾精足，人撒尿就痛快；而人老了，肾精不足，气化无力，人就尿淋漓，或者尿失禁，或者尿不出。

讲《灵兰秘典论》为什么要加上《灵枢·经脉》篇？就是说，千百年来人再怎么进化，你也没多长出一个东西来，所以《黄帝内经》到现在依旧有用。关于五脏六腑，甭管起多少病名，只要你弄明白了这两章，你就能知道病因何起，病因何去。

比如腰椎间盘突出，无非是膀胱阳气虚，椎间隙开始塌陷，肾精不足，脊柱变形。对于严重的腰椎间盘突出症，西医主张手术治疗，但风险很大。中医则可以用多种手段来治疗此病：1.先推拿，让劳损的肌肉松弛下来，恢复腰椎的生理曲线。2.艾灸患处及劳损的肌肉。用红外灯照射无用，艾灸借用的是艾草的通窜力和艾火的热力，而红外灯等只有热力，缺少通窜力。3.针刺患处或按摩"夹脊穴"，配环跳、委中、昆仑等穴。4.吃药。因为主要原因是阳虚和肾气衰弱。

腰椎、颈椎这些毛病为什么做牵引效果不佳？一是因为没有解决阳虚的问题。腰椎、颈椎走督脉，督脉主人一身之气，阳气不足，则颈椎失养。二是长期的姿势不当和过劳。比如长时间低头会使颈部肌肉紧张而劳损，现在人总低头看手机就是一个问题。久而久之，脖子就变成乌龟脖，颈部会鼓起一个大包，又叫富贵包。三是受寒，颈椎居于阳位，最怕寒邪，所以要注意保暖，冬天一定要戴围巾。

按摩和艾灸，也可以缓解腰椎和颈椎的问题，但切忌在骨头上用力，而是要把脊柱两边的肌肉束放松，尤其是背俞穴，要逐一按摩，找到筋结，把筋结揉开就好。

治疗颈椎病，如果阳虚，就必须吃药，以四逆汤为主。我年轻时就有严重的颈椎病，守着中医院校，找过各路高手，又是扎针、又是按摩、又是气功的，统统没用，后来有人建议去医院做牵引，我到医院一看，就明白了使用牵引法治疗颈椎病，效果一定不好。因为牵引时，患者害怕颈部会被拉断，就会不自觉地与牵引力相抗，反而会使肌肉更加紧张。于是就索性自学医理。有人说：你守着中医院校，干吗还自学啊？因为听不懂啊！以我的学习能力和思辨力，尚且听不懂，我就知道学生也都是懵懂的，刚好我古文底子好，又通晓儒释道，又刻苦，自然自学起来如"秀才学医，笼中抓鸡"。最关键的，我还胆子大，自己试针、试药，先治自己的颈椎病，证在少阴，四肢拘急不解，脉微欲绝者，通脉四逆汤主之。如此这般吃过一段药后，颈椎病竟然几十年没再犯过。当然跟平时注意多养护也有关。

颈部有"富贵包"的怎么办？所谓富贵包，也就是在第七颈椎和第一胸椎处凸出的硬包块。从某种程度上说，富贵包是颈椎病的预警，电玩一族这个毛病很多。这个也得先按摩放松，先要放松肩井穴。肩井穴可谓身体第一大强身穴，它是胆经的要穴，位于大椎穴与肩峰端连线的中点处，就是你的右手往左肩一搭，掌心所在部位就是肩井穴，然后抓按即可。肩井穴松开后，可以艾灸大椎穴和肩井穴，等富贵包有松软迹象后就刮痧，从风池穴开始，刮向大椎，然后再刮向肩井，直至肩膀头。这个可能会很痛，但一定要坚持一段时间。富贵包的危害在于有可能阻碍精血上输于脑，会造成血虚头痛以及血栓，到老时，就有可能造成老年痴呆。

疾病这事吧，甚至包括癌细胞，其实，都跟细胞这个种子有关，人老了，气血衰退了，细胞不活跃了，身体里可能就有癌细胞，也就是无序生长的东西了。可种子发不发芽这事，跟土壤有关，跟生命环境有关。你生气郁闷，周边环境就恶劣了，坏种子就有可能发芽。西医最先把攻克癌症当作使命，但现在发现治愈率并不高。所以与其杀种子，不如改变环境；与其杀伐，不如和解，不如带疾延寿。西医认为高烧就是炎症，可桂枝、麻黄汤、麻黄附子细辛汤里没有一味消炎药，照样能退烧，为什么？因为它们改变了生命环境，畅通了经脉，使得邪气有了出口，于是，生命就焕然一新了。

十多年前，我出来讲《黄帝内经》时，提出"中医文化"这个词，遭到了中医界的攻击，他们坚决说中医不是文化而是医学，唯恐人家把他踢出医学这个圈子。文化高还是医学高？当然是文化高。明明说上医可以治国，非得把自己弄成下医。

我们再讲一下肾经支脉。

其直者，从肾上贯肝膈，入肺中，循喉咙，挟舌本；其支者，从肺出络心，注胸中。

"其直者"，指的是肾经支脉。"从肾上贯肝膈"，就是从肾，从腰子这儿一直到肝，一直到膈肌。这句"贯肝"就是"肝肾同源"，肾水不足，则不能生肝，二者俱损。"贯膈"，膈肌就是胸膈，肾精不足也会胸闷、气短。"入肺中"就是肺金生肾水，肺病的深处就是肾病，就是哮喘。肺精足，就母壮子肥，肾精就足。古语说"膀阔腰圆"，膀阔，就意味着肺气足；腰圆，就是肾精肾气足。"循喉咙"，肾经循喉咙，就是沿着喉咙走一圈，喉咙一圈不舒服就是肾经的问题。我说过，喉咙病意味着人际关系的紧张，比如有个二线演员有严重的咽炎，她的解释是只要跟父母吵架就得咽炎，因为父母无非要求孩子好好吃饭，好好睡觉，不要吃减肥药，可哪个演员能好好吃饭，好好睡觉呢？！女儿不服管，自然咽喉不适。但我认为她更深的原因是没有安全感，因为要冲一线演员是很难的，而喉咙病则意味着自我焦灼，本能和理性的冲突，也表现在喉咙区，深层的焦灼就是恐惧、没有安全感，而这些，都会导致肾的问题。

"挟舌本"。肾经挟舌本，这在临床上指舌头伸不出来。

最后一句：其支者，从肺出络心，注胸中。就是还有一条支脉，从肺出来，与心经相络，注胸中。进一步从经脉上解释了"心肾相交"，到胸中后，与手厥阴心包相通，"心主手厥阴心包络之脉，起于胸中"。

▶ 现在的经脉图，画不出络脉、支脉，而络脉、支脉正意味着经脉的相关性。按摩的是浮支，里支是按摩不到的。只能练功或吃药。

现在的经脉图，画不出络脉、支脉，而络脉、支脉正意味着经脉的相关性。按摩呢，都按摩的是浮支，也就是身体表面经脉的循行路线，里支是按摩不到的。比如说里支，肾上通心、上膈、注肺等，我们是按摩不到的，只能练功或吃药。

下面看一下肾经经证，先讲"是动则病"。

是动则病，饥不欲食，面如漆柴，咳唾则有血，喝喝而喘，坐而欲起，目眈眈如无所见，心如悬若饥状，气不足则善恐，心惕惕如人将捕之，是为骨厥。

第一条就是"饥不欲食"，就是感觉很饿，饿得心慌，但不想吃，因为胃是堵的，吃不下。

"面如漆柴"，这个面如漆柴就是望诊的结果了，这个形容多好，漆柴，就像木柴上涂了一层黑漆，形容这人的脸，黑而憔悴，没有光泽。这个就是肾病在脸上的表现。曾见过一个肾癌患者，不仅脸色憔悴，印堂部还有一大块明显的黑。服药三个月后，才彻底消了那块黑。不仅消了那块黑，人也活泼开朗起来了。

五脏有病，常见的脸色有四种：1."面如漆柴"，就是脸色像干枯漆黑的木柴，这是肾足少阴之脉病色——经脉，是肾经；阴阳，为少阴；肾，在色为黑。2."面微有尘，体无膏泽"，就是脸好像洗不干净一样，身体皮肤干枯，毫无润泽之象，这是胆足少阳之脉病色。3."颜黑"，指额颅发黑，且循行部位有黑斑，是胃病。4."面尘脱色"，指面色苍白，为血虚不能上荣之象，是贫血，这是肝足厥阴之脉病色。

望诊课，其实特别有意思，因为中国有面相学，0~70岁都写在脸上，哪年发财、哪年结婚、结几次婚等都写在脸上，但必须有悟性的人才看得准。望诊呢，就是从脸上看疾病，依据的就是《灵枢·经脉》篇。

肾经是"面如漆柴"，胆经是"面如蒙尘"，蒙尘跟漆柴的不同，就得体会了。而且是第一眼的事儿，不是看了半天后得出的结论。要从他一进屋就判断，他是肾病、胆病还是胃病。

"咳唾则有血，喝喝而喘，坐而欲起"。形容得多么好，首先一条，痰饮里有血就是肾病。肺痰一般是白痰，黄痰，则是肺寒化了火；肾痰则有血。同时"喝喝而喘"，就是哮喘，哮喘就是肾病。哮喘另外一个象就是躺不下，躺下则喘不上气，哪怕是坐着，都不安生，总要起来待会儿才舒服。

"目䀮䀮如无所见，心如悬若饥状，气不足则善恐，心惕惕如人将捕之，是为骨厥"。什么病？重度抑郁症。骨厥，就是精厥。因为肾主骨，肾藏精。

学医，最好去学下表演，为什么呢？实在不会望诊的，你就模仿一下病人的表情、体态，也能明白许多。有个导演线下听我的课，总说我不当演员可惜了，因为我模仿病人可像了。比如这段，什么叫"目䀮䀮如无所见"？就是眼睛睁着，眼神跑了。在教室里，只要有这种的，你就知道他有心事或恋爱了，心思全不在课堂上。过去老师有"粉笔神功"，能直接把粉笔扔到这种孩子身上，让他激灵一下回回神儿。

"心如悬若饥状"，实际上也在解释"饥不欲食"。这种人只是心空空的，如悬在空中一样，感觉很饿，"若饥状"就是好像很饿，并且心慌，肾寒胃必寒，其实胃里还是堵的，吃不下。

"气不足则善恐"。这种人肾气不足，特别容易害怕、恐惧，后面这句"心惕惕如人将捕之"，则是解释善恐是什么样子，就是心里老抖抖的，总回头看，总怕后面有人或鬼抓自己。更严重的就是总觉得有人要害自己。

这让我想起小时候小朋友集体走夜路，你是选择走前面、走中间还是后面？反正我是坚决走在最前面，我不怕前面有鬼，但我怕后面，而且我也绝不走在中间，因为中间人多，烦，挡着我走路了。所以，从这件事上，也能看性格。

这一段是说肾的重症是重度抑郁，轻度抑郁是胃经病，重度抑郁症是少阴肾病。肾病里的抑郁症最可怕的是，会出现幻听和幻视，到这地步的很难治。我的体会是，男性的幻听、幻视要比女性好治，大概男性的肾精比女性强一些吧。女性有一些更隐秘的东西不好挖掘，比如从小受到性侵的人，对任何人都是设了屏障的，挖不到这个根儿上，你就无法把她人生的锁扣打开。中国人又不像西方人，可以坦然去跟心理医生敞开心扉。这也是我们要对女童格外关心的原因，因为这种伤害是致命的，足以毁掉女孩的一生。

在性的问题上，我们永远是做得说不得，这样就导致了很多人在这方面的病症得不到根本的解决。比如有个女子，只说两个男人在夜里进屋了，偷了东西走了，因为害怕而产生了严重幻听。其实我很想跟她更深地探讨这里面的真相，但她只反复说天底下的男人都是恶魔，而拒绝更深的探讨。

有人说，你把她肾精补足了不就成了？不行哦，生命里若有死结，是补不进去的，最好的方法就是爱，爱，可以化开死结。还有一个男士总说自己肛门痒痛，把脉时发现他有陈旧的惊恐脉，问他，他也想不起何时受过惊吓了。第二次来时，他说终于想起来了，小时候曾被性侵过。说出来后，这个病就走了。

因为性教育的缺失，我国女性在这方面出的问题很多，有些女孩子就是在初夜后出问题的。尤其是家教严格的女孩子，反而缺少相关的性常识。比如有个女孩子，嫁给了比她年长24岁的大学老师，她问我："我们每天都抱得紧紧的，紧紧的，这是性高潮吗？"我悲悯地看着她，只能告诉她，"是"。不然怎么说呢？告诉她真相，她岂不是更失望？还有的女子说每夜都有鬼交，身体已经筋疲力尽，不知如何是好。有人说，现在已经性开放了，还有如此无知的人吗？其实，从性开放到性享受，再到从性生活中得到精神的安宁与超越，还有很长的路要走。而更多的女子是被这些问题深深困扰，造成性生活不协调、无性婚姻、出轨、滥交、家暴等，都应该是社会亟待解决的问题，因为女性不幸福，会带来很大的社会问题。

西方人发现自己有问题时，习惯于找心理医生。但中国人不成。比如西方两个人约会的时候，男的说，"我要去看我的心理医生了"，女的会说："哇，你好有钱。"因为心理医生的费用极高。如果在中国，恋爱的一方说要去看心理医生，对方就会惊恐地认为：哇哦，原来你是精神病啊！所以，中国人的心理问题很难有出口，更多的人只是偷偷地服用抗抑郁药，痛苦积压久了的话，就会自杀。一个好的中医医生，真的身兼数职，又要治病，又要做心理抚慰。而家长，有时候也要充当心理医生的角色，这也是我为什么要在平台《节气栏》讲星座的那几节，无非是告诉家长，认知自我，认知孩子，我们才能解决原生家庭的问题。生他，就得懂他，而不能把自己的认知强加给孩子，暴力式强加，就更危险了。

随着犯罪率的日益增高，我也开始关注犯罪人格。中国关于人"性本善"还是"性本恶"的问题争议几千年了，也没个结论。西方人研究人犯罪是先天和后天的问题，已经研究250多年了，也没有结论。比如，西方有种统计学的说法，认为犯罪人格与三件事有关：1. 小时候有尿床史，关于这一点我讲过，小时候尿床的孩子会有严重的自卑，但也不妨从中培养其自尊、自强心理，特别是女性，长大后反而很成功。男性，则有待更多的研究。2.小时候遭受到暴力或性侵，这一点值得关注。连环杀人案的凶手多为男性，而女性又多斯德哥尔摩症，这一点真的显现了男女的不同。3. 小时候有虐杀动物的行为。其实，杀人和杀动物这事，一般人真下不去手，不是胆量的问题，而是有没有同理心和是否冷漠的问题。西方更关注这些人的脑部病变，这些人也许智商很高，但情商绝对变态。而在中医眼里，情商关乎君主之官，没有同理心和冷漠无情实际上是心的表现，心之官为思，所以，关注他们的身体五脏六腑的变态也应该提到日程上来。

比如躁郁症绝非单纯的心理问题，一定是先出现了气血的问题。就是要先吃中药，精神之不足，首先是身体气血的不足，精足了、气足了，神才能足。这种病人，一定要面诊，先看人、看脉。然后六经辨证，病在太阴，有太阴的方子；病在少阴，吃四逆辈；病在厥阴，有厥阴的方子。若问：有在阳经的可能性吗？少。抑郁，就是个阴性的病，阳足，不得这病。

再者，因为大多数的罪犯都有原生家庭的问题，所以做父母的不仅要自律，而且要掌握多方面的知识来完善家庭关系。比如，风象星座（水瓶、双子、天秤）的人离不开精神沟通和别人甜言蜜语的肯定。所以在现实生活中，有个笔友对他们至关重要，相互写信也是一种重要的社交活动。跟孩子说不通时，可不可以用书信的方式跟孩子沟通呢？书信可以反复看，而不像语言那样话赶话，也许就能让孩子慢慢理解父母的苦心。还有，火象（白羊、狮子、射手）的孩子如果拥有水象或土象的父母，那就麻烦了，因为水可以熄灭火，土可以焖住火。这种制约下的火象孩子，在家长眼里就是问题少年。一旦这种孩子摆脱了原生家庭，独立自主后，就会彰显出火象星座独特的自信与宁静，会让父母大吃一惊——怎么坏孩子一下子就变成了优秀的孩子？！其实，孩子一直没有问题，而是家庭能量场出了问题。

还有，性犯罪在犯罪中占很大的比例，这也说明这些人在成长过程中缺乏正常的性教育。和孩子沟通性方面的问题，实际上也关涉到语言艺术，一定要让孩子知道这是人类正常的生活内容之一，不可给孩子灌输性是可怕的、邪恶的观念，否则会刺激孩子的好奇心和偷窥欲。一定要告诉成熟的孩子，稳定的性生活是温暖的、美好的、有利于身心发展的。西方的父母并不避讳在孩子面前拥抱、亲吻，而我们的孩子更多的是看到父母恶言相向、彼此抱怨。这种形象会影响孩子们对婚姻生活的美好想象。还有，如果觉得自己无法在这方面辅导孩子，可以推荐孩子看一些电影，美好的、揭露社会黑暗的电影，都要看。美好的爱情故事，熏陶着心；邪恶的黑暗的电影，警惕着心。比如韩国电影《熔炉》，让孩子知道如何防范性侵；丹麦电影《狩猎》，教导孩子如何防范人性的丑恶。

要让孩子知道，孩子的最大依靠，一是自己强大的内心，二就是父母。女孩子如果意外怀孕了，一定要让父母知道，但前提是父母是明白人，如果是糊涂暴躁的父母，那就别告诉他们了。所以，还得学会照料自己，保护自己。恋爱呢，不妨多谈几次，见识多了，才知好坏。凡初恋、初吻就结婚的，结局都不会太好，因为见识太少。大凡期望人一生不变的，就是虚妄和无知。从小就出家的小和尚，一见到女人，就问老和尚，"那是什么？"老和尚说："是老虎。"回来再问小和尚："世上什么最让你忘不了？"小和尚说："老虎。"谁家的男人不如是呢？！人就是因父母一丝欲念而生，可见"淫根"是先天带来的，要想去掉，还真得苦修。至于普通人呢，不必受此苦修之苦，强行抑制欲念，只会让自己更苦。而用温暖的生活、平庸的婚姻、可爱高贵的情趣，也能渐渐平复生命根底的苦。这，就是孔子为我们普通人指出的生活之路。

孔子所言，是人生之次第："吾十有五而志于学。"就是在孩子出现性意识时，先给孩子找一个好老师，自己管不了的孩子，就交给别人管。同时让孩子的兴趣点在于追求新知，而不是过度关注于肉身。"三十而立"，其实成家立业，就是用女人、孩子和事业拴住男人狂野的心，让他忠实于自己的责任与义务。"四十不惑"呢，就是活明白了，因为成熟、稳定、沉雄、克制，而知有所为有所不为了，如果还不知什么该能放弃、该能拒绝，其实就是没有定力。淡出那些无意义的、浪费生命的事，比如无聊的应酬、虚假的调情等，并形成自己的生活做派，沉醉于自己的爱好、兴趣，做自己喜欢做的事。不惑后，才知天命，不再怨天怨地怨社会怨命运，才能保持经脉通畅，否则就会疾病缠身。"六十而耳顺"，就是知顺遂之道，此时岂止耳顺，眼耳鼻舌身意皆顺遂了。顺遂后，反而有新境界——什么都不求、不要了，开始给了，人生也许就美了。"七十而从心所欲，不逾矩"——是说此时不从眼耳鼻舌身意了，从心，从内，不再受外界干扰，而只从心之欲了，而且这个自由是有界限的，是欢乐的，心已圆融，矩已方正，何患之有？！老之将至，胡不归？居处安静，无为惧惧，无为欣欣，婉然从物，不亦乐乎！

女人呢，多听听我讲的《诗经》，多看几遍《生命沉思录》，也不至于活得太苦。人生苦短，活明白最重要，最经济的做法是，年轻时多折腾折腾，大了，气血衰颓了，就折腾不起了。

我们讲肾病的里证。

是主肾所生病者，口热舌干，咽肿上气，嗌干及痛，烦心心痛，黄疸，肠澼，脊股内后廉痛，痿厥嗜卧，足下热而痛。

是主肾所生病者。这是讲肾病都与本脏有密切关联，即肾脏病也是肾经病。

首先，口热舌干。因为"肾液为唾"，口热舌干就是干燥症，就是不生唾液。唾液叫金津玉液，从舌下来，从舌本来，因为肾经"挟舌本"。肾液之向上熏蒸，全靠肾阳，靠坎卦之真阳。肾阳虚，则唾液不升。心火上炎则口热，唾液不升，则舌干。肾液多这事不太重要，肾阳足，能气化，这事才重要。

先前讲过干燥症及其治疗方法，此不赘述。

目前至少有四种病，西医认为不好治。第一是干燥症（因为不知道原因，也没办法做手术，所以没法治）。第二是强直性脊柱炎，这是以脊柱为主要病变部位的慢性病，累及骶髂关节，引起脊柱强直和纤维化，造成不同程度的眼、肺、肌肉、骨骼病变，属于自身免疫性疾病。刚开始会上激素，但副作用大，因为本来就是骨病，肾精元气藏于骨，再用激素来调元气的话，就会股骨头坏死。而手术效果也不好。第三个西医认为不好治的，是耳聋、耳鸣。因为越吃抗生素越损伤耳朵，所以一般西医治疗一个半月后，如果无效，就宣布不治了。第四个西医认为不好治的，是卵巢囊肿和外阴白斑等，因为肌瘤可以切除，但囊肿就比较麻烦了。以上这四类毛病就只好找中医了，找不到好中医，就只好自学自救了。

干眼症也属于干燥症的一种。干燥症刚开始最明显就是舌头干，然后是眼睛干，然后是皮肤干，最后阴部干，都是肾阳虚，不能疏布津液于上。正因为干燥症没有具体病灶，所以对西医来说比较棘手。找到肿瘤可以切除，而这个没有实体，就不知从何下手。刚开始可以上激素，激素直接入肾，还调得快，但时间一长，人那点元气还要用于保命，就调不上来了，人就会更干。

"咽肿上气，嗌干及痛"。因为肾经"循喉咙"，所以肾病会有咽肿，气往上冲，嗓子眼干及疼痛。从象上看，扁桃体也像腰子，那可是咽喉的两扇大门啊，切除扁桃体就一分钟的事，可是帮你抵挡所有病菌的大门没了，这不就是一剑封喉吗？谁说只有腰子是命门，嗓子眼就不是命门？所以，我们对待身体不能如此轻率。

"烦心心痛"。这就是心肾不交造成的一些疾病。心火向下，温熏肾水而上为云雾，才是生命最良好的状态。无肾水温熏，气郁则烦心，血虚则心痛。

"黄疸"。西医认为黄疸是由于胆红素代谢障碍而引起血清内胆红素浓度升高所致。临床上表现为巩膜、黏膜、皮肤及其他组织被染成黄色。中医认为黄疸是肝脾病，为什么肾病这里会出现黄疸？中医认为肝木克脾土，肝的疏泄功能出问题后，脾湿泛滥，则为黄疸。前面讲过茵陈蒿汤，茵陈清热利湿，黄就从小便走了。也就是说黄疸要想排出，还得肾利尿的功能强，肾虚，则黄疸无出处。

新生儿黄疸，是指新生儿时期，出现以皮肤、黏膜及巩膜黄染为特征的病症，是新生儿中最常见的临床问题。有生理性和病理性之分。生理性黄疸是指单纯因胆红素代谢特点引起的暂时性黄疸，在出生后2～3天出现，4～6天达到高峰，7～10天消退，早产儿持续时间较长，除有轻微食欲不振外，无其他临床症状。病理性黄疸，持续时间长，足月儿大于2周，早产儿大于4周仍不退，甚至继续加深加重或消退后重复出现，或生后一周至数周内才开始出现黄疸。其实这也跟小孩先天脾弱有关，出生后肝脾马上要适应整个生活环境，需要加速运化，这个平衡感把握不好，就会出现新生儿黄疸。等他适应了运化就可以了，你总得给他时间，给他机会，让他自行适应平衡。给生命自愈的机会这事，实际上特别重要，但我们总是太急，就难免按下葫芦起了瓢。

"肠澼，脊股内后廉痛"。肠澼，就是拉稀，水液代谢跟肾是有关系的，尿多，就容易大便干燥；尿少，就容易拉稀。"肾司二便"，大小便的任何问题都跟肾有关。脊股内后廉痛，要想解决肾司二便的问题，要注意脊骨八髎区域，按揉、艾灸此处，会有很大改善。

"痿厥嗜卧"。痿是肌肉萎软、萎缩；厥是四肢寒。人没劲了，自然嗜卧。现在好多人一进家就"葛优瘫"，连坐的劲都没有。力气都是从肾来，肺肾气虚，人就懒。

"足下热而痛"。肾经走足下。热，是因寒生热；痛，是经脉不通。

关于肾经，最后还有一句：灸则强食生肉，缓带披发，大杖重履而步。这是在说强肾法。

"灸则强食生肉"。怎么让自己的肾强壮起来？先是灸。别一看灸就想到拿艾条在那灸，不是这个意思，此处是指用热性的方法来驱寒。因为肾为寒水，什么治寒水？热。热治寒水，所以得用温阳的药。

再就是,"病机十九条"第二条说:"诸寒收引,皆属于肾。"指寒邪有收引之性,会引发形体拘急、关节屈伸不利之症,寒邪内应于肾。一般外在寒邪,先伤太阳膀胱经,也就是人体后背,膀胱与肾相表里,久之则伤肾。中医认为十病九寒,万病不离寒气。曾见一人,每日坐在空调口下,久之,后背及脖颈僵硬,严重时则后背掣痛,脖子不能转动,疼痛让人几欲发狂,到医院也只是开止痛药,并无良法。我说过,如果坐在空调口下,或每日正对着空调口吹,就是最坏的风水,严重的会得肌肉无力症。像这样的症状,首先要在风池、风府、命关等穴位下手,针刺或梅花针点刺放瘀血。严重的,得先服用麻黄汤或麻黄附子细辛汤,以纾解体表之寒邪。膀胱与肾相表里,伤了后背膀胱经,人会形体拘挛,寒邪入肾,则伤元阴元阳,命门火衰,筋骨失养,肾主骨,最后就会关节屈伸不利。

▶ 如果坐在空调口下,或每日正对着空调口吹,就是最坏的风水,严重的会得肌肉无力症。

这时候越吃地黄类的药物越是大错特错,因为地黄是阴寒药。它不仅不祛寒邪,还会加重寒邪。吃多了,就会引发久食地黄暴亡症,死的时候身体流油汗。所以,看病一定要找对医生,别天天算计那点小钱,耽误了自己的大病。有人说,我按照《伤寒论》估摸着吃药行不?不行,因为一旦吃错了,救都救不回来。哪怕面诊,医生都得反复掂量呢!

"灸则强食生肉",强食生肉,是指一定要好好吃饭,长长肌肉。而且光吃饭还不行,还得吃点肉。

有人经常问我:"曲老师,你对素食怎么看?"我说:"我什么都吃。"又问:"这不是杀生吗?"我说:"每走一步,脚下都有亿万生命,你不走路吗?"她还问:"那是不是能避免杀生就避免杀生?"我说:"李时珍说,用药尽量避免用活物,但他还是避免不了用毛鸡蛋。"古语说:"君子远庖厨。"但君子只是不动手而已,饭菜端上来,就不要再有什么分别心了,如此纠结地活着,也是一种虚伪。最早和尚化缘的时候,也未必讲究那么多,给什么是什么,不可有分别心。现在的人呢,真是挂碍多,真理没学多少,总在边边角角处较真。其实呢,得道的人杀生都是除魔,不得道者放生都是造业!好好悟这句,可以让自己勇猛精进。

真正戒呢,戒的是贪。只要有贪心,吃素也救不了自己。没贪心、不浪费,感恩农民的辛劳,才是真仁爱。还得戒嗔恨,自己修自己的,别管别人的闲事。还得戒痴心。吃素只是修行的一部分,只是图个清静,于修行还差得远呢。若在吃食上没完没了地较劲,就是不得"忘"境,好比老和尚背女人过河,过了就过了,而小和尚的心还放不下这女人,不仅没修明白,还犯了执着。

肉呢,是血肉之品,大补精血。所以人到老了以后,要适当地补充一些,这个比菜饭要补得厉害。老人家养生很简单,骨头汤、肉汤,老了以后和婴儿一样,全是吃软的,容易消化吸收的东西,最好。

"缓带披发",不是放松身体,而是指放松精神,把腰带松开,把头发披散,精神上绝对放松。肾主恐,精神上的紧张就伤肾。

"大杖重履而步",意思是,不仅精神要放松,这时还要锻炼身体。怎么锻炼呢?拄着大杖,一步一步脚踏实地地走,不是跑哦,是走。跑步,大汗亡阳,反而里面的湿气祛不了。灸法,就是让里面产生热能,祛湿、驱寒。八段锦里有"背后七颠百病消",就是让病邪从脚部末梢走。

有大杖,就有威仪。大和尚都要拄锡杖,那是代表权力和威严的,底下的人都是畜生道来的,锡杖一顿,底下全都安静了。这种仪式感很重要,你想想，要是唐僧拄着一个小棍，那就没有取经的庄严感。

至此，五脏讲完了。但为了和六腑相对应，中医还有一个心包的问题，也就是"膻中者，臣使之官，喜乐出焉"。

心包对应的是六腑之三焦。在五脏六腑里面，三焦和心包系统可以说是最奇葩的系统。心肝脾肺肾，从西医解剖里至少能找到实体脏器，心包是什么东西，三焦是什么东西，找不到。所以三焦又称为孤府，与大肠、小肠、胃和胆等都不一样，大肠有大便，小肠有液，胃有食物，胆有胆汁，膀胱有经筋，但三焦是气的通道，看不到，又无处不在。

肺对应大肠，心对应小肠，脾对应胃，肝对应胆，肾对应膀胱，心包对应三焦，心包为厥阴，三焦为少阳，除了二者都为转枢，找不到更多的相关性了，可以说这是最奇葩的一对夫妻了，二者有点像新郎和新娘，三焦俊朗活泼，心包柔美喜乐。而且，最关键的是，越是看不着、摸不着的事物，对生命越重要。

三焦，有名而无实，简单地说，只要五脏六腑空的地方都是三焦。在中医藏象学说中，三焦指位于躯体和脏腑之间的空腔，包含胸腔和腹腔，人体的其他脏腑器官均在其中，是上焦、中焦和下焦的合称，勉强言之，就是将躯干划分为3个部位，膈以上为上焦，其中脏器有心、肺；膈以下至脐，为中焦，其中脏器有脾、胃、肝、胆等；脐以下为下焦，其中脏器有肾、大肠、小肠、膀胱。甚至有人认为："头至心为上焦，心至脐为中焦，脐至足为下焦。"可不可以呢？当然可以，因为都有气的存在啊。《难经·三十一难》说："三焦者，水谷之道路，气之所终始也。"《三十八难》说："所以腑有六者，谓三焦也，有原气之别焉，主持诸气。"《六十六难》说："三焦者，原气之别使也，主通行三气，经历于五脏六腑。"如此，明确指出：三焦是人体元气（原气）升降出入的道路，人体元气是通过三焦而到达五脏六腑和全身各处的。总之，三焦为人体最大之腑，我说过：通天下一气耳。甭管胸中大气、营气、卫气、肺气、脾气、肝气、肾气等，无非都是一气之变现尔。

六

膻中者，臣使之官，喜乐出焉

《灵兰秘典论》里说膻中是"臣使之官,喜乐出焉"。这是一个什么官呢?膻中在哪呢?两乳正中间,你知道这里有多重要吗?

我说过人体百会到会阴的中脉的重要性,西医归之为腺体,如脑垂体、甲状腺、胸腺、胰腺、肾上腺、性腺。中医治中脉相关的疾病,靠任督冲,即先天能量。而且中国道教的所谓修行,藏传佛教的所谓修行,全是在修这条中脉。而胸腺,正对应中医的膻中。

为什么说胸腺这个地方那么重要呢?因为胸腺产生T细胞,T细胞有防癌的作用。而中医说膻中喜乐出焉,可见喜乐对防癌意义重大。大家现在按摩都知道要推膀胱经、脾经,但实际上推膻中和心包经也非常重要。

有一次,我看西医出的解剖图,其中甚至有胎儿的解剖图。令我大吃一惊的是,小胎儿有无比巨大的红色的胸腺,而出生后,身体的其他部分都在生长,唯独胸腺快速萎缩。这,忽然让我有了了悟之感。就人的一生而言,最快速的生长期,就是胎儿期了,可以说从受精卵到出生,小胎儿要用十个月的时间完成人类几千万年的进化,这期间,胸腺及膻中的喜乐可能起了决定性的作用。没有喜乐,经脉就不通畅,气血就不健旺,生命就无法成长。胸腺的快速萎缩,意味着出生即入死地,意味着人从出生起,就离乐得苦,喜乐越来越少,而痛苦越来越多。人生有诸多苦,而病苦也在其中,癌症,又是病苦中之最苦。

大家都知道释迦牟尼佛曾在菩提树下夜睹明星而开悟,但他到底悟到什么了，大家却不甚了了。有人说是悟到了如来种性。那我问：这个如来种性，到底是先天的，还是后天的呢？如果说先天是喜乐，后天是痛苦，那么，这种悟，一定是从"苦谛"而来，由苦而悟乐，而悟觉性。天下众生都可以觉悟，这个觉悟就是后天到先天的飞跃，从有到无的飞跃。唯有觉悟，生命才是永生的，肉身必死亡，但肉身可以少疾病。

我们的人生都苦，我们思考靠什么来解救这个苦，出离这个苦，所以才有了后面诸多的方法。如果没有觉悟到这个苦，你是没必要修行的。现在很多人修行，并不是因为对"苦"的觉悟，而是怕失去现有的奢华，所以大家现在在佛祖面前，大多求的是"保佑"，彰显的还是欲望，有几人求的是"离苦得乐"呢？心不明，如何见天性、见觉性呢？

苦，是从出生时膻中的萎缩开始的。所有的宗教都建立在这个苦之上，建立在对生死的恐惧之上。大家一定要记住，信仰来自生命深层的恐惧，来自藏传佛学的海底轮，而不是来自大脑。

膻中，这个地方对于我们的生命是至关重要的，在妈妈肚子里它是巨大的，即决定了我们的生命是顽强的、没有疾病的，是经脉通畅的。它是我们这个生命之所以能够快速生长的一个重要的原因。一出生，它就萎缩，它一萎缩就是老子那句话：出生入死。不出生，我们在妈妈肚子里就是不断地完善，一直到至善。受精卵一分为二，二分为四，再分为八，是一种绝顶高级的递进方式。一出生就入死地，就是高级递进后的衰减，其终点，就是必然死亡。

而死亡的原因在于"苦"，在于不快乐。疾病的根源也在于此。膻中受损，T细胞就受损，就没有力量抵御病邪，人，就会得病。真正的快乐，不是每天大笑三声，而是要法喜充满。这种法喜，源于对生命的了悟，源于"恬淡虚无",源于"不以物喜,不以己悲"。别人说你好又怎样呢,别人说你不好又怎样呢?你好不好,你心静不静,你自己心里知道;你做的事情有没有意义,你自己心里明白。苦,是生命的根底,而喜乐能否出焉,是你的觉悟决定的,命运从来都在自己手中,关键看我们能不能拽住风筝的那根绳。不能今天得了100万元钱,就高兴死了;明天没了100万元钱,又痛苦死了。天天在死里转圈圈,就没有活路了。

对我来说,经,讲透了,高兴;病人痊愈了,高兴;家人和朋友爱我,高兴。有没有不高兴呢?有啊,发大水了,忧心忡忡;地震了,忧心忡忡;打仗了,忧心忡忡。但我绝不在别人的好恶里耽搁一分钟。众口难调,怎么能苛求大家都说你好呢?你自己的好与坏,心里没个数吗?

臣使之官,谁的臣使呢?心啊。心包是心的臣使,先降服其心,才能有好的臣使,也才能有好的喜乐。难道还有坏的喜乐吗?当然,看到别人不好就高兴的大有人在啊,落井下石就高兴的人也有啊。所以要先正心、正念、正思维,好的发心,才有好的结果。有人说:好多烧杀抢劫的人发心不好,也赚了大钱啊。那你看他的下场啊,只看当下不成哟!

所以每个人真的要找自己的快乐点,同时,不能把幸福快乐寄托在别人身上。其实养生养了半天养哪儿啊?养膻中,养自己心的愉悦,心的本性就是喜悦,就像花儿有点雨露就绽放一样,总用愁苦来浇灌,花儿自然枯萎。

懂了上面一段,大家就知道快乐对我们的生活意义有多大,不是你的大脑在要求快乐,其实,是你的身体在要求你快乐。

心包,表面的意思就是心的外围。西医也讲心包,认为心包是覆盖在心脏表面的膜性囊,包裹在心脏和出入心脏的大血管根部外面。心包对心脏有保护作用，能防止周围的感染向心脏蔓延；限制心脏扩张，防止心内压上升时心脏迅速破裂。最常见的病症就是心包积液，临床表现主要为胸部钝痛，一般采取心包穿刺放液的疗法，可以缓解因周围器官受压所产生的症状。大家注意看，这只是缓解，而不是治愈。中医呢，一般叫作心悸或水心病，用苓桂术甘汤有奇效。

中医所言心包与西医不同，但保护心脏这一说法相同，不过中医更强调膻中的意义。我们先前说了心，君主，在这个皇宫里面，陪伴他的是一帮宦官，还有一帮嫔妃，这些如果是他的臣使之官，那他的快乐就只是本性的快乐，就是食与性。可现在很多人连这点本性的快乐都得不着，成天默默不欲饮食，吃不出滋味；色呢？想睡的都睡不着。皇帝倒是想睡谁就睡谁，还号称龙脉永续，可哪一支留到现在了？如果现在有人是皇室后代，却贫困交加，那他身体里那点龙脉的血，只会让他更不甘于当下的生活，只会让他活得更痛苦，而非喜乐。

但就肉身而言，本性的快乐一定是要有的。吃好睡好，有正常的性生活，一定是一切的前提。所以说心包的喜乐，首先是本性的喜乐。古代的帝王肯定是喜欢宦官和嫔妃的，因为这两者满足了他本性的快乐。如果身边全是魏征那样的谏诤之士，会让皇帝苦不堪言，无法"喜乐出焉"。而修为，就是要找超越本性的大喜乐。

所以，快乐是有等级差别的，这个世界上不是说没有分别心，一定是先有分别心，再有无分别心。先分别这是本性的快乐，还是大喜乐，显得尤其重要。我非常喜欢那句"朝闻道，夕死可矣！"，可以为之付出生命的大喜悦，真是可以斩断轮回，永入涅槃。当然，再来，可以以菩萨示现，各尽其使命而已，可以说来就来，说走就走。

普通人呢，得不到闻道的快乐，就另觅其道，比如，我天天做好事可以吧？可你怎么能知道你做的就是好事呢？比如，去藏区支边，我们会鼓励小孩子背诗，用什么鼓励呢？用糖果。只要你背下一首诗，就可以得到一块糖，当小孩子为了一颗糖果而背诗的时候，就无法真正体会这首诗的美感，你好像是在帮助他，实际上你在帮着他堕落，让他为一点小小的甜蜜而堕落。所以我们一定要小心，有些时候我们做完事以后，很难去寻思它的恶果是什么，而只是贪着一丝所谓的善念。不是有那么个故事吗？一个天天杀猪的人，天天喊和尚起来念经，最后他就得超度了。而那念经的和尚天天喊杀猪的人早起去杀猪，他就下地狱了。所以我们要警惕自己的念头，好念头虽然可以安慰自己的心，但老天会惩罚恶果。

喜乐的好处是什么呢？是要疏通全身气机。中医讲"气会膻中"，中医有八会穴，"八会穴"首见于《难经》，《难经·四十五难》："经言八会者，何也？然，府会太仓（中脘）、藏会季胁（章门）、筋会阳陵泉、髓会绝骨（悬钟）、血会膈俞、骨会大杼、脉会太渊、气会三焦外一筋直两乳内也（膻中）。"这八个特定的腧穴，除了能治疗所在经脉的病症之外，还具有其特殊的治疗效果。如中脘为六腑之会穴，因六腑皆禀于胃，为胃之募穴，所以中脘穴不仅可以治胃病，更可以治六腑之病。所以有的人只灸关元不灸中脘是大错特错的。比如有人说，肚子一直凉，是不是灸关元就可以？这就是西医思维，哪里凉灸哪里，而不知腑的病和腑的气全部都汇集在中脘，所以灸中脘，才能治肚子凉，灸中脘才是治疗腹症的一个关键。章门为五脏之会穴，因五脏皆禀于脾，为脾之募穴，所以章门穴不仅可以治脾病，更能治疗五脏之病。膻中为气之会穴,因其为宗气之所聚,为心包之募穴等,所以膻中不仅能治心包之病,还能疏通全身气机。我说过"通天下一气耳"，

> 不高兴会怎样呢？膻中就会被憋，全身气机也会被憋，不仅喜乐不出焉，T细胞也不活跃，恶气聚集，坏细胞就丛生。

这一气汇聚在膻中，气从这里出，也从这里收，就叫"气会膻中"。

不高兴会怎样呢？膻中就会被憋，全身气机也会被憋，不仅喜乐不出焉，T细胞也不活跃，恶气聚集，坏细胞就丛生。

膻中疏通气机的另一个作用，就是可以阻挡邪气。古人不知道什么T细胞，但是他知道膻中可以阻挡邪气，而癌细胞应该是最大的邪气。西医把这个事说明白了，西医说这里产生T细胞，可以防癌，只要T细胞丰富，人就不得癌症。人一衰老，这里就更萎缩了，所以癌症就是老病。有人说年纪轻轻的人得癌，是什么原因呢？就是生生把自己熬老了呗，年纪轻，气血足，更容易生大气，大气伤肝，大郁闷伤膻中，苦，不见得挂在脸上，但一定表现在肉身上。膻中最怕苦，也最怕憋。

阻挡邪气，宣发正气，这是膻中最重要的特性。有一个姑娘对我说，"每次来听您的课，自己这一礼拜都被好能量抚慰着。"这事儿真的很重要。真正的好课在于疗愈。听完课后，生命变得宁静、踏实，就是被疗愈了。如果你听了这个课焦虑得要死，那你就别再听下去了，因为它没有使你变得宽大柔和，而是让你更焦躁不安，这就是负能量。

所以平时要怎么强壮膻中的功能呢？可以用两个大拇指快速捋膻中穴和中脘穴，如果觉得手的力气不够，可以用砭石刮，轻者打嗝放屁，重者出痧，这就是气机在转动，里面有瘀堵被排出来。

关于出痧这事，有人说是出火，小孩出痧还可以这样说，大人出痧，绝对是寒。有一次我们闺密四个集体去住农家乐，睡大炕，晚上闲聊，处女座妹妹提出要给大家刮痧。我们当中，一个金牛，活得最为精致,一个白羊,我是双鱼。由那个处女座给我们三个人刮痧。开始前我让大家猜:这里面谁的痧会最重?傻白羊说肯定她最重,因为她受的气最多,我说一定是金牛和处女最重。果然,金牛弄完了以后,遍体瘀黑,白羊次之,我更次之,只是有些节点重一些。这也说明土象星座的人真的把郁闷全都憋在里面,而火象白羊多少还是能把一些负面的东西甩掉的,水象的呢,有点游戏人生,虽多愁善感,但还是不留于意的。

看气机呢,就要看谁第二天恢复得快。第二天我的痧就基本全退了,而白羊和金牛一礼拜都没退下去,这说明她们的排异反应不是很有力,气机太弱。为什么拍打经络会死人呢?因为重病患者太虚了,这时已经没有元气可调来消瘀了。一般来说,拍打后,瘀青消得越快的人身体越好,消得越慢的人身体越差。同样,在瘢痕灸的过程中,如果流脓,就说明产生作用了,也代表身体能量尚可;如果不流脓只流血,反而是身体弱。流脓呢,把脓擦掉就行了,等到停灸后,某一天不流脓了,很快新肉就长起来了。

接下来我们讲心包经。

心包经在《灵枢·经脉》篇中被称为:心主手厥阴心包络之脉。其阴阳属性为厥阴,为手脉,凡手脉,都起于胸中。上接足少阴肾经于胸中,下接手少阳三焦经于无名指。经脉分布于胸胁、上肢内侧中间、掌中、中指。

心主手厥阴心包络之脉,起于胸中,出属心包络,下膈,历络三焦;其支者,循胸出胁,下腋三寸,上抵腋下,循臑内,行太阴少阴之间,入肘中,下臂,行两筋之间,入掌中,循中指出其端;其支者,别掌中,循小指次指出其端。

先看经脉,"起于胸中,出属心包络,下膈",首先是接足少阴肾经于胸中，所以心肾相交，在经脉上是肾经与心包经相交。下膈，即膈肌无力、打嗝等与心包经有关。

"历络三焦"，这句很重要，厥阴与少阳相表里，三焦是表，心包是里。人体这个腔子就是三焦，为少阳，而心包，就是推动三焦运化的内功，无心包疏通气机之功，三焦也运化无力。这事儿太重要了，心、肺、脾胃等之所以不下垂，是三焦气托着，但三焦的劲儿是从哪里来啊？从厥阴心包来。

大家再想一个问题，所谓癌症转移通过哪儿转啊？三焦。你看三焦，它既不是心脏，也不是肝，也不是胃，也不是脾，它就是通道，有形的无形的，都在这个通道上转。那心包，就应该是这通道上的清道夫。没有这个臣使之官，三焦通道就污浊不清。而心包的不喜乐，也会使三焦通道堵塞不堪。所以要想不得癌，就得在喜乐上下功夫，也得在经脉通道上下功夫，没事就在自己身上来回鼓弄。比如中里巴人立志要活到200岁，所以他就在身体上推这推那，一定要把病全推走，揉走。我们俩志向不同，他想用活得久来证明养生的好，而我是想活得爽，活得有趣，不必非得活那么久。90岁时如果让别人伺候屎尿，这事儿太屈辱了，不干。

其支者，循胸出胁，下腋三寸。心包经的一条支脉，"循胸出胁"，沿着两胁走，我们总说气炸了，就是指两胁撑得慌。"下腋三寸"，关于这个穴位，一般指心包经天池穴，但它并不在腋下，而是在胸部，乳头外一寸。天池穴以治疗胸胁痛、心肺病为主。腋下三寸的穴位叫大包，是脾之大络，是治疗乳腺疾患的一个要穴。

上抵腋下。腋部有心经之极泉穴，可见腋部是宣通心脏的一个很重要的地方。再，《黄帝内经》说："肝有病，其气流于两腋。"很多妇女，两腋堵得厉害，跟常生气有关。

很多女性腋下是不允许别人推的，特别疼，女子的气郁血瘀都会积攒到这里。如果能把这里揉开了，乳腺结节等都会好。对自己狠点就去病，对自己不狠就全是病，人越老、元气越虚，就越怕疼。最好的情形，在40岁的时候把50岁的病全消了，打一个提前量，50岁的时候把60岁的病全消了，再懂点医学原理，没事时用中药调着，就很好。

疏通两腋，一是按摩，二是练功，比如易筋经之"九鬼拔马刀"、八段锦之"五劳七伤往后瞧"等，都有宣腋的功能。这些动作，孕妇不能做，因为抻拉太过，容易流产。

"循臑内，行太阴少阴之间"，循臑内，指走到手臂内侧，手臂内侧上缘，是手太阴肺经，循大拇指而出；下缘是手少阴心经，循小手指而出；而心包经，就走手臂内侧的正中间，循中指而出。这就是"行太阴少阴之间"之意。

"入肘中"，就是到了肘中曲泽穴。曲泽配内关、中脘主治呕吐、胃痛；配委中、曲池主治中暑。

"下臂，行两筋之间，入掌中"，行两筋之间，指内关穴，腕横纹上二寸，好像有两根筋夹着的那个地方，就是内关。现代常用于治疗心绞痛、心肌炎、心律不齐、胃炎、癔病等。《针灸甲乙经》："心憺憺而善惊恐，心悲，内关主之。"《备急千金要方》："凡心实者，则心中暴痛，虚则心烦，惕然不能动，失智，内关主之。"按压内关穴，对治疗心痛、心悸、胸闷、胸痛等有良效。

救心脏疾患，可以"内关透外关"，内关在手臂内侧，外关则在与之相对的外侧。按摩师其实有很多手法都是藏着的，比如他表面给你揉内关的时候，实际上其余四指抵在外关处，这才是按摩的要点。内关透外关，也可以用于针刺，扎透了没事，我们都做过的。

入掌中，掌中有一个心包经要穴：劳宫。它是我们身体中最辛苦的穴位，因"手任劳作，穴在掌心"而定名为劳宫穴。可清心热、泻肝火、安心神，可用于治疗失眠、神经衰弱等症。

劳宫还具有治疗手掌多汗症的作用，汗为心之液，而在手掌心主要有两个穴位，一个是少府穴，握拳时，小指指尖处，属于手少阴心经；另一个就是劳宫穴，握拳屈指时，中指和无名指指尖处。这两个穴位分属心经和心包经，汗液为心火动心阴，在手掌蒸腾而出，人在紧张、焦虑时，手心出汗明显，在中医属于心神不安，心火妄动，因此劳宫穴和少府穴具有缓解出汗症的作用，刺激时以拇指按压劳宫穴，其余四指置于手背处，拇指用力按压揉动，1分钟即可，少府穴操作方式相同。

还有人是五心烦热，所谓五心，即手心加脚心再加心。心烦不安，心情难以平静下来，手心脚心发热，天冷的时候也喜欢把手放在被子的外面，有人甚至有向外冒火的感觉。其实，这也属于虚阳外越，五心烦热的时候也可以按压劳宫、少府穴和涌泉穴。但用药最快，用回阳救逆药即可。

点压劳宫穴还可以治疗血压骤升症。高血压患者会因生气、暴怒或激动使血压急剧上升，此时，可按压劳宫穴，然后再逐个按压每个指尖，按压时要保持心平气和、呼吸均匀。按压后，突然升高的血压可得到缓慢下降。

劳宫穴还能展现抚爱的力量。抚爱，内用心，外用劳宫。底下人辛苦、压力大，领导一拍肩膀就有劲了；爱人焦苦不安，拥抱一会儿就放松了；小孩子易受惊吓，上下爱抚其后背就安神了。如果你嘴太笨，就要善于用肢体语言。动不了口，再动不了手，这人就要不得了。

你看西方电影，丈夫上班去，亲一下妻子；下班回来了，拥抱下妻子，就这两件事，解了一天的困乏。中国呢，男的回家一躺，表示累了，女人自然不高兴，因为女人也累啊，可男人没看见她干活，没看见家里头干净了，因为天天家里都这样。他以为家里本来就这样，他对这个家一点觉知都没有，所以女人干了也白干。其实，做家务一点不比在外干活清闲，女人不怕辛苦，但得不到尊重就内心凄苦。闹来闹去，最后两人都了无生趣。与其这样，不如走时亲一下，回来抱一下，简单而又情深，都是世间的走卒，何不彼此宽慰呢！

"循中指出其端"，中指尖的穴位是中冲穴，手厥阴心包脉气循中道而行，径直冲达中指之端，故名中冲。主治中风昏迷、舌强不语、中暑、昏厥、小儿惊风、热病、舌下肿痛、小儿夜啼。或点刺出血，或艾炷灸1～3壮，或艾条灸5～10分钟。还可以打响指，这也是在疏通心包。

心包经的穴位不多，只有九个穴位，其中最重要的就是内关、中冲等。这里一定要注意，膻中，并不是心包的穴位，而是任脉穴位。所以，膻中跟心包的关系，其实是任脉跟心包的关系，即心包与先天经脉有关。

其支者，别掌中，循小指次指出其端。指心包经有条支脉从掌中别出，循小指次指，即无名指，与手少阳三焦经相连。这，就是心包经和三焦经的联系。

印度有手印，中国武术有手爪功，比如，易筋经里"卧虎扑食"有虎爪，"青龙探爪"有龙爪，其实"三盘落地"里还有个秘而不传的鹰爪。虎爪是要五指每个关节都撑开，是收气，用劳宫把气全收回来，五个手指抓的力越大，中间收的气越多。龙爪，是慢慢地放气中收气，所以是吸气大法。而鹰爪，很少有人教，师父也不传。鹰爪是中指、无名指两个手指贴在一起并弯曲，与大拇指相呼应，而中指、无名指同时用功，就是在练心包与三焦。练鹰爪的要点就是三盘落地里抓坛子这个比方，身体要能盘下去，关键心包与三焦气要用力，这个动作其实很费力气的。我是怎么发现这个秘密的呢？

就是练易筋经时，觉得这地方怪怪的，于是就查书，然后就悟到了。易筋经真是好功法，做到一定程度，就自己知道哪里气机不对，可以自我修正了。这个得面授，光讲是讲不清楚的。

至此，心包经脉循行讲完了。其浮支，就是中指沿手臂内缘中线一直到腋下。因此，保持拍打手臂内侧，好处多多。手臂内缘都是阴经，大指这条线，是手太阴肺经；中指，是手厥阴心包经；小指，是手少阴心经。

所以活动大指实际上就是活动肺经。要练手指的灵活性，玩健身球最好，两个核桃在手心里转，就把大鱼际、小鱼际及五指都活动开了。

光记住手臂内侧是肺经、心包经、心经其实意义并不大，最重要的是要记住太阴、厥阴、少阴。所谓少阴，就是生命能量的根源，一个少阴心、一个少阴肾，就是生命能量的根源。厥阴就是代表生命的转换、转枢。它是一个枢纽，是太阴和少阴的枢纽，同时也是阴经和阳经的枢纽。如果说少阴代表生发的力量，那么太阴则代表着下降的力量，一上一下地转换能量，就在厥阴。

下面讲一下心包经证。

是动则病，手心热，臂肘挛急，腋肿，甚则胸胁支满，心中憺憺大动，面赤目黄，喜笑不休。是主脉所生病者，烦心，心痛，掌中热。

首先就是"手心热"，因为心包走劳宫穴。

其次是"臂肘挛急"。就是手臂和手肘的各种别扭和不舒服，甚至胳膊抽筋。肺心有病，其气在肘。就在肘横纹下一点点，可以拨到一根筋，这叫少海穴，一拨就疼的，没事坐着就这样揉这根筋，只要这儿揉到不疼了，胸闷气短就减轻了。少海，非常重要，少，指年轻；海，是能量聚集的地方，我们身体穴位只要是能量聚集的地方都叫海，比如血海，所以穴位名是非常讲究的。

然后是"腋肿"。腋肿也是心包病，腋窝的肿又叫作淋巴结发炎，会影响到心脏。腋下有心经之极泉穴，有脾经大包穴，弹拨极泉穴，按揉大包穴，都对心脏和乳腺有好处。

甚则胸胁支满，心中憺憺大动，面赤目黄，喜笑不休。腋肿如果厉害的话，肋骨叉这里就有撑的感觉，支就是撑，撑得满满的那种感觉。心中憺憺大动，就是形容心脏扑通扑通地跳，跳的动静虽然大，但毕竟是心包病，心脏还好。心脏就怕隐痛和刺痛，以及肩胛骨、后背、前胸放射疼，这时如果找不到好中医，就需要西医急救了。

心区不舒服时，当下的几个救急方法是：1. 掐内关穴，捋膻中穴。2. 灸膏肓穴，直接趴在椅子背上，然后把艾绒搓成艾炷，放在膏肓穴上点着，10壮左右。3. 吃药。一般是速效救心丸等。中药需要辨证准确，是四逆汤，还是栝楼薤白半夏白酒汤、苓桂术甘汤，或是白通汤等。

面赤目黄，喜笑不休。这些也是心脏病发作的要点，面赤目黄，属于虚阳外越；喜笑不休，因为心主笑，笑而不休，就是心神将散之象。我总觉得那种笑着死去的心脏病人真是修得好，哈哈一笑，终结了出生之时的哇哇一哭。人生不过如此，走得好的人，才叫圆满。

下面说一下心包经里证。

是主脉所生病者，烦心，心痛，掌中热。

先说"是主脉所生病者"。五脏病都是跟本脏有关：是主肺所生病者，是主脾所生病者，是主心所生病者，是主肾所生病者，是主肝所生病者，而此处心包经病却写的是"是主脉所生病者"，按理说应该是"主心包所生病"，但是它没这么说，它说"主脉所生病"。如果说心主血脉，那这里所言之脉当指气脉，而且这样就跟三焦对应上了，因为三焦"主气所生病"。其实，在心包的问题上，《灵兰秘典论》说的不是心包，而是"膻中者，臣使之官，喜乐出焉"，喜乐从哪里出？从气脉出。全身气脉充盈，人就喜乐；全身气脉被憋，人就郁闷。为什么癌症是情志病？一定是先在气脉上被憋，人的血脉也就渐渐不通而瘀滞了。

所以，高兴这事儿多重要啊。生气呢，就是没活明白，就是不明人性。有人说男人花心你不生气吗？唉，男人花心是本性，不花心是德行，这点事都弄不清楚，就只能自己的玻璃心碎满地了。与其成天看着他管着他，不如让他成天看着你管着你。当然了，两人都活得自在点、成熟点，是最好的了，人生苦短，千万别被没劲儿的人和事儿给耗散了。最惨的是还为此得了一身病，就太不值了。那高兴的第一步是什么啊？就是得先离开你烦的那个人，如果连这一步都做不到，那你怎么能高兴起来呢？！

还有人总问我这病什么时候好啊，第一就要看你什么时候高兴起来，能喜乐了，气脉血脉才通畅啊。

前面我们提过的一个额头有黑斑的肾癌病人，吃过药后，黑斑就缩小了，刚开始时，还腹泻，甚至拉油乎乎、奇臭的东西，正常人你没事会拉油吗？那就是你身体里面的腐物啊，不先下地狱，怎么上天堂？！然后就是放奇臭的屁。很多人不能接受服药后放臭屁，可不让自己打嗝放屁，怎么通气脉啊？气脉不通，怎么出喜乐啊？吃了四十服中药后，额头上的黑斑没有了，脸也亮堂了。他说，最近所有人见到他，都问，有什么喜事吗？看到你好开心。这就是病去后，气脉通畅显现出来的"喜乐出焉"，自己都没意识到，可周边的人都感受到了，那份喜悦、那份轻盈，就是生命给环境的美好辐射。

讲到六腑时，"主所生病"的问题就愈发有趣了。届时咱们细讲。

烦心、心痛，掌中热。这些都是脉所生的心包病。烦心、心痛这个问题，在很多经脉都有反映：在肺经，是"烦心胸满"，脾经、肾经、心包经的问题也有烦心、心痛，可见烦心、心痛，是个大毛病。烦，从字面上讲，是火上头，虚火扰头，人心就不安定。到了"躁"时，肾精就虚亏了。其实呢，失眠这件事，睡不着，但躺床上特安静，这事不可怕，闭着眼睛养着神，死不了人。但是如果你在床上"烙饼"，要么索性坐立不安，这事就大了。这就是"烦躁"了。任何病，一沾烦躁，就难办了。

烦躁在《伤寒论》里有一个描述特别有意思，叫作"捻衣摸床"，"循衣摸床，惕而不安，一云顺衣妄撮，怵惕不安。微喘直视，脉弦者生，涩者死"。就是两眼无神、两手乱动，或用手捻衣服，或手在床上乱摸。涩脉，指脉细而迟，往来难，短且散，主病诗是：涩缘血少或伤精，反胃亡阳汗雨淋。寒湿入营为血痹，女人非孕即无经。涩脉独见尺中，形同死脉。这种情况就有可能不治了，非得治，也得家人写保证书，死了别怨医生，因为此时病人心肾已离绝，生死各半了。

《伤寒论》关注到很多疾病有烦躁之象，并给出了良方。

比如：烦躁，阳明内结（大便干燥），谵语烦乱，更饮甘草干姜汤。

误服了桂枝汤、麻黄汤等，大汗亡阳，可以导致烦躁、不眠。误下之后，复发汗，昼日烦躁不得眠，夜而安静，不呕，不渴，无表证，脉沉微，身无大热者，干姜附子汤主之。

发汗，若下之，病仍不解，烦躁者，茯苓四逆汤主之。

少阴病，吐利，手足逆冷，烦躁欲死者，吴茱萸汤主之。

此外，还有五苓散、栀子豉汤等，也治烦躁。

掌中热，也是虚阳外越的象。掌中热，是心火外冒；脚心热，是肾阳外越。小婴儿是纯阳之体，有时可能会这样，不是病。但大人这样，就是危症了，因为本来就阳虚，阳气再外冒，就不好救了。

以上，我们讲了：心者，君主之官也，神明出焉；肺者，相傅之官，治节出焉；肝者，将军之官，谋虑出焉；肾者，作强之官，伎巧出焉；脾者，谏议之官，知周出焉；膻中者，臣使之官，喜乐出焉。总结一下，每一脏都有两个定义：一是某某之官，二是某某出焉。君主出神明，就是说我们脑子清楚不清楚，是由心决定的，而不是脑子决定的。心定，则脑明；心不定，则脑子乱。宰相出治节，将军出谋略，作强出技巧，谏议出知周，臣使出喜乐。即，是什么很重要，能出什么也很重要。是什么是定位，出什么是功能。中国文化的"守时守位"，大概就是指的这个吧。

而具体的守时守位呢，又在于经脉，所以我们讲了六条经脉：心经、肺经、肝经、脾经、肾经和心包经。在讲经脉时，讲了六经经脉循行及经证和里证。

以上这些呢，又是"贵"，所谓"贵"就是中央政府，就是得天下之利而分配之，在人体，就是五脏。其中，心，统摄脏腑；肺，权衡治理；肝，蕴藏生机；脾，疏布四方；肾，造化形容；膻中，疏通气机。而天下之利从哪里来呢？从地方来，在人体，就是六腑。

下面，我就开始讲六腑的官能及经脉。

关于六腑，《灵兰秘典论》曰：

胆者，中正之官，决断出焉；脾胃者，仓廪之官，五味出焉；大肠者，传道之官，变化出焉；小肠者，受盛之官，化物出焉；三焦者，决渎之官，水道出焉；膀胱者，州都之官，津液藏焉，气化则能出矣。

此六句是各藏深意，值得大讲特讲，明白了，则知生命之大义哉！

先说一下五脏和六腑的不同。脏，为藏，五脏为官，有神明居焉；五脏"藏而不泻"，就是天天收纳精华，其分配，也不是"泻"，而是利用这种分配，让生命有更大的利益和价值。

《素问·五藏别论》说：五藏者，藏精气而不泻也，故满而不能实；六府者，传化物而不藏，故实而不能满也。

五藏者，藏精气而不泻也，故满而不能实。这个"满"指精足，而"实"指滞涩、凝聚。五脏要精足，但又不能足到凝固状态，要时刻保持着"贪"的状态，不断汲取精华。六府者，传化物而不藏，故实而不能满也。这个"实"是有劲，"满"是充满。简言之，六腑运化万物而不能自私，虽囊中鼓鼓也不能自留。

五脏在胸，满满的，是实，治病不能作用于"实"，这就是中国文化的妙处，中国文化的妙处从来都讲究"虚实"。要想解决"实"的问题，必须从"空"入手。有"空"的地方才有可能有作为，"实"的地方作为的可能性极小。

而腑，就是空，为五脏神明的府第。府邸宽大、通畅，则诸神舒适，有助于其能量的释放。六腑为阳，又为夫。丈夫就是什么？丈夫就得有很博大的胸怀，而且要有本事及时地空掉，不能藏。有点钱就自己藏起来，天天藏着不就是有屎不拉，肯定得病，所以，空，就是六腑的本性。

所以，养生大法在于养"腑"，六腑常空，运化得力，水道温暄条畅，五脏神明则安定、强大，诸神安稳，人就昌明，诸事顺遂。

在人体，背为胸之府，是说后背就是胸"空"的那一面，要想治胸里面的藏病，都要从后背治。反过来讲，后背上反映出的一切问题，都是五脏的问题。比如后背掣痛，可能是心脏的问题；后背冷痛，好像背个包袱，是心脏被憋的问题。西人通常认为背痛只是肌肉的问题，他会让你泡澡。但如果是心脏问题，泡澡可能会更危险，因为汗为心液。

如果用一个房子来比喻，家里塞得满满的，就不能称"府上"，天天让年轻人住胶囊房，年轻人就得抑郁。有大庭院、大门厅，才叫府上。那么，房间便是"实"，院子则为"空"，有个院子，人的精神才有着落，所以院子是人心胸的外化。有了院子，才有星空，才有阴晴，才有四季的花草，才有习习不断的风。实，是用来吃、住和使用的；而院子，是用来闲的，那份老树蝉鸣下的闲情，可以放空自己，可以滋润自己。所以，哪怕没有院子，人也得有个客厅，敞亮的，是自己的心情。

在宇宙，日月星辰是"实"，而苍穹是"空"，没有苍穹的空，日月就不会存在。整个天穹就是气，看不见摸不着，但不能没有。我们在《素问·生气通天论》里讲过"阳气者，若天与日"，阳气，就好像是天和太阳，天和太阳有何区别？天是气，太阳是阳，是能量源。天若不明，则气虚；太阳若不显，则火力弱。这两项一弱，对应人体就是折寿，就是生命的虚化不彰和暗淡。日与月，是阴与阳，是可见的能量源；但苍穹之"气"，是更大的能量源，虽然看不见、摸不着，但对人的影响更大。这也是中国文化既讲阴阳，又讲"气"的原因。

气，在人体的表现，就是经脉。我之前打了一个比方，经脉就像中国铁路线，像京广线这种大动脉就类似于人体的膀胱经、胃经，跑的车越多，聚集的能量就越强，人气就越旺，这，就是气血。如果这条路废了，它就不显现了，比之于人体，就是经脉的堵塞和荒芜。所以说，经脉是气道，气血多，则发挥的作用大；气血少，就堵塞生病。人活着，经脉就存在；人死了，经脉就不存在了，再解剖，也找不到。

经络既是能量通道，那这个通道是靠什么来通的？心神通之。所以心主血脉。心神，就是生命轨道的神经中枢。如果你30多岁手脚就冰凉了，那就叫病；如果你60多岁，手不凉，但脚凉了，那就叫老。有人说家里的爷爷手脚滚烫，每天都要从冰箱里拿点儿冰来握着。还有人手脚心发烧发热，晚上手脚不能放在被窝儿里，那就叫虚阳外越。归根到底，还是心神这里出问题了，不能很好地统摄全身了。那怎么把飘出去的阳气收回来呢？就得回阳救逆，就得用四逆汤、白通汤。如果你不敢用炮附子，那就用干姜、葱白，兑自己的尿，也管点用，但炮附子能启动肾阳往回收，会更有力量。救垂死的人会用到参附汤，就是因为人参能补五脏之虚，尤其是心神之虚，而炮附子能调动肾阳。所以救垂死的人，最好的药不是安宫牛黄丸，而是参附汤。但服用参附汤有一个问题，就是病人可能反应强烈，家属可能接受不了，所以不签生死条约，医生也不愿接手。而且，现在这种病人一般也不会在中医手中，基本都进ICU了。

现代中医按西医的方式分了男科、妇科、心血管科，而传统医学在古代并不分科，但分经。科，现在大多从病名上论，如此便割裂了生命的完整；经，则是对生命不同层次的描述，里和表、上和下、左和右……以及生命气机的相互扭转流变。由此，生命是活的，医生也当是活的，要为你的生命开出昨天的药、今天的药和明天的药，开放你的整个生命系统，让气血重新为你奔腾。

心通经脉，神通经脉。假如你神不足，那你经脉就不通，就一天到晚没有精神，人没精神，十二经脉渐渐也就不通。所以，真正的大药是心神，真正的大药是十二经络，真正的大药是奇经八脉。养心神的是人生格局，是浩然之气；养经络的是情绪的欢畅，以及温养和按摩；养奇经八脉的是练功和修行。

从这一讲开始，我们讲的全是六腑阳经，之前讲的全是五脏阴经。总结一句：五脏为贵，得养，得供着；六腑为贱，得用，得使唤着。所以，六腑通利，就治大病。

首先，阳经是强身大法。为什么这么说呢？因为阳本身就是通窜。把阳经调好了，人体十二经脉都能带动起来。其次，阳经道路长、穴位多，从头到脚贯穿，可上病下治，也可下病上治。再者，全身的病，阳经都治。所以，了解六腑经脉，对我们自救有重大意义。

治病用六腑。五脏是大老爷，不让你用，《灵兰秘典论》开篇就说了，五脏不干活儿，还净拿人体精华。五脏是哪些？君主、宰相、监察、将军等，这些人干活吗？不干活儿，这些人都是劳心的，负责管理天下。它们靠什么活着啊？食租衣税，租税，就是人体精华。比如说小肠，其液要给心脏；胆精，要供给肝脏；胃之精华，要供给脾脏……关键这些供给还得心甘情愿，还记得我讲的五脏六腑为先天夫妻吧，六腑为夫，要心甘情愿把辛辛苦苦赚来的精华全部上缴于妻，而养这个生命之体。要么说懂医就懂政治，上医可以医国呢。你把生命之学学好了，天下的事就都懂了。五脏不创造价值，但统摄价值。谁创造价值？六腑创造价值。

首先，身体的好，全靠六腑运化。人体，光吃饭不行，所以，胃盛纳了食物，得化；小肠吸收了营养，得化为液，给出去；大肠吸收了垃圾，得拉出去……六腑成天就干这些事：装满自己，然后再放空自己，好东西都要给五脏，坏东西还要自己都排出去。好东西先给上面，坏东西排向下面。所以说六腑特别忙，忙什么呀？因为五脏的本性就是贪，就是我要我要我要，而六腑，就是我给我给我给。所以，贵贱是本性，是五脏六腑之本性。贵要靠贱来养，贵还得管着贱。

再者，六腑不放空，就生病。胃不放空，就胀；大肠拉不出来，就得病；胆不疏泄，就结石……只要你想私留，想偷税漏税，上面早晚要逼你一笔笔算账，一算账，就生病。

再者，六腑一生病，全身就生病，为什么啊？没有营养来源了。六腑这个"空"不转了，全身就停摆。胃要不空则没有食欲，肠要满实不泄人就生病。六腑运化的动力源于"实"，在于有劲儿；"满"，指堵塞，六腑满则病。有人说，我可以直接给五脏输血补充营养啊！记得我先前讲的那个打点滴输血的例子吧，别人的血，也得经过自己的气化才能被自己吸收啊，而气化，就得靠六腑啊。就是靠六腑慢慢气化一点儿，五脏才能吸收一点儿，生命的玄机让人看不见摸不着，但就这一点儿特别特别重要。如果那点儿气化不能正常发挥，身体就垮了。

我们讲完了六腑的重要性，下一步，就要逐一地讲解六腑了。六腑是胆、大肠、小肠、膀胱、胃、三焦，分别对应肝、肺、心、肾、脾、心包。以阴阳论：五脏为阴、为妻；六腑为阳、为夫。

五脏以"实"为用，五脏精足，人就意气风发。六腑以"通"为用。六腑通，则人舒适，少生病；不通，则腹胀、口苦。

在《五藏别论》中，岐伯说：夫胃、大肠、小肠、三焦、膀胱，此五者,天气之所生也,其气象天,故泻而不藏,此受五藏浊气,名曰传化之府,此不能久留,输泻者也。所谓天气之所生也,就是阳气所生。天就指的是阳。"其气象天,故泻而不藏"。胃、大肠、小肠、三焦、膀胱,这五个东西都要及时地排空。我们生命有没有力量的表现,就在于这五个腑能不能及时排空。

胃排空了,肠就实了。小肠把营养都吸收走了,大肠把垃圾都吸收走了。胃排空了,人就饿,于是就吃,然后继续往下走、往外排,如若不排,滞留在胃就是胃胀;滞留在大小肠,就是腹胀。此五腑"受五脏浊气",既然是浊气,就一定要排空。所以这五个专门叫作"传化之府"。这里面有两个概念,一个"传",一个"化"。传,是传递;化,是变化。身体好,不单纯是五脏收了精,还有一个指征,就是六腑的传化功能好。传化好的一个看得见的标志,就是"便便"成形完整、软硬适度。如果你吃什么拉什么,就是没"化"。我曾经说过,我们的生命所做的一切努力,都是把粗糙变成精华,生命的可贵之处就在于此。所以什么叫人生失败?人生成功是把粗糙变成精华,人生失败就是把精华变成粗糙。

不知大家发现没有,"传化之府"里少了胆,因为胆放到奇恒去了。所以,胆,是六腑里最奇异的一个。所谓"奇恒之府",是指脑、髓、骨、脉、胆、女子胞(子宫、卵巢),"此六者,地气之所生也,皆藏于阴而象于地,故藏而不泻,名曰奇恒之府"。这六个东西虽然都是腑,却应象于阴,应象于地,都具有"藏而不泻"的特性。它们同是一类相对密闭的人体组织,不与水谷直接接触,即似腑非腑;同时具有类似于五脏贮藏精气的作用,即似脏非脏。奇恒之腑,除胆属六腑外,都没有和五脏的表里配属关系,但有的与奇经八脉相联系,所以称之为"奇恒之府"。奇,有两个含义,一是单数,二是奇特。恒，是恒常。它们形态多中空似腑，功能又多能贮藏精气而似脏。你看女子胞，子宫是不是空的？是空的。空的又能够生孩子，它又能够藏生命之精华，又是实的，它永远具备着奇特的又不是纯阴，也不是纯阳的象，所以它们才称奇恒。

七

胆者，中正之官，决断出焉

六腑，咱们从胆开始讲起。先讲关于胆的几个概念。

一、胆者，中正之官，决断出焉。先说中正之官，人之趋吉避凶靠的就是胆气。唯有守中正，人才能趋吉避凶。肝主仁。仁者不忍。胆深知肝的仁厚，也深知肝的软弱和犹豫，于是胆会帮肝处理人性的弱点，用"中正"帮肝决断。仁者必有勇，勇则来于胆，所以胆，"连肝之府也"。《类经·藏象类》所说："胆附于肝，相为表里，肝气虽强，非胆不断，肝胆相济，勇敢乃成。"因此，胆气壮实，决断无差，使人行为果敢而正确。胆气虚馁，则虽善谋虑，而不能决断，事终难成。

胆内贮藏的胆汁，是一种精纯、清净、味苦而呈黄绿色的精汁。所以《灵枢·本输》说：胆是"中精之府"。胆贮藏、排泄胆汁，又与小肠的消化、吸收功能有关，参与六腑的"传化物"的功能。但胆不容纳水谷、传化浊物，与其他腑又不同，所以，胆又属"奇恒之府"。《素问·奇病论》又说："肝者，中之将也，取决于胆，咽为之使。此人者，数谋虑不决，故胆虚气上溢，而口为之苦。"这就是口苦的原因。

二、少阳为枢。足少阳胆经循行于人体头、身侧面，如同掌管门户开合的转轴，为人体气机升降出入之枢纽，能够调节各脏腑功能，为十二经脉系统中非常重要的部分。足少阳胆经枢机不利、开合失司，可致多种病变：偏头痛、胁痛、腿侧部疼痛等。

三、心与胆通。心藏神，神之主在心；胆主决断，某些神志活动又决于胆。在神志方面，二者相辅相成，相互为用。临床上，如果是胆病，胆气就会上扰心神而出现心悸不宁，惊恐畏惧，嗜睡或不眠等症。如《灵枢·邪气脏腑病形》说："胆病者，善太息，口苦，呕宿汁，心下憺憺，恐人将捕之。"因此，临证时，心病怔忡，可从胆治；胆病战栗、癫狂，尤当治心。

有一个老朋友，一次心脏病突发，被上了四个支架。认识我以后，只要不舒服就来吃中药，这么多年心脏病再也没犯过。前几天他跟我说，现在胆囊的问题也没有了，先是大结石，后来全部泥沙化，现在一查全都没有了。他很奇怪，说，不是一直在治疗我的心脏吗？胆结石怎么没有了？其实，中医从来都不是在治疗某个脏器，而是在调理全身气机。不要说中医治心脏就只是治心脏，中医始终把人看作一个整体，治疗心脏的同时，也在治疗肝胆，也在治疗脾肺，所以他的胆囊疾患会被治愈。因为结石在胆囊里面并不是石头，而是弹球样的东西，出来氧化后才是石头。吃药，可以不断温化这些结石，使之泥沙化，最后再把泥沙化掉，如此而已。这也是心与胆通的一个实例。

四、十一脏取决于胆。语出《素问·六节藏象论》："藏象何如？……凡十一藏，取决于胆也。"十一脏取决于胆，即十二脏腑中，十一脏，皆取决断于胆。关于这一句，历代注释不一，主要有以下几种：

1.胆主春生之气。这个观点重视阳气的升发作用，肝胆虽同属于木，主春升之气，然肝胆这一对脏腑中，肝为阴，胆为阳。如金代李杲在《脾胃论·脾胃虚实传变论》中说，"胆者，少阳春生之气，春气升则万化安，故胆气春升，则余脏从之"，就是强调了胆的升清宣发作用。

《内经》重视阳气的观点不仅在《素问·六节藏象论》中有所体现，在《素问·生气通天论》中更为明显，如："阳气者，若天与日，失其所，则折寿而不彰，故天运当以日光明"，"凡阴阳之要，阳密乃固"。由此可见，胆主阳气的振奋，参与阳气的旋运机制，包括通达和升发诸脏腑之气机，胆都有其调节的功能。

2.胆气助正抗邪。胆中正有勇气，人气血则行，遇大风不畏，则不为风伤；遇大寒大热不畏，则不为寒热中伤。气以胆壮，邪不可干，故曰十一脏取决于胆也。

3.胆主半表半里，可以通达阴阳。如《类经·藏象类》说："足少阳为半表半里之经，亦曰中正之官，又曰奇恒之腑，所以能通达阴阳，而十一脏皆取决乎此也。"

怎么理解"十一脏取决于胆"这事？我勉强打个比方吧。把一辆车比作人体，原本五脏俱全，但若不点火，它就是死的，不动的，而胆就相当于点火器，那一瞬间的决断，让其余十一脏都动了起来，并开始行使自己的职能。发动机就好比心脏，动起来了；油箱就好比肾，也动起来了……由于这一瞬间的决断，生命开始了新的征程。但下一步要怎么走，还要靠胆的中正，不中正，就要走邪道，就会让生命面临新的危险，这就是胆的中正于生命的意义——启动生命，并引导生命走在正确的大道上。

凡十一脏取决于胆，就是心肝脾肺肾，这些东西都要看胆的决断。用什么来决断呢？用中正。五脏六腑得病，有一个我们都忽略掉的根源，就是不守中正。不仅胆病跟不守中正有关，凡身体的病，可能都跟不守中正有关。

比如，此刻我们集体反省一下：我们是否撒过谎？其中，最为重要的是我们是否总是对自己撒谎？我们是否因为压力而言不由衷，甚至造谣生事、诬陷他人？我们是否因为畏惧强权而不敢坚持正义，或见义勇为？我们是否虚伪地对待过朋友和亲人？人，不守中正的根源，在于自私和胆小，在于过度的自保，在很多时候，我们不敢讲真话，只有那个小男孩敢于说出皇帝没有穿衣服的真相，而大人都在虚伪地欢呼。这就是现实，也是我们得病的根源。

这也是我们在儿童教育中应该注意的一个要点，不压抑他们的胆气，培养他们对正义的认知，可以让孩子们器宇轩昂。

下面讲一下胆经经脉。

胆足少阳之脉，起于目锐眦，上抵头角，下耳后，循颈，行手少阳之前，至肩上，却交出手少阳之后，入缺盆；其支者，从耳后入耳中，出走耳前，至目锐眦后；其支者，别锐眦，下大迎，合于手少阳，抵于䪼，下加颊车，下颈，合缺盆，以下胸中，贯膈，络肝属胆，循胁里，出气街，绕毛际，横入髀厌中；其直者，从缺盆下腋，循胸过季胁，下合髀厌中，以下循髀阳，出膝外廉，下外辅骨之前，直下抵绝骨之端，下出外踝之前，循足跗上，入小指次指之间；其支者，别跗上，入大指之间，循大指歧骨内出其端，还贯爪甲，出三毛。

胆经经脉好长，阳经的经脉都长。

看胆经第一句话：胆足少阳之脉。首先定性，是少阳。定位，在足。少阳为阳之动能，没有这个动能，生命是启动不起来的。

起于目锐眦。目锐眦就是外眼角，目内眦就是内眼角。内眼角主阖，外眼角主开。闭目首先是内眼角合，然后外眼角。张开就是张开外眼角。有人说：应该是一起开合啊？是，但你要从感觉上细细体会。经络，不在图上也不在纸上，在身上，在生命深处。

经脉一定是对称的。胆经两边起于目锐眦，上抵头角。前额两边是小青龙角，头上两边是大青龙角。大小青龙特别鼓的人，性格倔强。

下耳后，循颈，行手少阳之前。耳后这个区域属于胆，然后到颈部，下行至耳后风池穴。风池穴，既是足少阳胆经穴，又是足少阳胆经和阳跷脉、阳维脉的交会穴。主治：头痛、眩晕、颈项强痛、目赤痛、目泪出、鼻渊、鼻衄、耳聋、气闭、中风及口眼歪斜、疟疾等，尤其是感冒初起，按揉此穴，酸爽。总之，颈部这里不能堵，一堵，轻者偏头痛，重者老年痴呆，要经常用砭石刮一刮。从风池一直刮到颈部，然后到肩头。

循颈，行手少阳之前。手少阳是哪条经呢？三焦经。

至肩上，却交出手少阳之后，入缺盆。肩上有第一强生穴——肩井穴，位于大椎与肩峰端连线的中点上，前直对乳中，属于胆经，主治肩背痹痛、上肢不遂、颈项强痛等肩颈上肢部病证及乳腺炎等。然后左右交会于大椎穴，却交出手少阳三焦经之后，前行入缺盆。

原先咱们讲了所有的五脏经脉都走腋下和膈肌，所以按摩腋下就相当于按摩五脏。到这儿呢，阳经最重要的一个点出来了，所有的阳经全都入缺盆，比如胃经"循喉咙，入缺盆"；小肠经"从缺盆循颈上颊"，三焦经"入缺盆，布膻中"；大肠经"下入缺盆，络肺"，所以缺盆是个要点。可以说它是人体之死穴，因为缺盆直接通五脏。所以缺盆的养护方法就是一条，就是用劳宫穴捂住缺盆，后面中指压的正好就是肩井，慢慢按揉就行了。古代有一个睡姿，就是右侧卧，用右手护住缺盆。

其支者，从耳后入耳中，出走耳前，至目锐眦后。胆经的支脉，从耳后入耳中，出走耳前。这句话太重要了，耳朵的病，跟胆经密切相关。现在耳聋、耳鸣都从肾治，就是没看见这句话，因为真正入耳中的是胆经。

这也是凡遇到耳聋耳鸣的病人，我都会先问有没有着凉感冒的原因。现在大量的年轻人耳聋、耳鸣，就是跟受寒、心急上火有关。耳前有个听会穴，主治：耳鸣、耳聋、聤耳流脓、齿痛、下颌脱臼、口眼歪斜、面痛、头痛等。前面讲过心与胆通，心开窍于两耳，这个心窍就在耳朵里面。

教大家一个保养耳朵的方法，也是心肾相通法。两手中指属于心包经，先指甲朝前插到耳朵里，然后慢慢地旋转至手指肚朝前，此时手指在里面轻轻地按揉，如果这时候有黏着感，说明里面湿气已经很重了，摁完以后，猛地拔出，耳朵会顿觉轻松。

因为生活品质的日渐降低，大家的心情也日渐沉郁，心情不好，耳力就会下降。我们和天地自然交通靠的就是窍啊。眼窍蒙眬，耳窍轰隆，都会让我们更加无奈。佛经里讲眼耳鼻舌身意，《黄帝内经》讲七窍五神，就是在讲我们和世界的沟通。沟通无力的时候，就不能领悟天地万物，也不能享受天地万物。现在天气阴蒙，人的上窍就不明；地气衰败，人的二阴就开始生病，比如说男人前列腺疾患猛增，女人的子宫疾患也多。

其支者，别锐眦，下大迎，合于手少阳。胆经的支脉离开目锐眦，大迎穴属足阳明胃经，在面部，下颌角前方咬肌附着部前缘，在此合于手少阳三焦经。所以说胆和三焦相通。

合于手少阳，抵于颇。颇是哪儿呢？就是眼袋。胆经走眼袋，三焦经也走眼袋，人胆气足，三焦水湿疏布通利，人就没有眼袋。有眼袋，就是阳气不足。这里不需要很多的阳气，但需要少阳之气。按摩眼袋的秘密在于按摩目锐眦，这是胆经的起始点。

下加颊车。颊车出足阳明胃经，在面颊部，下颌角前上方，咀嚼时肌肉隆起时出现的凹陷处。主治牙痛、面神经麻痹、腮腺炎、下颌关节炎。车，在此比喻人的牙齿。牙齿咬合的地方叫颊车。曾经见过两个病人，就是这个颊车合不上，老是脱臼的状态。我问他们，生活中有多大的恨啊，让你恨得咬牙切齿的？恨，真的很可怕，要么恨得牙痒痒，想吃了对方；恨到无以复加时，颊车要么打不开，要么合不上。把心结打开后，把心里的恨宣泄出来后，这个地方就好了。

下颈，合缺盆，以下胸中，贯膈，络肝属胆。指从颊车下颈，合缺盆，以下胸中，贯膈、络肝、属胆。这就叫肝胆相照，肝胆相和。

循胁里，出气街，绕毛际，横入髀厌中。胆经病有一个特点，就是两胁胀满。循胁里，下出气街，气街为胃经经穴，在大腿根正中线上，腹股沟动脉搏动处，主治腹痛、阳痿、阴肿、疝气、月经不调、不孕等。气街可是个要命的穴位，在西医属于淋巴系统，又是免疫系统。来月经时这儿最酸痛。所谓"街"，有四通八达之意，所以，气街以肝、脾、肾及六腑为中心，脏腑气血通过气街而直达于外，灌注于诸经；诸经气血也可借气街直达于内，以养脏腑。胆经、胃经、冲脉等都要通过气街，所以气街非常重要。拍打气街，可以消大肚子，可以防治前列腺疾患，可以治疗妇科病。

绕毛际，横入髀厌中。胆经至此走阴毛系统，然后横入髀厌中。髀厌就是髋关节。所以股骨头坏死不仅与肾精绝有关，也与少阳之气不生发有关。这附近还有一个穴叫环跳，主治腰胯疼痛、半身不遂、下肢痿痹、遍身风疹、挫闪腰痛及膝踝肿痛不能转侧、脚气。

我在 2018 年建了平台讲《黄帝内经》，只有自救，才能让我们真正地摆脱困局。我讲个实例。几年前，我有个学员的妈妈 80 多岁了，糖尿病并发症住院治疗，有一天医生来了，在老太太腿上比画着说，先从小腿切，实在不行，就从大腿切，老太太一听就吓得当场晕倒。学员气疯了，说：

我妈就是走，也要全须全尾地走。有你这么当着人比画的吗？！最后找了我一个学生，在脚部放血，再把腿上的坏疽切开，老人家血虚怎么办啊？吃中药啊。最后老太太真争气，腿上那么大块腐肉掉了后，愣是长出了新肉，至今还好好活着呢！

其直者，从缺盆下腋，循胸过季胁。即胆经有一条支脉，是从缺盆下到腋部，然后走人体胁部。所以，凡是胸胁胀满都跟少阳胆经被憋有关。在胁部的下端有一条很重要的经脉叫作带脉。

人体的经脉大多是纵向的，唯有带脉是横向的，所以有约束纵向经脉的作用，带脉松弛，人就会大肚子、腰痛、生机不旺。而最重要的带脉病，就是带状疱疹，就是被憋的胆火从腰两边发作。因为是生机被憋，所以特别疼，从两边起一点点地往中间走，就是缠腰龙了，因为涉及带脉，治疗不及时，还会死人。西医呢，就是止痛消炎，但没有解决带脉和肝胆的问题，所以不仅会复发，还有严重的后遗症。中医治疗呢，无非从肝胆入手，因为带脉主要循肝经，所以少阳证主方小柴胡汤就很有效；如果是太阳少阴的问题，就是麻黄附子细辛汤证。

记住，我们身上只要是横着绕圈儿长的毛病，不管是长在腰这一圈，还是在膈肌这一圈，还是在头上一圈，都属于带脉病。而且不要轻易动手术，因为动了手术就永远是病人了。动手术之前，一定要广泛咨询，而且要给中医至少21天，给中医机会，就是给自己自愈的机会。

下合髀厌中，以下循髀阳，出膝外廉。胆经再往下走，就是入盆骨和屁股蛋子，然后循大腿外侧，出膝外廉。屁股蛋有环跳穴，大腿外侧有风市穴，风市穴主治：中风、半身不遂、下肢痿痹、麻木、遍身瘙痒、脚气。为什么阳经对我们身体这么重要？按摩六条阳经，可以从头到脚，全身都能按到。你看胆经从外眼角到头上，然后一直下来，一直到小趾次趾。

下外辅骨之前，直下抵绝骨之端。下外辅骨之前，有阳陵泉，在膝盖下方腓骨小头前下方凹陷处。阳陵泉是足少阳胆经之合穴，又是八会穴之筋会穴，即筋的问题都可以从此穴治。《马丹阳天星十二穴歌》说此穴："膝肿并麻木，冷痹及偏风，举足不能起，坐卧似衰翁，针入六分止，神功妙不同。"如果膝肿并麻木、冷痹等，这个穴位可以灸10分钟。主治：半身不遂、下肢痿痹、麻木、膝肿痛、脚气、落枕、胁肋痛、口苦、呕吐、黄疸、小儿惊风、破伤风。而且这个穴位对慢性胆囊炎、结石症也有疗效。其实，阳陵泉直下二寸，就是经外奇穴胆囊穴，胆囊问题急性发作时，可以针刺或艾灸此穴。这里放血也可以，家里一定要备个三棱针放血，但是一定要看这人强壮不强壮。如果胆囊突然发现问题，你就从这儿把黑血挤出来，这人就没事了，然后再拔罐也行。

直下抵绝骨之端。绝骨就是脚踝，但这里就指悬钟穴，其实其上三寸才是悬钟穴。现代常用于治疗坐骨神经痛、脑血管病、高脂血症、高血压、颈椎病、小儿舞蹈病等。配天柱、后溪主治颈项强痛；配风池主治眩晕、耳鸣；配丰隆主治高脂血症。

下出外踝之前，循足跗上，入小指次指之间。这就是到脚面了，脚面上走的全部是阳经，特别重要，你洗澡的时候要好好搓搓脚面。入小趾次趾之间，那么是哪个脚趾？倒数第二个。有的人受寒小脚趾、次趾会抽筋，所以每天晚上泡脚，就是让自己的阳经不要受损。脚背上有一个重要的胆经穴位：足临泣穴，在足背外侧，第四趾、小趾跖骨夹缝中。临泣穴的主治症状为：胆经头痛、腰痛、肌肉痉挛、眼疾、胆囊炎、中风、神经官能症、乳肿痛等。因为它又属于胆经与带脉的合穴，所以非常重要。

最后是胆经的井穴：足窍阴。在足第四趾末节外侧，距趾甲角0.1寸。放血疗法：对于偏头痛、目眩、目赤肿痛等头目疾患，可取双侧足窍阴，消毒后用三棱针在穴位局部速刺放血，挤出鲜血数滴，再用干棉球按压片刻，每日1次，3日为1疗程。

其支者，别跗上，入大指之间，循大指歧骨内出其端，还贯爪甲，出三毛。胆经另有一支，在脚背上，入大趾之间，循大趾歧骨内出其端。大趾歧骨当指大脚趾和二脚趾的分歧处，至大趾端（大敦）与足厥阴肝经相接。至大敦穴前，大脚趾上有一毛丛，叫三毛。由此，胆经与肝经相连。

现在看胆经经证的表现。

是动则病口苦，善太息，心胁痛不能转侧，甚则面微有尘，体无膏泽，足外反热，是为阳厥。

第一，口苦，善太息。口苦，是胆汁上逆，胆经走膈肌，所以一旦少阳气不足，升不起来，人就愿意叹气，或长舒一口气。有的病人特别有意思，一进屋就直接说小柴胡汤证，每天口苦，咽干，还头晕，还不愿意吃饭，这不正是口苦、咽干、目眩、默默不欲饮食的小柴胡汤证吗？直接吃几服小柴胡汤立马就好。所以你只要把中医经典记得滚瓜烂熟，很多病直接用伤寒方就好。做医生，有时候还真得有耐心听病人口述病史，才能抓出他的主证。但也要会听，会及时打断他，要不然他会滔滔不绝，从小时候记事时开始说起，人真是孤独寂寞啊。

第二，心胁痛不能转侧。这种病人我真见过，躺床上就不能转身了，这个是心脏问题在胆经上的表现，小柴胡汤、白通汤都管用。

第三，甚则面微有尘，体无膏泽。面微有尘就是脸看上去很脏，好像洗不干净一样，身体肌肤也干枯，不润泽。其实就是胆的阳气生发不出来，疏布不了全身。《灵枢·经别》说：(足少阳之)别者，入季胁之间，循胸里，属胆，散之肝，上贯心，以上挟咽，出颐颔中，散于面，系目系，合少阳于外眦也。这也是在说胆经与肝、与心、与咽部、与面部和眼睛的关系。

足外反热，是为阳厥。胆经走脚面和脚外侧，当脚部出现不正常的热时，是阳气被憋的象。

以上，是胆经经证的表现。

下面是胆经里证的表现。

是主骨所生病者，头痛颔痛，目锐眦痛，缺盆中肿痛，腋下肿，马刀侠瘿，汗出振寒，疟，胸、胁、肋、髀、膝外至胫、绝骨、外髁前及诸节皆痛，小指次指不用。

"是主骨所生病"，要点来了，前面讲五脏里证时，表述为：肺经，是主肺所生病者；脾经，是主脾所生病者；心经，是主心所生病者；肾经，是主肾所生病者；肝经，是主肝所生病者。即五脏里证都与本脏相关。而到了腑，则六腑各有其所指：胆，是主骨所生病者；大肠，是主津液所生病者；胃，是主血所生病者；小肠，是主液所生病者；膀胱，是主筋所生病者；三焦，是主气所生病者。而这些，是我们未来学习的要点。

胆主骨所生病，就是身体上只要骨头出问题，就要从胆病看。先前我们只是知道"肾主骨"，其实骨头有骨有髓，骨头坚硬不坚硬，要看肾精足不足；而骨髓能否生发，则要看胆了。更何况前面说到胆经"横入髀厌中"，即走入髋关节、大转子，还走胁肋，这些地方都是骨头，所以骨病、骨转移等，我们都要关注胆的功能。

其实，这里还要关注西医一个概念：胆固醇。因为毕竟是西医概念，我不会讲太多，只是想让大家有个有趣的联想，具体要听西医专家的。

首先，胆固醇是人体所必需的。胆固醇广泛存在于动物体内，尤以脑及神经组织中最为丰富，在肾、脾、皮肤、肝和胆汁中含量也高，是动物组织细胞不可缺少的重要物质，它不仅参与形成细胞膜，而且是合成胆汁酸、维生素D等的原料。所以胆固醇并非是对人体有害的物质。

胆固醇是临床生化检查的一个重要指标。在正常情况下，机体在肝脏中合成和从食物中摄取的胆固醇，将转化为甾体激素或成为细胞膜的组分，并使血液中胆固醇的浓度保持恒定。当肝脏发生严重病变时，胆固醇浓度会降低；而在黄疸性梗阻和肾病综合征患者体内，胆固醇浓度往往会升高。

一般，脂类物质主要分为两大类：一类是脂肪（主要是甘油三酯），是人体内含量最多的脂类，是体内的一种主要能量来源；另一类叫类脂，是生物膜的基本成分，约占体重的5%，除包括磷脂、糖脂外，还有胆固醇。有人曾给动物喂食缺乏胆固醇的食物，结果发现这些动物的红细胞脆性增加，容易引起细胞的破裂。研究表明，温度高时，胆固醇能阻止双分子层的无序化；温度低时，又可干扰其有序化，阻止液晶的形成，保持其流动性。因此，可以想象要是没有胆固醇，细胞就无法维持正常的生理功能，生命也将终止。

自然界中的胆固醇主要存在于动物性食物之中，少数植物中有胆固醇。一般而言，畜肉的胆固醇含量高于禽肉，肥肉高于瘦肉，贝壳类和软体类高于一般鱼类，而蛋黄、鱼子、动物内脏的胆固醇含量则最高。在对待食物胆固醇的作用方面，存在着两种截然不同的片面的观点。一种观点认为胆固醇是极其有害、不能吃的东西。说这种观点片面，是由于持这种观点的人对胆固醇在人体内的作用缺乏清楚的认识。由于许多含有胆固醇的食物中其他的营养成分也很丰富，如果过分忌食这类食物，很容易引起营养平衡失调，导致贫血和其他疾病的发生。

还有种有趣的说法：饮酒可能使血中的高密度脂蛋白升高，加强防治高胆固醇血症的作用。饮酒量以每日摄入的酒精不超过20克（白酒不超过50克）为宜，葡萄酒较合适，但必须严格限制摄入量。

之所以说这个问题，是想说我们不必人云亦云，科普一下，使我们不必生活在无知的恐惧中。

胆，主骨所生病，所以，股骨头坏死、骨头坏烂、骨头酸痛，都要从胆、肾治。

头痛颔痛，目锐眦痛。因为胆经起于目锐眦，上头角，下加颊车，所以会偏头痛、脸侧下颏肿痛、外眼角溃烂疼痛等。

缺盆中肿痛。腋下肿，马刀侠瘿。马刀侠瘿是什么？都是颈、项、腋、胁所生疮的名号。属瘰疬之类，常成串而出，质坚硬，其形长者称为马刀，或生于耳下、颈项，至缺盆沿至腋下，或生肩上而下沿。其生于颈部缚帽缨之处者称为"侠瘿"。现在一般叫作淋巴结核和颈淋巴结炎。

汗出振寒，疟。就是又出汗又哆嗦，半热半寒，这就是少阳之半表半里、寒热往来证，这个病又叫疟疾。疟疾，就是一会儿冷，一会儿热。可以用小柴胡汤。

胸、胁、肋、髀、膝外至胫、绝骨、外踝前及诸节皆痛。这句解释了为什么胆主骨所生病。我们身体大关节只要痛，都是胆的问题。你看我们大关节：两腕、两肘、两肩、两胯、两膝、两脚腕，此十二节对应的是十二月，按摩的时候一定要先把这十二节松开，全身的病才有去处。睡不着觉呢，先转转脚腕、手腕，转脚腕儿气就往下走，人上面就空了，不瞎想事儿，人就睡着了。转脚腕儿相当于拉筋通络。人老腿先老，动不动就脚肿腿肿，所以要转脚腕儿，转膝盖、转胯骨，阳气才能动起来，否则的话，阴邪本性下行，动不动就堆在人体下部。小孩子若没有定力，每天给他转转脚腕儿也能让他的气沉下来。

胆主骨所生病，少阳气生发不起来，人还会脑供血不足，因为要靠胆之生发把肝血往头上带啊。我先前说胆好比点火器，十一脏都要靠少阳的生发之机，但启动这个点火器的又是谁呢？靠的是"神明"。车的真正主人是人，而不是车。人的神足，少阳才能启动，也才能让车子在正确的轨道上行驶。人老了，神不足，胆也小，车子就不稳了。

我在讲《生气通天论》一节时曾讲过"穷文富武"，少年期，尚武，要比尚文强，从小尚武，可培养其意志坚韧；尚文，则容易形成酸腐之气。这是现在很多家长认识不到的。意志坚韧，才能成大器；酸腐之气，只会让孩子脆弱不堪，轻慢孤傲，一言不合就会自杀跳楼。而尚武会增加人的抗压力。

小指次指不用。胆经的井穴就在小趾次趾，小趾次趾麻木不仁，就是胆经病。

我们总结一下，胆经是人体侧面最长的经脉，单侧经脉共44穴，左右合88穴。其中最重要的穴位有风池、肩井、日月、带脉、环跳、风市、阳陵泉、足临泣、足窍阴等。经脉阻塞，会导致偏头痛，颔痛，目痛，腋下肿，瘰疬，沿胸、胁、肋、髋、膝外侧、小腿外侧等经脉所过部位的疼痛等。养生宜敲打胆经，振奋阳气。

怎么敲打胆经呢？有人只是从腿部开始，学了经脉后，就知道胆经起于目锐眦，止于小趾次趾，所以敲打胆经要从目锐眦开始，两边一起轻轻敲打，千万不要忘了敲打两肋，再敲敲带脉，到带脉这里，还可以抓住腰的两边，拉一下筋，这样可以减肥或消大肚子。然后一路向下，风市等穴位藏寒凉最多，可以大力敲打，敲打出痧后，腿会轻松很多。

八

胃者，仓廪之官，五味出焉

下面我们讲人体正面最长的经脉——胃经。

先讲关于胃的几个概念。

首先,《灵兰秘典论》中说：脾胃者，仓廪之官，五味出焉。仓廪，就是仓库，所以胃主受纳；五味出焉，指五味从胃出，所以胃也主分类。表面的五味由舌来分辨，舌为心之苗；内在的五味由胃来分辨，所以，味觉丧失是心病、胃病。

脾胃为何总连着说？《素问·太阴阳明论》中，黄帝曰：脾与胃以膜相连耳，而能为之行其津液，何也？岐伯曰：足太阴者，三阴也，其脉贯胃、属脾、络嗌，故太阴为之行气于三阴。阳明者（胃），表也，五藏六府之海也，亦为之行气于三阳。藏府各因其经而受气于阳明（胃），故为胃行其津液。四支不得禀水谷气，日以益衰，阴道不利，筋骨肌肉无气以生，故不用焉。

这段是说足太阴脾行一身之气于三阴，足阳明胃行一身之气于三阳，而脏腑都受气于阳明，所以，胃运行津液于全身，如果四肢得不到水谷之气，人就一天天地衰弱，精不足，则筋骨肌肉渐渐就不能用了。

其次，胃者，六腑之海，其气亦下行，胃气上逆，人就不得安卧。《下经》曰：胃不和则卧不安，说的就是这个。

再次，《灵枢·五味》说：胃者，五脏六腑之海也，水谷皆入于胃，五脏六腑皆禀气于胃。六腑运化，人体的免疫系统才正常。五脏六腑皆禀气于胃，看懂这句话很重要。我们总说气，又把这个气看作空气或氧气，而这句话告诉我们，人体之气，源于胃。所以胃气不能衰败，胃气衰败，就是真脏脉。人体之气，来源于水谷。气，是水谷之精华，所以饭里面那个气才写作"氣"。练丹家所说之"炁"，即真气。水谷生成的气送到关元收藏运化后的一部分叫作"炁"。而空气的气，古代写作三撇。所谓"肺司呼吸"，肺主管的是呼气吸气，主管的是一个动作。如果你在吸气呼气之间有个屏息的过程，也许能气化三撇的空气而得到一点"氣"。

最后，血，也来自胃。中焦受气，取汁变化而赤，是谓血。这一句是血的定义。血从中焦来，从胃来，气也从胃来。所以别老问吃什么东西可以补气、补血，就是喝水、吃饭。自古都说要饭的，没有说要菜的，所以喝水吃饭顶顶重要。

下面讲一下胃经经脉循行。

胃足阳明之脉，起于鼻，之交頞中，旁纳太阳之脉，下循鼻外，入上齿中，还出挟口环唇，下交承浆，却循颐后下廉，出大迎，循颊车，上耳前，过客主人，循发际，至额颅。

其支者，从大迎前下人迎，循喉咙，入缺盆，下膈，属胃络脾。

其直者，从缺盆下乳内廉，下挟脐，入气街中。

其支者，起于胃口，下循腹里，下至气街中而合，以下髀关，抵伏兔，下膝膑中，下循胫外廉，下足跗，入中指内间。

其支者，下膝三寸而别，下入中指外间；其支者，别跗上，入大指间，出其端。

胃足阳明之脉。定位，足；定性，阳明。阳明，《黄帝内经》说是"两阳合明"，即阳气最足的地方是阳明。哪两条经脉是阳明呢？胃与大肠。胃阳气不足，不足以腐熟万物；大肠经气不足，不足以传导和化万物。胃，如同大海，容纳百川，化生万物，好的、坏的，都能化掉。胃者，五脏六腑之海也。胃经又走脸，所以，五脏六腑之气在脸上都有体现，这也是望诊望脸的依据。脸上长青春痘，是胃寒；脸色萎黄，是脾胃出问题；脸色㿠白，是心脏出了问题；印堂发黑，是肾出了问题……五脏六腑的问题，都会通过胃气的变化来表现。

起于鼻，之交頞中。胃经起于鼻翼两边之迎香穴，此处正是大肠经的终止点，这也是胃与大肠相连的佐证。大肠经"交人中，左之右，右之左，上挟鼻孔"，是说大肠经从人中左右交叉，上挟鼻孔，即终止于鼻翼两旁，与胃经相连。人老了有一个相，就是人中这里全是皱纹，就是大肠衰败之迹象。很多人，迎香穴处有痦子，就是胃与大肠的交通出了问题。

之交頞中。之，是动词，到……去之意。即胃经从迎香穴沿鼻翼两边上行，交于頞中。所以鼻翼上的问题都是胃的问题，包括鼻翼两旁毛孔粗大。頞中就是山根，又名祖窍。按命相学说，这地方跟官运和祖上功德有关。

旁纳太阳之脉。旁纳太阳之脉，指胃经与太阳膀胱经、小肠经相连，所以，大家看眉毛，全然是阳气的表现：眉头，膀胱经；眉中，胃经；眉梢，小肠经。眉毛越高耸，阳气越足；眉毛越浓的，越爱管事。而女子眉毛淡却弯曲有型的，主清闲灵秀。

下循鼻外。即整个鼻子的外面全部属于胃经，所以说鼻子上长任何东西都是胃经的事儿。好多人鼻子上长黑头，或者是毛孔特别粗大，连着鼻翼两边都毛孔粗大的，就是胃寒。理中汤为何又叫美容汤？因为它祛了寒湿，脸上肌肤就紧实了。

入上齿中。所以上齿的问题都是胃经的问题。上牙痛的时候可以按揉胃经的内庭穴和足三里穴，内庭穴位于足背第二、三趾间缝纹端。凡是胃火引起的牙痛、咽喉痛、胃病吐酸、口臭、鼻出血、便秘等，都可以通过刺激、按揉两足的内庭穴来进行治疗，此处越疼越要按，把上面的虚火引下来就好。

还出挟口环唇，下交承浆。指胃经从上齿出来，挟口两旁，环绕嘴唇，在下颏唇沟承浆穴处左右相交。承浆穴是任脉与足阳明胃经的交会穴，在面部，当颏唇沟的正中凹陷处。浆，指美好的东西。所以这个坑越深，人的福分越大。而环绕嘴唇的溃疡等，是胃的问题，也是免疫力低下的问题。

却循颐后下廉，出大迎，循颊车，上耳前，过客主人，循发际，至额颅。颐，微笑时嘴角动的地方，从这里到腮部大迎穴，再到颊车穴（咀嚼时咬肌隆起，按之凹陷处），上耳前，过客主人（下关穴），沿发际，到额颅。额颅，指从眉棱骨到发际区域，比如寿星老那个额上的大包。所以前额脑门儿这一块都是胃经的事儿。只要你眉棱骨疼、前额疼，就是胃经病，如果这时候再加上恶心和怕冷，就有可能是吴茱萸汤证。药很简单，就是红参、吴茱萸、生姜和大枣。红参补五脏虚，吴茱萸祛胃寒，生姜止呕，大枣补液。

其支者，从大迎前下人迎，循喉咙，入缺盆，下膈，属胃络脾。胃经的支脉，从大迎（腮帮子）下到人迎（颈部），人迎就是颈动脉，主治咽喉肿痛、气喘、瘰疬、瘿气、高血压，这里是不可以灸的，可以按摩、刮痧，也是按摩胃经。循喉咙。从人迎入里，循行喉咙，所以胃火上来，也会造成喉咙干。然后入缺盆，缺盆穴，在胃经，在锁骨上窝中央，距前正中线4寸。我们说只要是阳经都走缺盆，会直接造成心脏病。下膈，属胃络脾，此乃脾胃是一家。

其直者，从缺盆下乳内廉，下挟脐，入气街中。胃经另有一支脉，是从缺盆直下乳内廉。此处有乳中穴，在胸部，当第四肋间隙，乳头中央。此处，不可针，也不可灸。乳头痒，是胃寒。乳房是什么呢？是女人血的储藏仓库。我们先前讲过，乳房的大小是由冲脉决定的。血有多少，取决于阳明经能化多少，而不是乳房的大小。有的人乳房小，但是乳汁很冲，说明她化血的能力强。乳房对孩子而言，既可以安抚肉身，又可以安抚精神。

下挟脐，入气街中。这条支脉接着往下走，挟肚脐而行，此处有个天枢穴，是胃经的要穴，也是大肠的募穴。这个名字多好，天枢，即天地的枢纽，肚脐以上为天，肚脐以下为地，所以天枢穴特别重要。它是天地之扭转，所以它就负责气机，可按可揉可针可灸，但孕妇不可以灸。天枢穴在腹中部，平脐中，距脐中旁开2寸。主治腹胀肠鸣、绕脐痛、便秘、泄泻、痢疾、月经不调，还可以治疗上下不交通引发的高热。在这里，往里、往下走，就是子宫、卵巢等，然后到大腿根的气街，所以说乳房和子宫是有关联的，只要胃寒，子宫一定寒；只要子宫寒，胃一定寒。所以来月经时胃寒乳房胀痛，同时大腿根儿气街也会酸痛。

气街很重要，但关于它的说法有点乱。有一种说法：气街有四，又称四街、四气街，是脉气所行的路径，经脉之气汇聚和流通的共同通道。《灵枢·卫气》："胸气有街，腹气有街，头气有街，胫气有街。"《灵枢·动输》："四街者，气之径路也。"说明头、胸、腹、胫各部都有气的经路。《灵枢·卫气》："故气在头者，止之于脑；气在胸者，止之膺与背俞；气在腹者，止之背俞与冲脉于脐左右之动脉者；气在胫者，止之于气街与承山、踝上以下。"意指经气在头部的都联系脑；经气到胸部的都联系胸和背俞；经气到腹部的都联系背俞和腹部的冲脉；经气到下肢的都联系气冲部。因此，这些部位的穴位，除能主治局部和有关内脏病变外，还能治疗四肢的部分疾病。

另，指气冲穴之别名。在腹股沟稍上方，当脐中下5寸。主治肠鸣腹痛、疝气、月经不调、不孕、阳痿、阴肿。

也有说指腹股沟动脉搏动处者。

总之，这里跟胆经、冲脉、胃经都相关，是转输气的通道。没事时可以拍打此处，对妇科、男科皆有好处，但不可用力过猛。与其花大钱去美容院做什么阴部保养，不如在家自己拍打拍打。

有个朋友来找我看病，同时撺掇我和她一起做个项目。她说她在做一个新项目，就是在人20～40岁细胞最有活力的时候，抽取他的细胞，储存起来，等到五六十岁的时候，再一点点给打回去，让人返老还童。听着很有道理，但如果你细想一下，就会觉出里边有很多问题，暂且不论细胞的储存问题，生命的玄机无所不在，年轻的时候，细胞活跃、生发状态好，但不见得就是多余的状态，这时抽取过多，是否会釜底抽薪，提前造成虚损？再者，年老时倒灌，人体有无吸收的能力？……有钱有势人的活法自然超出我们的想象，但他们绝对不会采取这种方法。再说有的人那么有钱，也倒灌了别人年轻的细胞，到老不还是一身病？所以，我们普通人呢，别听生意人瞎忽悠，把人生的每一个阶段活好就是了。

其支者，起于胃口，下循腹里，下至气街中而合，以下髀关，抵伏兔，下膝膑中，下循胫外廉，下足跗，入中指内间。胃经的第三条支脉，起于胃口，向下循行肚腹，至气街而与先前的支脉相合，而后下到髀关，髀关穴在大腿上部，主治下肢痿痹，腰膝冷痛等腰及下肢病症。再从髀关穴抵达伏兔穴，你看你坐下时的大腿，像不像一只趴着的兔子？这个伏兔穴主治腰痛膝冷、下肢麻痹、疝气、脚气。然后再往下走，入膝膑中，也就是膝盖，所以膝盖的问题是胃经的问题，比如髌骨软化症，就是胃经气血不足或寒痹的表现。

下循胫外廉。这时就是指足三里区域，足三里在小腿前外侧，当犊鼻下3寸，距胫骨前缘一横指，是人体之大养生穴。主治胃痛、呕吐、噎膈、腹胀、泄泻、痢疾、便秘、乳痈、肠痈、下肢痹痛、水肿、癫狂、脚气、虚劳羸瘦。因为胃主血所生病，所以也治疗痛经等症，也治疗胃经之上牙痛。最后，这一支入中趾内间内庭穴，按压刺激内庭穴除可治疗之前曾提及的病症外，还可治疗咽喉肿病、口歪、腹胀、泄泻、痢疾、热病、足背肿痛。

《灵枢·经筋》说："足阳明之筋，起于中三指。"中三指即足次趾、中趾及无名趾。如果腿脚转筋，脚部活动感觉僵硬不舒适，可以活动此三趾。

其支者，下膝三寸而别，下入中指外间；其支者，别跗上，入大指间，出其端。胃经最后还有两小支脉，一是走丰隆穴，丰隆穴主治头痛、眩晕、痰多咳嗽、呕吐、便秘、水肿、癫狂痛、下肢痿痹。在丰隆穴埋针，可以减肥。然后入中趾外间厉兑穴。另有一支"入大指间"，从足背上冲阳穴分出，前行入足大趾内侧端（隐白穴），交于足太阴脾经（脾足太阴之脉，起于大指之端）。

厉兑穴是胃经的井穴，在足第二趾末节外侧，距趾甲角0.1寸处。这个穴位有缓解面肿（因为胃经走面部）、治疗齿痛（因为胃经入上齿中）、咽喉肿痛、心腹胀满、扁桃体炎、下肢麻痹、足背肿痛等作用。另外，这个穴位还主治多梦、癫狂（足阳明胃经主情志病）等。长期坚持按摩厉兑穴，可以宁心安神、改善睡眠质量。怎么按摩呢？就是用手指关节夹按厉兑穴2～3分钟，很疼的啊，前面说了，井穴都疼。

总结一下啊，胃经经脉是人体前面最长的一条经脉，共有两条主线和四条分线，在人体经络当中是分支最多的一条经络。一侧穴位有45穴，左右两侧共90穴。其中15穴分布于下肢的前外侧面，30穴在腹、胸部与头面部，在头面部者极为丰富，是养颜美容之重要经脉。其中地仓穴在面部，口角外侧，按摩可以防嘴角下垂，主治口眼歪斜、流涎、眼睑瞤动、齿痛、颊肿及面神经麻痹、三叉神经痛等，但治疗这些毛病我认为用药要比针刺好，并且快。按摩迎香穴，可以防法令纹加深。人显老，主要在这个区域。此外，四白穴、颊车穴也是美容穴。

可以说，胃经是人体前面最重要的一条经脉，膀胱经是人体背后最重要的一条经脉，这两条经脉对于养生保健有重大意义。八段锦之"双手攀足固肾腰"这个动作，是同时调理胃经与膀胱经的动作，大家做对做好了，能获得很大的收益。

下面讲一下胃经经脉病。

是动则病，洒洒振寒，善伸数欠，颜黑，病至则恶人与火，闻木声则惕然而惊，心欲动，独闭户塞牖而处，甚则欲上高而歌，弃衣而走，贲响腹胀，是为骭厥。

洒洒振寒，善伸数欠。善伸，是伸懒腰，数欠，是多次打哈欠。胃气不舒，一伸懒腰一打哈欠，阴阳相引，阴气和阳气相互运动，胃气就舒展了。主动打哈欠是好事，没事伸个懒腰，打个哈欠，对身体是有好处的。但在缺血性中风发作前5～10天内，病人也会频频打哈欠，有可能是脑动脉硬化逐渐加重，管腔愈来愈窄，脑缺血缺氧加重的表现，是即将中风的重要报警信号。如果吃着吃着就呛住了，甚至喝口水都会呛住，就要去查查脑部或肺部了。

颜黑。"颜"的本义一般认为是"印堂"的两边部位，后引申为额头，又引申为脸面。因为胃经走额头，也走脸颊，所以胃经经气不足，人的脸就没有光泽,且沉暗。如果印堂发黑,有水色,则是肾水上泛。因为水为阴邪,水邪上犯,面见黧黑,甚至额、脸侧、唇边、下颌出现黑斑,又叫"水斑"。

病至则恶人与火,闻木声则惕然而惊,心欲动,独闭户塞牖而处,甚则欲上高而歌,弃衣而走,贲响腹胀,是为骭厥。

这个,咱们在前面躁郁症里讲过了。恶人与火,就是怕见人,怕见光。闻木声则惕然而惊,即听到大的响动,就吓得一愣一愣的。听到木音而惊惕,是因为木克土。心欲动,指成天心慌意乱,或有饥饿感,就是精不足。独闭户塞牖而处,就是喜欢独处,喜欢关门、关窗,喜欢自己待着。这是身体的运化疏布功能被抑制,人变得悲观而不自信。甚则欲上高而歌,弃衣而走。如果说前面的症状是抑郁症,那此时就是躁狂症。阳邪亢盛而扰动心神,故使其神志失常、胡言乱语、斥骂别人,不避亲疏,并且不知道饥饿,随处乱跑。所谓"贲响腹胀",就是上面贲门不能闭,打嗝儿、呃逆不止;胃肠不能顺降而为上逆,故为腹胀。别小看一个胃寒,能让人从身体上和精神上都出问题。凡是狂躁和抑郁,全从胃治。

下面是胃经腑证。

是主血所生病者,狂疟,温淫汗出,鼽衄,口喎唇胗,颈肿喉痹,大腹水肿,膝膑肿痛,循膺、乳、气街、股、伏兔、骭外廉、足跗上皆痛,中指不用。气盛则身以前皆热,其有余于胃,则消谷善饥,溺色黄。气不足则身以前皆寒栗,胃中寒则胀满。

是主血所生病者。这句非常重要,即血病的根底都在胃。比如,我们总说血不足,大家认为用当归等补血就可以了。实际上,要想彻底解决血不足的问题,必须从脾胃入手,脾胃足了,人才能有生血的能力。

再比如白血病，西医认为属于造血系统的病变，多发于30岁以下的儿童和青年，临床可见不同程度的贫血、出血、周身无力、感染发热以及肝、脾、淋巴结肿大和骨骼疼痛等。

原因有以下几种：1.父母孕育孩子前元气亏损，导致孩子先天不足。2.乱服药。后天孩子只要生病，就用中医的滋阴、清热以及西医消炎的药物，如此造成对元气的销伐。3."思伤脾"。孩子在家不快乐，在学校不快乐，长期孤独寂寞，心思重。久则脾肾胃的功能大为减退，致使造血功能逐渐衰退，阴寒之邪深入骨髓，严重抑制了生机，经脉为黏滞的湿气所困，直至导致全身性的血液瘀滞，就会导致白细胞增多来消除瘀滞。4.中医认为"髓生肝"，即指人体之造血功能。西医用骨髓移植的方法治疗白血病患者，就可以证明白血病的根源在于骨髓。而前面也讲了"胆主骨所生病者"，指精髓不能生发还在于胆气的被憋。骨髓本身就是一个密闭系统，所谓密闭系统就是能不动它就不要动它，而我们现在常对其大动干戈，最后必有不治。同样是血病，中医讲髓主造血，肝主藏血，心主血脉，脾主统血。一切血病，当从这几点治疗。即，让血再生，添精补髓；让血干净，增加肝的疏泄功能；让血脉有力，在心的动能；让血不漫溢，血有所归，治脾；让骨髓活跃生发，治胆；胃主血所生病，治胃。5.西医认为化学因素和放射污染也会导致白血病，有证据显示，各种电离辐射可以引发人类白血病。这个也是要注意的原因之一。有人总问：用这个治疗仪器好不好，用那个好不好？一句话：按摩，人的手最好，能用手，就不用仪器。

综上所述，治疗白血病应该从强壮脾胃肾功能入手，治疗原则宜"培土固元"，比如先用四逆辈祛寒邪，再用附子理中汤恢复元气等，最后用炙甘草汤或金匮肾气丸固摄阳气。当然了，只有医生能开出最准确的方子。

狂、疟，温淫汗出，鼽衄。指胃经里证会出现狂躁、疟疾、自汗、流鼻血等症。

口㖞唇胗，颈肿喉痹。口㖞，就是口歪，很多人一笑嘴就是歪的，这就是胃病。唇胗，指嘴唇肿胀、外翻。颈肿喉痹，就是脖子变粗，嗓子不舒服。只要胃寒，就会逼火上行，就会出现嗓子的问题。

因为胃经穴位在头面部最丰富，现在还有人得一种病，就是头面部特别怕冷，这是什么原因呢？

按理说，头为诸阳之会，阳气独盛，故最耐寒。如果不耐寒了，就是阳虚。治疗呢，可以服用小建中汤加附子，温补其阳，就好了。

小建中汤就是桂枝汤倍芍药加饴糖。其中，桂枝辛温，能扶心阳。生姜辛散，能散寒滞。炮附子大辛大热，可以壮先天元阳。合炙甘草、大枣之甘，辛甘化阳。阳气化行，阴邪即灭，气机自然复盛，面首就能耐寒了。但辛热太过，恐伤阴血，方中芍药苦平，饴糖味甘，合之苦甘能化阴也。这个病主要是阳不足，所以辛热之品多，而兼化阴，就是用药之妙。小建中汤可以说是仲景治阳虚的非常重要的方子，但药量使用起来，全看医生内心对医理的妙用，当轻则轻，当重则重。加减亦有不同，比如《金匮要略》中就有当归建中汤、黄芪建中汤的不同。一般用于太阳病及脾阳虚的病症。实则凡身体虚弱有腹痛、心悸、盗汗、衄血、梦遗、手足烦热、四肢倦怠疼痛、尿频数且量多等，均可应用。现代也用这个方子治虚弱小儿的感冒、夜尿、糖尿病、肺结核、贫血、胃炎等。用好了，也有良效。

大腹水肿，膝膑肿痛。指胃经入腹部，走腿，所以胃经里证会表现在腹部和腿部的肿大，以及膝盖的肿痛。所以平时锻炼胃经的最好办法就是先前讲的"跪法"。

循膺、乳、气街、股、伏兔、骭外廉、足跗上皆痛，中指不用。只要沿胃经循行路线走的地方发生肿痛，都属于胃经病，包括脚面肿和脚趾中趾的不能屈伸。

气盛则身以前皆热，其有余于胃，则消谷善饥，溺色黄。本经气盛有余，身体的前面胸腹等都会发热；气盛有余于胃，就会吃得多、饿得快，同时小便发黄。

气不足则身以前皆寒栗，胃中寒则胀满。气不足，则身体的前面胸腹等都会寒栗，胃中寒则胀满，这种病人现在太多了，吃完饭就肚子胀，各种不舒服，就是胃寒无以化食物。这不是什么健胃消食片和大山楂丸能解决的，因为消导药解决不了胃寒的问题，关键要温化胃寒。

理中汤、建中汤这些方子为什么对脾胃好呢？因为它们都走的是温化的路径。温，则五谷得以化，谷气升而中气得养。理中，就是给中焦阳气以助力。如果脾胃阳虚，则中气不升，膻中则无宣发之用，心君无力，肺神不清，就是心脏病和肺病。中焦无力，六腑就无力推陈出新。下焦无火，就会下利清谷，上失滋味，吃饭不香。由此，五脏六腑失序，诸症并起。理中，用人参、白术、炙甘草，可以固摄中焦脾胃，使人食欲大增，干姜、附子通十二经脉，以助下焦而蒸腾阳气。由此，以五谷入于阴，而长气于阳，上输心肺，下摄六腑，五脏六腑皆因受气而安，这就是理中之秘旨。

九

大肠者，传道之官，变化出焉

下面讲一下大肠经。

《灵兰秘典论》说：大肠者，传道之官，变化出焉。现在对这句的理解是：大肠是传导之官，它能传送食物的糟粕，使其变化为粪便排出体外。但传导和传道，似乎意境大有不同，具体要怎样理解呢？

先解释"肠"。肠，畅也。现代对肠的解释是：从胃幽门至肛门的消化管。肠是消化管中最长的一段，也是功能最重要的一段。哺乳动物的肠包括小肠、大肠和直肠三大段。大量的消化作用和几乎全部消化产物的吸收都是在小肠内进行的，大肠主要浓缩食物残渣，形成粪便，再通过直肠经肛门排出体外。

大肠，承载、变化，运输着人体的"垃圾"，不可不畅；小肠，承载、变化，运输着人体的精华，也不可不畅。如果只把它们当作传导之官，可能真不能全面而深刻地理解它们。

首先，大肠是肺之腑，肺为一身之宰相，二者作为先天夫妻，肺主忧，那么大肠就应该以快乐来解其忧。当事物失控或生活出现混乱时，大小肠及其连带系统会出现问题；当过度紧张和遭遇恐吓时，大小肠及其连带系统会出更大的问题。总之，大小肠不仅要承载、运输和变化人体的运化，还要承载我们情志的堆积。

关于情志，西方医学有一些名词：产生快感的"多巴胺"，带来激情的"去甲肾上腺素"，负责取乐和镇痛的"内啡肽"，还有协助我们战胜困难的"催产素",等等。比如,你开心地玩了一天,该睡觉的时候还意犹未尽,这样的感觉就是多巴胺造成的。你忙碌了一天,很累,下班会让你感觉高兴,这样的感觉就是内啡肽造成的。西医认为,内啡肽可以对抗疼痛、振奋精神、缓解抑郁,还能让我们抵抗哀伤、创造力勃发、提高工作效率、充满爱心、积极向上、愿意和周围的人交流沟通。

内啡肽这种能强化免疫系统的好东西源于哪里呢?

西方人认为内啡肽源自大脑,释放内啡肽的方式有以下几种:1.运动。当运动量超过某一范围时,体内便会分泌内啡肽。所以,每天如果能保持半小时的运动,可以增加我们的快乐。2.食用某些食物。比如辣味会在舌头上制造痛苦的感觉,为了平衡这种痛苦,人体会分泌内啡肽,消除舌上痛苦的同时,在人体内制造了类似于快乐的感觉。此外,能产生这种快感的还有黑巧克力和人参。3.唱嘹亮的歌曲。4.美好的社交活动或园艺劳动。5.爱与性爱等。这些都可以让人产生"快感荷尔蒙"或者"年轻荷尔蒙",让人保持年轻快乐的状态。

但从藏传脉轮说及道医修炼说,我们可以发现,最深沉的情感其实发源于人的底部而不是头脑。比如海底轮是生与死、恐惧、不安全感、疼痛、混乱和忠诚的交集所在,而生殖轮跟欲望——占有欲与被占有欲、创造欲、激情、任性、罪恶感及禁欲有关。中医则认为下丹田是任脉、督脉、冲脉的交会处,也叫天癸,是生命的根本欲望的发源地。由此,我们可以推断,脑啡肽有可能源自肠啡肽,也就是上面的快乐源自于下面。美好的饮食、愉快的歌唱、美妙的性爱等,都是自下而上地激活人体的中脉,从而产生快乐的感觉。最起码,天然脑啡肽存在于脑、脊髓和肠。

这大概也是《黄帝内经》所言大肠为"传道之官"的真正内涵吧,传导,只是传化物质层面；而传道，则指其精神层面，小肠为"受盛之官，化物出焉"，其化物，也不单指化物为液，也指对人精神层面的作用吧。也就是说，我们快乐与否，与肠啡肽密切相关，而心理问题，比如忧虑、悲观、抑郁、人际关系紧张、睡眠障碍等，都与肠胃功能紊乱等有关。

现代西方科学也才发现：肠胃堪称人的第二大脑。科学家研究表明，肠胃中不仅含有大量的神经细胞，还有大量细菌组成的微生物群。它们会对人体的神经系统产生重要影响，尤其是喜怒哀乐的情绪调节，进而影响决策能力。

人类进化到今天，其消化功能与动物相比，退化十分明显：咀嚼能力下降，吞食能力丧失，以及胃肠道细菌构成的改变，使人类极易出现致命的代谢病、文明病等疾患。中医视脾胃为后天之本，道教则多采用金属药炼丹，并认为它们能够重镇安神，金粉、丹砂等的安神效应实际上源自肠黏膜的化合作用所产生的脑啡肽类的东西（我们姑且称之为肠啡肽），因此，现代科学也许能够揭开丹药之谜。

甚至在古代就有"道在屎溺"的说法，比喻道之无所不在，在最低贱的事物中都有"道"的存在。此句出于《庄子·外篇·知北游》：东郭子问于庄子曰："所谓道，恶乎在？"庄子曰："无所不在。"东郭子曰："期而后可。"庄子曰："在蝼蚁。"曰："何其下邪？"曰："在稊稗。"曰："何其愈下邪？"曰："在瓦甓。"曰："何其愈甚邪？"曰："在屎溺。"东郭子不应。翻译过来就是：东郭子向庄子请教："所谓道，究竟存在于什么地方呢？"庄子说："无所不在。"东郭子说："具体存在在哪里呢？"庄子说："在蝼蚁之中。"东郭子说："怎么在这样低下卑微的地方？"庄子说："在小草之中。"东郭子说："怎么越发低下了呢？"庄子说："在砖瓦之中。"东郭子说："怎么越来越低下呢?"庄子说:"在大小便。"东郭子无语了。庄子以道眼观一切物,物物平等,无大小贵贱善恶之殊。肠之传道,亦有大义焉!

道之根谛,就是变化,所以"大肠者,传道之官,变化出焉",此句是层层深入、妙不可言。糟粕亦能凝练,变化而出,不正是"道"的高境吗?!

其实,便秘不仅是肉体的痛苦,还会带来精神上的无力感和失控感。所以有时候,人等待的不全是"占有"的幸福和快乐,人也会期盼"失去"的快乐和幸福。

如果人有压力、焦虑,就会调气血上头,下面就会因虚弱而肿胀、下坠。中医称"肺与大肠相表里",肺气虚就无力推动排泄;"心与小肠相表里",心情不爽,小肠就不能合理地吸收营养,气血不精,脸上有瘀叫"蝴蝶",肠里有瘀叫"毒素"。肺与大肠相表里,蝴蝶与毒素是表兄妹。

我们看下大肠经经脉。

大肠手阳明之脉,起于大指次指之端,循指上廉,出合谷两骨之间,上入两筋之中,循臂上廉,入肘外廉,上臑外前廉,上肩,出髃骨之前廉,上出于柱骨之会上,下入缺盆,络肺,下膈,属大肠;其支者,从缺盆上颈贯颊,入下齿中,还出挟口,交人中,左之右,右之左,上挟鼻孔。

大肠手阳明之脉,定位于手,定性于阳明。两阳合明谓之阳明,因此大肠经也是阳气非常足的一条经脉,阳明燥火盛,则便秘;而拉稀,就是阳明燥火衰,所以拉稀比便秘更伤身体。

起于大指次指之端。大指次指就是食指,肺经"出大指之端;其支者,从腕后直出,次指内廉,出其端",如此,便是肺经与大肠经相连。大肠经首穴是商阳,末穴是迎香,与胃经相连,本经一侧20穴,14穴分布于上肢背面桡侧，6穴在肩、颈和面部。商阳穴是手阳明大肠经的井穴，主要治疗耳聋、齿痛、咽喉肿痛、颔肿、青盲、手指麻木、热病、昏迷等疾病，尤其小儿扁桃体发炎或发烧，可少商、商阳同时点刺出血。如果便秘，可以用砭石分别刮拭食指、小指，从指根部刮至指尖，重点刮拭商阳，可以促进肠道蠕动。商阳还是男性性功能保健的重要穴位，常用拇指指腹按摩该穴具有明显的强精壮阳之效，可延缓性衰老。奇妙的是，商阳穴处可见微弱的发光反应。可艾灸。

循指上廉，出合谷两骨之间，上入两筋之中。这里有两个穴位，一是合谷穴，二是阳溪穴（在手腕上缘，据说按压阳溪穴3分钟，可以减少吸烟的欲望）。合谷又名虎口，是手阳明大肠经的原穴。面口合谷收，合谷总治头、面各症，用之得法，针到病除。齿、眼、喉咙等症之特效穴。此穴为大关，通经活络、舒筋利节之力甚强，可治疗大肠经循经部位的疼痛、麻木、冰冷、发热、瘫痪等。湿疹，在合谷周围刮痧5分钟，一般痧一出，湿疹就会减轻，再连续刮2次，不太严重的湿疹就会基本痊愈。同时刮曲池穴至出痧，可止皮肤瘙痒。合谷为全身反应的最大刺激点，可以降低血压、镇静神经，常用拇指指腹垂直按压此穴，每次1～3分钟，还有健脾胃的作用，对头痛、耳聋、视力模糊、失眠、神经衰弱等症都有很好的调理保健功能。

循臂上廉，入肘外廉。此处有曲池穴，在肘横纹外侧端，是手阳明大肠经之合穴，临床上主要用于配合治疗手臂痹痛、上肢不遂、热病、高血压、癫狂、腹痛、吐泻、咽喉肿痛、齿痛、目赤肿痛、瘾疹、湿疹、瘰疬等病症。发热感冒及咳嗽、哮喘时，可用刮痧板刮拭，如有痧排出，可以迅速解表、退热。可艾灸10分钟。

上臑外前廉，上肩，出髃骨之前廉。这时已到手臂外侧，有臂臑穴，在胳膊三角肌下端，主治肩臂疼痛、颈项强急、瘿气、瘰疬及肩关节周围炎，可灸。然后上肩膀头，有肩髃穴，是治疗上肢痛、麻、凉、瘫诸疾要穴，还可以治疗头不可回顾、肩臂疼痛、臂无力、手不能向头、挛急、风热瘾疹等。

上出于柱骨之会上，下入缺盆，络肺，下膈，属大肠。上出于柱骨之会上，柱骨就是大椎，即大肠经从肩上向后与督脉在大椎穴处相会，然后向前进入锁骨上窝，联络肺脏，向下贯穿膈肌，入属大肠。下入缺盆，络肺，这就是肺与大肠相表里。

其支者，从缺盆上颈贯颊，入下齿中。还出挟口，交人中，左之右，右之左，上挟鼻孔。它的支脉，从锁骨上窝缺盆走向颈部，通过面颊，进入下齿中，回过来挟着口唇两旁，在人中处左右交叉，上挟鼻孔两旁迎香穴，至此，脉气与足阳明胃经相接。迎香：此穴在鼻旁，因能主治"鼻鼽不利，窒洞气塞"，鼻塞不闻香臭，故名，是治疗各种鼻子疾患的要穴。此穴为手、足阳明经的交会穴，可通调两经经气，疏泻两经风热，故通利鼻窍、疏面齿风邪的作用较强，是治疗各种颜面疾患的要穴。伤风引起的流鼻涕、鼻塞，或者过敏性鼻炎，按摩迎香至发热，能立即缓解症状。从鼻翼到下巴，此三角区，禁灸。

大肠经左右交叉于人中，但人中不是大肠经穴位，而是属于督脉。中国古代看面相要看"一凸起，一凹进"，一凸起指鼻子，一凹进指人中。人中这个地方有很多的名称，又叫寿宫、子庭，一个人的气血怎么样、子嗣多不多，女性月经好不好，男性生殖功能行不行，都可以通过人中有所反映。

人中是任脉和督脉在人脸上交会的沟渠。由于任脉主血，督脉主气，所以人中这个地方就是气血交通的沟渠，任、督、冲三条经脉从会阴上行，然后在人中这个地方汇聚，所以人中这里汇聚了人体气、血、性三要素，这个地方越长、越宽、越深越好。长，代表气血交通的路途长；宽、深，代表气血的量大，人就寿命长、子嗣多。

这个地方为什么叫人中呢？若论人身之中，人之中当在脐腹间。但中医文化是以气血论人身，人中这个地方有一个妙象，其上之耳、目、鼻，皆双窍，卦象上对应三根阴爻；人中以下，口及二阴，皆单窍，对应卦象是三根阳爻。如此，便是阴阳和合之泰卦，阴气下降、阳气上升，人之气机由此立，任督从此交，故此处才是真人中。

针刺人中穴具有醒神开窍、调和阴阳、镇静安神、解痉通脉等功用，历来被作为急救首选之要穴，但一定要看针者的技能。针刺人中穴，首先是休克救急，升压作用快、复苏时间短，然后是可以治疗小儿高热所致的惊厥，最后是治疗急性腰扭痛，留针的同时，令患者活动腰部，效果明显。

大肠经的其经证表现是：

是动则病，齿痛颈肿。

齿痛，主要是下牙痛，因为大肠经入下齿中。颈肿，大肠经"从缺盆上颈贯颊"，所以，颈肿、脸颊肿，《灵枢·经筋》说"颈不可左右视"，也是大肠经的问题，这时刮两臂大肠经很有效。

大肠经的里证是：

是主津液所生病者，目黄，口干，鼽衄，喉痹，肩前臑痛，大指次指痛不用。气有余则当脉所过者热肿，虚则寒栗不复。

先说"是主津液所生病者"。这里应该是"是主津所生病者"，而小肠是"是主液所生病者"，津和液是不同的概念。大肠主"津"所生病，津，在这里有动词的意味，是渗透之意。大家都腌过咸菜吧，咸菜缸外面渗出的那圈盐，就叫"津"，即向外渗出或排出液体的意思。所以《灵枢·决气》篇说："腠理发泄，汗出溱溱，是谓津。"指在经脉通畅的前提下，体液从里向外渗出的意思。

液，其实也应该是动词，即营养液是有其内在变化的，由脾胃运化得水谷精微，但水谷精微还不是液，因为必须经过汇聚、收藏，也就是再次凝练而产生的东西，才是液。打个比方吧，滋补药吃进去后能直接补肾精吗？当然不能，一定要经过人体气化、收藏，才能够被人体吸收，所以关键还要看你的气化能力，就连那么大补的血液都不能直接补益身体呢，都要经过自身气化呢，更何况滋补药了！

而"气化"的真正含义，是只有真阳充足，才能发挥封固作用，以使津液不致妄泄，才能津液藏焉；只有真阳充足，才能发挥温煦作用，以使脏腑产生液，津的功能才能正常发挥出来。所以，对于治疗"津液"功能不足或过盛造成的新陈代谢过于强盛而出现燥热的病症，必须使用"祛寒邪、温真阳"的方法，而不能使用滋阴清热的方法。

目黄，口干，䪼肿，喉痹。大肠为阳明，火邪盛，则津得太过，会出现目黄、口干、䪼肿、喉痹诸症。"津"的一个特点叫作只出不入，所以不仅会造成口干，也会造成便秘。小肠的功能就是分清泌浊，一方面它收天下之营养，就是分清，要把好东西留住给上面，第一个给心；另一方面是要把浊东西下输给大肠。但这种给不能只给干货，而是连汤带水地给。大肠是个憨厚的家伙，要把小肠之液"津"回给小肠，阳明燥火太盛，就"津"得过猛，就是便秘，便秘没有改善的话，大肠就处在一个反复"津"的状态，这样，就把所谓的毒素反复运化，人就会得大病。而"津"的力量不强，就是拉稀,营养液也随之流失,人就虚弱。这就是便秘和拉稀带给人的困惑。所以,保持大肠"津"的功能正常,人的生命就在正轨上。再者,大肠小肠在人体中占的面积极大,它们运行正常,人体就能收好东西,也能排坏东西,如此,生命就有得道的快乐。

所以治便秘和拉稀,都是在治大肠这个"津"的功能及调节阳明燥火的力度。人体的这个力度把握好了,人就快乐。关于便秘和拉稀,我在《伤寒论》课程里讲了很多,大家可以去听。有趣的是,《伤寒论》在阳明篇和少阴篇里多次谈到这个问题,便秘多在阳明篇,此时主方是大小承气汤;下利多在少阴篇,主方是通脉汤或白通汤。可见:1.便秘和拉稀是看人体病态的一个要点。2.下利比便秘对人体的损伤更严重些。

在中医里,胃和大肠都属于阳明燥气,什么是阳明?在身体里,足阳明胃经,还有手阳明大肠经,都属于阳明,好比一个腔体的两头,一个管进,一个管出,没有进出,生命就停滞了、完蛋了。人,能不能吃?吃完了能不能化?化完了,能不能把垃圾拉出去?生命,仿佛就是一场腔体运动,而腔体运动的核心就是阳明。阳明的特点就是火力要够,阳明胃的火力不够,则不能腐熟食物;阳明大肠的燥火不够,则不能使大便成形。中医总把肠胃相连,绝对是有一定道理的,二者同气相求,阳明燥火盛,胃就消谷善饥,饿得快;下面大肠呢,就便秘。

大家千万不要小瞧这件事,就是身体里面的垃圾能成为粪便,并以条状黄软、痛快地拉出来不是一件简单的事儿。这可是我们生命里最精细的一件工作啊,如果粪便毛细,属于心肺大虚;如果夹杂食物,是脾虚;如果便秘,是大肠燥气过重,或中焦气滞;如果不成形,是大肠火不足;如果有拉不尽的感觉,是肺气虚……可你到医院检查,是检查不出什么虚的。虚,一定先在"无形"上虚，让你看不见，然后慢慢才进入"有形"。就好比在生活中，丈夫总在无形中伤害你，无形的东西积累多了，就成了有形，总有一天，你的生活就面目全非了。

《伤寒论》治疗阳明的大便秘结还会用到大、小承气汤。先说"承气"是什么意思，承者顺也，把燥屎污物之气排出，使胃肠腑气得以通畅，就是承气之意。大承气汤四味药：厚朴、枳实、大黄、芒硝。厚朴能够宽肠、消腹满，所以，用大承气汤必须要有腹诊，患者的肚子要是很硬，像两个瓦片合扣在一起，而且一按就疼，十来天不大便，舌苔黄燥，而且脉象沉实，兼有潮热汗出，就可以用大承气汤。用后即拉，如果腹部已柔软，就不可再用，如果腹部还硬还疼，就可以再用一次。

到了少阴篇里，《伤寒论》说：下利清谷，里寒外热，汗出而厥者，通脉四逆汤主之。下利，腹胀满，身体疼痛者，先温其里，乃攻其表。温里宜四逆汤。少阴病，下利，白通汤主之。可见，下利是少阴的一个主症。

肩前臑痛，大指次指痛不用。这个没什么好讲的，因为大肠经循行如此，经脉堵塞的话，就会手臂上部疼痛，以及食指麻木不仁。

气有余则当脉所过者热肿，虚则寒栗不复。指大肠经气盛有余的，在经脉所过处，会出现发热而肿；本经气虚而不足的，会出现发寒战栗，燥气衰则寒，气不足则战栗。

大肠经就讲到这里，下面咱们讲小肠经。

十一

小肠者,受盛之官,化物出焉

《灵兰秘典论》中说：小肠者，受盛之官，化物出焉。先讲何为"受盛之官"，这是指小肠的一个功能是主吸收，有点像税务局，总是吸收精华。它收了很多好东西，但是它自己不能用，它必须把它的精华拿出来，上缴"国库"，然后由"元气"来做国库的管理员和支出官员。

西医也认为小肠在消化吸收方面占有重要地位。从解剖学上讲，小肠位于腹中，上端接幽门与胃相通，下端通过阑门与大肠相连，是食物消化吸收的主要场所。全长4～6米，分为十二指肠、空肠和回肠三部分。食物经过小肠内胰液、胆汁和小肠液的化学性消化及小肠运动的机械性消化后，基本上完成了消化过程，同时营养物质被小肠黏膜吸收了。

小肠中有大量指状突起的绒毛，可以使吸收面增大30倍，达10平方米。微绒毛的存在，又使小肠的吸收面比上面所估计的数值增大20倍以上，而且小肠黏膜分泌有许多内分泌细胞，可分泌多种消化道激素，对胃肠运动和分泌有重要的调节作用。这种毛小肠的运动、分泌、消化及吸收，与药物代谢也密切相关。《伤寒论》里有个小建中汤，"法当腹中急痛，先与小建中汤"，"心中悸而烦者，小建中汤主之"，其中饴糖的作用恐怕就是在强化小肠的吸收，而达到建中的目的。

再讲"化物出焉"。小肠接受容纳脾胃腐熟的水谷，并将之充分腐熟和吸收。以现代的话来说，就是将食物中能够消化的部分，都化成人体能够吸收的最基本、最简单的元素——精，这就是"化物出焉"。大小肠的功能，

> 道，是精华，是能够滋补人、觉悟人的东西，没有小肠的"受盛"，没有大肠的"传道"，生命是无法精粹的。

一个是"变化出焉"，一个是"化物出焉"，所以光传导是没有用的，大小肠的重点在于"化"字。"化"就是把一个东西彻底地改变。"化"的字形是一个正立的人和一个倒着的人，即把一个人彻头彻尾地改变。这种彻头彻尾改变事物的能力，才是大小肠的"道行"。道，是精华，是能够滋补人、觉悟人的东西，没有小肠的"受盛"，没有大肠的"传道"，生命是无法精粹的。

由此看来，大小肠属于重要的免疫系统。我们总说抗瘟疫和疾病要靠强大的免疫系统，什么是免疫系统呢？免疫系统由免疫器官比如骨髓、脾脏、淋巴结、扁桃体、小肠集合淋巴结、阑尾、胸腺以及免疫细胞等组成，具有免疫监视、防御、调控的作用。所谓保护免疫系统，就是不损骨之精髓；不伤脾，就是保护人之后天；少生气，就不伤膻中；少忧伤，就不伤淋巴系统和大小肠。

其中中枢免疫器官是骨髓和胸腺，这是免疫细胞发生、分化、成熟的场所，骨髓含有强大分化潜力的多能干细胞，是人和其他哺乳动物主要的造血器官，是各种血细胞的重要发源地。如果说骨髓像是制造抗敌士兵的工厂，那么胸腺，就是训练各兵种的训练场。胸腺，我们讲膻中时讲过了，对应的是心包，胸腺产生T细胞，而T细胞有防癌的作用。

除了中枢免疫器官，人体还有外周免疫器官，是成熟淋巴细胞定居的场所，包括扁桃体、阑尾、肠集合淋巴结等，这些关卡都是用来防堵入侵的毒素及微生物的。研究显示盲肠和扁桃体内有大量的淋巴结，这些结构能够协助免疫系统运作，所以轻易地割除扁桃体、阑尾等，都是有问题的。还有盲肠，它扮演着交通指挥员的角色，生产分子来指挥白细胞到身体的各个部位。在帮助局部免疫的同时，盲肠还能帮助控制抗体的过度免疫反应。

盲肠亦称阑肠，是大肠膨大的起始部分，位于腹腔的右下部，是小肠通大肠的门户，有防止大肠内容物倒流入小肠的功能。因其远端闭塞不通，故称盲肠。在盲肠远端伸出一小管，称为阑尾。因其管腔细小，容易阻塞而发炎，为阑尾炎，俗称盲肠炎。《难经》中称盲肠为"阑门"，是七冲门之一。"唇为飞门，齿为户门，会厌为吸门，胃为贲门，太仓下口为幽门，大肠小肠会为阑门，下极为魄门，故曰七冲门也。"

最后说一下淋巴结。如果说骨髓像是制造抗敌士兵的工厂，胸腺是训练各军兵种的训练厂，那么淋巴结就是一个拥有数十亿个白细胞的小型战场。当因感染而须作战时，外来的入侵者和免疫细胞都聚集在这里，淋巴结就会肿大，作为整个军队的排水系统，淋巴结肩负着过滤淋巴液的工作，把病毒、细菌等废物运走。人体内的淋巴液大约比血液多出 4 倍。人全身有 500～600 个淋巴结，是结构完备的外周免疫器官，广泛存在于全身非黏膜部位的淋巴通道上。

其中，肠相关淋巴组织，就显得非常重要。病原微生物最易入侵的部位是口，而肠道与口相通，所以肠道的免疫功能非常重要。小肠集合淋巴结是肠道黏膜固有层中的一种无被膜淋巴组织，富含 B 淋巴细胞、巨噬细胞和少量 T 淋巴细胞等，对入侵肠道的病原微生物形成一道有力防线。

健康的免疫系统是无可取代的，但仍可能因为持续摄取不健康的食物而失效，也就是说，各种食物的不恰当摄取给大小肠极大的负担，更何况，我们因为无知，对大小肠做了太多可能有伤害作用的"功课"，比如动不动就上各种酵素啊、益生菌啊等，扰乱其正常的菌群分布。这其中，最伤害大小肠的，就是各种消极情绪了，悲哀、焦虑、怨恨等可以深潜于大小肠，损害人的免疫系统。凡是你拿不出来给别人看的东西，比如贪婪与自私，也会深潜，破坏你的免疫系统，最后造成疾患。

把这些弄明白了，也许才能真正知道如何增强免疫力，比如振髓法、揉腹法、养脾胃法等。

我们看一下小肠经经脉循行。

小肠手太阳之脉，起于小指之端，循手外侧上腕，出踝中，直上循臂骨下廉，出肘内侧两骨之间，上循臑外后廉，出肩解，绕肩胛，交肩上，入缺盆，络心，循咽，下膈，抵胃，属小肠；其支者，从缺盆循颈上颊，至目锐眦，却入耳中；其支者，别颊上䪼，抵鼻，至目内眦，斜络于颧。

小肠手太阳之脉。定位于手，定性于太阳。阳气足，则能"受盛"，亦能"化物"。受盛不足，化物无力，人就生大病。

起于小指之端。起于小指之端少泽穴，与心经相连，心经"循小指之内出其端"，这就是心与小肠相表里。少泽穴，小肠经井穴，主治乳痈、乳汁少等乳疾；昏迷、热病等急症、热证；头痛、目翳、咽喉肿痛等头面五官病证。孕妇不可用。

循手外侧上腕，出踝中。循手外侧上腕，出手腕高骨。这里有两个穴位很重要，一是阳谷穴，是生发阳气的要穴，现代常用于治疗腮腺炎、齿龈炎、精神病、癫痫等。将此穴在桌角按摩，可明目安神。另外就是养老穴，主治手麻目昏肩酸痛，现代常用于治疗视力减退、眼球充血、半身不遂、急性腰扭伤、落枕等。你要想让眼睛好，就要常按摩这两个穴位。

直上循臂骨下廉，出肘内侧两骨之间。肘部有个小凹陷，名小海穴，虽然小但也是海。小海穴是小肠经的合穴，小肠经脉气至此犹如江河之水入海，故名小海。可艾灸5～10分钟。主治麻痹、癫痫、精神分裂症、舞蹈病、肩背痛、齿龈炎、过敏性结肠炎等。《医宗金鉴》："小海喉龈肿痛痊。"《针灸甲乙经》："风眩头痛，小海主之。"

上循臑外后廉，出肩解，绕肩胛，交肩上。此处有个肩贞穴，在肩关节后下方，肩臂内收时，腋后纹头上一寸。主治肩胛疼痛、手臂不举、上肢麻木、耳鸣、齿疼、瘰疬及肩关节周围炎等。肩胛的问题，前面是大肠经循行，后面是小肠经循行，所以"打开太阳伞"这个动作，可以完美活动两经，同时对心肺有好处。

中医称脖子到肩膀这段区域为"太阳界面"，太阳之上，寒气制之。虽说此处阳气足，但也最容易受寒。"肩"字由"户"和"肉"字组成，其实就是一"肉门轴"，所以要常活动，就是"打开太阳伞"。此处一开，人就舒服。"打开太阳伞"这个动作，就是两臂自然下垂，向前转动9次，这就是在"开膏肓"。两肩部再向后转动9次，这就是在"合膏肓"。这个动作可以把膏肓活动开，充分松开肩背部，长期练习，能有效解决肩背痛的问题；而反复的前后拉伸又能使胸腔得到扩张，这也能有效防治心、肺疾病。

入缺盆，络心，循咽，下膈，抵胃，属小肠。入缺盆，六腑的经脉全都入缺盆，所以保护缺盆很重要。戴围巾这事，可不光是保护脖颈不受寒，也是保护缺盆的方法，护住缺盆，就是护住六腑。

络心，就是心与小肠相表里。循咽，小肠经受寒，咽喉也不利。然后沿着食道下行，贯穿膈肌，到达胃部，入属小肠。

其支者，从缺盆循颈上颊，至目锐眦，却入耳中。从这条支脉开始，小肠经开始走脸部和耳部。从缺盆循颈上脸颊，至目锐眦（眼外角），再折回来进入耳中（听宫）。耳聋、耳鸣与小肠太阳受寒有关；心与小肠相表里，所以伤心也和耳鸣有关；三焦入耳，胆经也走耳部，所以六腑的病都会显现在耳朵上。

其支者，别颊上䪼。小肠经另一条支脉，别颊上䪼，䪼就是眼袋，眼袋都和哪条经脉有关？胆经"抵于䪼"，小肠"上䪼"，三焦经"下颊至䪼"，可见眼袋的问题与少阳、太阳相关，本质就是阳虚，代谢不了水液。人，为什么年轻的时候没有眼袋，老了有眼袋？就是阳气虚弱。治眼袋就是把阳气提升起来。还有的人，眼袋上有好多小疙瘩，就是既阳虚又有湿气。可以坚持用砭石刮一刮，灸中脘、关元，外加升阳祛湿的药，就会好很多。

抵鼻，至目内眦，斜络于颧。这一支还从眼袋抵鼻，至内眼角，然后斜络于颧，脉气由此与足太阳膀胱经相接。所以黄褐斑也叫小肠斑，为什么生完孩子容易长黄褐斑？就是因为哺育小孩累心，生个孩子傻三年，可见母亲从怀孕到哺育有多么辛苦。心与小肠相表里，外加忧虑伤心，人就憔悴。

小肠经一侧19穴，8穴分布于上肢背面尺侧，11穴在肩、颈、面部，分别为少泽、前谷、后溪、腕骨、阳谷、养老、支正、小海、肩贞、臑俞、天宗、秉风、曲垣、肩外俞、肩中俞、天窗、天容、颧髎、听宫。本经腧穴主要治疗头、项、耳、目、咽喉病，热病，神志病及经脉循行部位的其他病证。

其中，天宗穴在肩胛骨上，有理气散结消肿的作用。主治肩胛酸痛、肩周炎、肩背软组织损伤、肘臂外后侧痛、上肢不举、颈项颊颌肿痛、乳痈、乳腺炎、胸胁支满、咳嗽气喘、咳逆抢心等。天宗穴是最喜欢按摩的，也叫上瘾穴，你一摁就酸痛，从肩胛传导至手指。按摩天宗、乳根，可以催乳。此穴可以艾条灸10～15分钟。

听宫穴是手、足少阳和手太阳三经之会，也就是胆经、小肠经、三焦经的交会处，所以也很重要。属于手太阳小肠经，位于面部，耳屏正中与下颌骨髁突之间的凹陷中，张口取穴。《针灸大成》："主失音，癫疾，心腹满，聤耳，耳聋如物填塞无闻。"主治耳疾、齿痛。

我们再来说小肠经经证。

是动则病，嗌痛颔肿，不可以顾，肩似拔，臑似折。

嗌痛颔肿，不可以顾。嗌就是咽喉的上缘，就是喉咙口，喉咙口这儿疼痛和小肠经有关。颔，就是双下巴颏这里。小肠不是和营养有关嘛，营养好的就长双下巴。但营养过剩，小肠寒，这里就长痤疮，颜色黑，粗大，油脂多，跟阳气不足化不开有关。长在胃经循行的脸部，一般叫粉刺；而长在颔这里的，叫痤疮。痤疮比粉刺难消，年轻人一般长粉刺，年长的一般长痤疮。粉刺是胃经病，痤疮是小肠经病。如果这里肿大，甚至不能回头看，"顾"就是回头看，不可以顾，就是回不了头，就是肿了。

肩似拔，臑似折。形容肩膀活动不利，上臂酸痛像要折了一样。这些都是小肠病。曾有个学生出了车祸，腰动不了了，针灸师父在肩贞穴和人中穴各扎一针，学生就活蹦乱跳了。人中在督脉，肩贞穴在小肠经，小肠经又和膀胱经有关，所以，如此取穴会有效。

下面讲一下小肠经里证。

是主液所生病者，耳聋，目黄，颊肿，颈、颔、肩、臑、肘、臂外后廉痛。

先说"是主液所生病者"。小肠"分清泌浊"，"清"就是液，靠太阳之气而分清，而化精。脾的功能在于"升清降浊"，就是小肠之液，要靠脾阳来疏布，身体能升清，则头脑清爽；能降浊，则六腑清爽。不能升清，则口气重；不降浊，则腹胀。

小肠"主液所生病"，在这里，液，有两个含义，一就是液；二是小肠主管液的分布。

《灵枢》有个《五癃津液别》篇，其中，"水谷入于口，输于肠胃，其液别为五。天寒衣薄则为溺与气，天热衣厚则为汗，悲哀气并则为泣，中热胃缓则为唾，邪气内逆，则气为之闭塞而不行，不行则为水胀"。先说液有五种状态：天寒衣薄，则表现为多尿和哈气；天热衣厚，就是汗流不止；悲伤气乱，就是泪奔；里热脾胃弱，就表现为唾液（这里应该是"涎"）；邪气堵塞，气脉不行，就表现为水胀。这里是指液的五种病态。而先前我们所讲的五脏之"液"：肝液为泪，肺液为涕，心液为汗，脾液为涎，肾液为唾，则属于液的正常表现。

那么液的病态是什么原因导致的呢？《五癃津液别》说：水谷皆入于口，其味有五，各注其海，津液各走其道。故三焦出气，以温肌肉，充皮肤，为津；其流而不行者为液。这就是关于津液的定义：津，随阳气而疏布三焦，滋养生命；液，流而不行，营养生命。

天暑衣厚则腠理开，故汗出；寒留于分肉之间，聚沫则为痛；天寒则腠理闭，气涩不行，水下流于膀胱，则为溺与气。天暑，衣厚，腠理张开，就会汗流不止。寒气留在腠理之间，凝聚成痰就会疼痛。天寒，腠理闭合，气机不畅，水湿不行，就会下流入膀胱，变成尿与哈气。

《五癃津液别》篇还说：五藏六府之津液，尽上渗于目，心悲气并则心系急，心系急则肺举，肺举则液上溢。夫心系急，肺不能常举，乍上乍下，故咳而泣出矣。

翻译过来就是：五脏六腑的津液都向上渗入眼睛。心一悲伤，五脏六腑之气就一下子聚于心中，整个心系脉络急紧，心脉络急紧，就会使肺部上抬，肺部上抬，则津液上溢。而肺不能老那么高举着，于是忽上忽下，引发咳嗽和流眼泪。

中热则胃中消谷，消谷则虫上下作，肠胃充郭故胃缓，胃缓则气逆，故唾出。

也就是说，中焦有热，则胃消化谷物过快，胃肠中寄生虫或微生物也会上下蠕动，如此，则肠胃很快就空廓，脾升胃降的功能一弱，胃气就可能上逆，此处"唾"为"涎"，涎沫由此而出。此"涎"又可以指胃酸上逆。

胃气本来应该下行，一旦胃气凝滞，就是胃呆（胃变傻了，不知饿，也不知香臭），胃气不往下走，就往上升，兼五谷腐化之气味，聚集口腔，轻者叫口气，重者叫口臭。由于胃气下降的功能被抑制，就会形成不同程度的胃气上逆现象。胃气上逆，就会导致胃中的胃酸和胆汁逆向流入口腔，于是胃酸上逆就形成了严重的口臭，胆汁上逆就形成了口苦。

日常生活中，什么可以治胃酸上逆呢？过去蒸馒头用碱，碱大的馒头再烧煳了，治胃酸上逆，一绝，只可惜现在蒸馒头不放碱了。有人问：油炸行不行？不行，会使脾胃更坏了。

西医治疗这个病强调要避免生冷、辛辣、油腻和促进胃酸分泌的食物。例如：不能喝酸奶或牛奶、低盐、少食多餐、尽量少吃水果、增加运动量、多休息等。这些都是对的。

五谷之津液，和合而为膏者，内渗入于骨空，补益脑髓，而下流于阴股。阴阳不和，则使液溢而下流于阴，髓液皆减而下，下过度则虚，虚故腰背痛而胫酸。

翻译过来就是：五谷之津液汇合而成为脂膏，内渗于骨髓中，向上可滋补脑髓，向下流入阴窍。如果阴阳不调，就会使津液溢出而向下，供应脑髓的津液就会减少。下流过度，人就身体虚弱，体虚则腰背疼痛且小腿酸软。

阴阳气道不通，四海闭塞，三焦不泻，津液不化，水谷并行肠胃之中，别于回肠，留于下焦，不得渗膀胱，则下焦胀，水溢则为水胀。此津液五别之逆顺也。

翻译过来就是：如果阴阳气道不通畅，就会使人体四海闭塞，三焦不能输泻，津液不能化生。水谷滞留在肠胃之中，最后入于大肠，停滞在下焦，不能气化渗入膀胱，从而导致下焦肿胀，如果水液充溢就会成为水胀。这就是五种津液运行的顺逆情况。

以上就是小肠、膀胱气化不足，导致人体水液代谢出问题的五种情况。

《灵枢·决气》篇中，岐伯曰：精脱者，耳聋；气脱者，目不明；津脱者，腠理开，汗大泄；液脱者，骨属屈伸不利，色夭，脑髓消，胫酸，耳数鸣；血脱者，色白，夭然不泽；脉脱者，其脉空虚。此其候也。

岐伯的回答是：失精的人，耳聋；脱气的人，眼花；失津的人，腠理大开，出汗多；失液的人，脊骨屈伸不利，面容苍白脱色，脑髓消乏，胫骨酸痛，耳鸣；失血的人，脸色惨白，衰败没有光泽；脉搏时有脱漏的人，其脉空虚。这些都是六气缺失在身体上的表现。其中，液脱者，就是液病，身体缺乏营养物质，脊骨就屈伸不利；营养不能上升于面部，人就面容苍白，脑髓消乏，记忆力衰退，思维力不够；胫骨酸痛和耳鸣。

所以，小肠经的里证：耳聋、目黄、颊肿，无非都是阳虚且津液失养。

颈、颌、肩、臑、肘、臂外后廉，这些地方都是小肠经循行部位。总而言之，小肠经不能受寒，但又最容易受寒。肩颈这里如果受寒，最有效的就是艾灸和拔罐，按摩不太容易把寒邪赶出去，除非你按摩的时候出汗了，但要随即把汗擦干净，千万别再受风。

三焦者，决渎之官，水道出焉

下面，我们讲三焦经。《灵兰秘典论》说：三焦者，决渎之官，水道出焉。

先讲"决渎之官"，决，是疏通；渎，本义是指水沟，小渠，亦泛指河川，所以，决渎之官是指古代疏通河道、负责水利的官员。这个官员对农业文明是极重要的，在中国，自古就以治水为要务，是堵是疏，是截是流，大禹们可谓殚思极虑，历尽千辛万苦。2020年的水患让我们对水道管理的重要性又有了新的认知。在人体呢，水液分布也占70%，所以，水道出焉，如何治理水道，也是生命的大问题。

在人体，有水有液有津有痰，治理这些，就是三焦的职能。

华佗《中藏经》说：三焦者，人之三元之气也，号曰中清之府，总领五脏六腑、营卫、经络、内外、左右、上下之气也。三焦通，则内外左右上下皆通也，其于周身灌体，和内调外，营左养右，导上宣下，莫大于此也。由此，可见三焦于人体之意义。

三焦，有名而无实，简单地说，它既不是心也不是肝也不是胃也不是脾，它就是通道，有形的、无形的，都在这个通道上转。只要五脏六腑之间"空"的地方都属于三焦。而这个"空"，却总领五脏、六腑、营卫、经络、内外、左右、上下之气，靠什么统领呢？靠气。心、肺、脾、胃等之所以不下垂，是三焦之气托着，焦，上面是个"隹"字，下面四点为"火"，代表无形之气，所以，在《灵枢·经脉》篇里，有三焦"主气所生病"。

由于三焦的特殊性，它又被称之为孤府，它是气的通道，看不到，又无处不在。在中医藏象学说中，三焦指位于躯体和脏腑之间的空腔，包含胸腔和腹腔，人体的其他脏腑器官均在其中，是上焦、中焦和下焦的合称，勉强言之，就是将躯干划分为三个部位，横膈以上为上焦，其中脏器有心、肺；横膈以下至脐为中焦，其中脏器有脾、胃、肝、胆等；脐以下为下焦，其中有脏器有肾、大肠、小肠、膀胱。甚至有人认为："头至心为上焦，心至脐为中焦，脐至足为下焦。"可不可以呢？当然可以，因为都有气的存在啊。《难经》三十一难说："三焦者，水谷之道路，气之所终始也。"三十八难说："所以腑有六者，谓三焦也，有原气之别使，主持诸气。"六十六难说："三焦者，原气之别使也，主通行三气，经历五脏六腑。"如此，明确指出：三焦是人体元气（原气）升降出入的道路，人体元气是通过三焦而到达五脏六腑和全身各处的。总之，三焦为人体最大之腑，我说过：通天下一气耳。甭管胸中大气、营气、卫气、肺气、脾气、肝气、肾气等，无非都是一气之变现尔。

三焦的气化表现是：上焦如雾，中焦如沤，下焦如渎，所谓决渎之官，也来源于此。上焦的根在中焦，中焦的根在下焦。上焦如雾，运化最快；中焦如沤，腐熟万物；下焦如渎，交通阴阳。

上焦运化最快，如日子，每天都转，365天一天不闲；中焦运化略缓，如月，一月转一回，共12月；下焦运化最慢，如地球一年之转，一年转一回。

三焦的功能如下。

一、通行元气。三焦走水道，水道也是气道，人体元气是通过三焦而到达五脏六腑和全身各处的，元气根于肾，通过三焦别入十二经脉而达于五脏六腑，故称三焦为元气之别使。故，三焦主气所生病，三焦通行元气于全身，是人体之气升降出入的通道，亦是气化的场所，故称三焦有主持诸气，总司全身气机和气化的功能。如果元气虚弱，三焦通道运行不畅或衰退，就会导致全身或某些部位的气虚现象。它的网状结构，可以和内调外，营左养右，导上宣下，胸腹腔之大腑，唯它最大，其作用之大，无以比拟。

二、运行水谷。《素问·五藏别论》称三焦为"传化之府"，具有传化水谷的功能。《素问·六节藏象论》说："三焦……仓廪之本，营之居也，名曰器，能化糟粕，转味而入出者也"，指出三焦能化水谷精微为营气，有传化糟粕的作用。《难经·三十一难》说："三焦者，水谷之道路，气之所终始也。上焦者，在心下，下膈，在胃上口，主内而不出。……中焦者，在胃中脘，不上不下，主腐熟水谷。……下焦者，当膀胱上口，主分别清浊，主出而不内"，指出上焦主纳，中焦主腐熟，下焦主分别清浊、主出。

三、运行水液。《素问·灵兰秘典论》说："三焦者，决渎之官，水道出焉。"《灵枢·本输》说："三焦者，中渎之腑也，水道出焉，属膀胱，是孤之腑也。"人体水液分布：上焦如雾，是水液的气化，所谓"如雾"，是形容上焦心肺敷布气血，犹如雾露弥漫之状，灌溉并温养全身脏腑组织的作用。中焦如沤，是水液的沼泽化，所谓"如沤"，是形容中焦脾胃腐熟、运化水谷，进而化生气血的作用。下焦如渎，是水液的流动状，是说下焦的主要生理功能为传导糟粕，排泄二便。糟粕的排泄，一是从大肠排出大便，一是从膀胱排出小便。三焦，按水液的不同状态来管理水液、疏通水道、运行水液。

《素问·经脉别论》说："饮入于胃，游溢精气，上输于脾；脾气散精，上归于肺；通调水道，下输膀胱。水精四布，五经并行。"水液代谢虽由胃、脾、肺、肾、肠、膀胱等脏腑共同协作而完成，但人体水液的升降出入，周身环流，则必须以三焦为通道才能实现。因此，三焦水道的通利与否，不仅影响到水液运行的迟速，而且也必然影响到有关脏腑对水液的疏布与排泄功能。也可以说，三焦运行水液，是对脾、肺、肾等脏腑主管水液代谢作用的综合概括。如果三焦水道不利，则脾、肺、肾等脏腑调节水液的功能将难以实现，会引起水液代谢的失常，水液疏布与排泄障碍，产生痰饮、水肿等病变。正如《类经·藏象类》所说："上焦不治，则水泛高原；中焦不治，则水留中脘；下焦不治，则水乱二便。"

三焦之焦字从火，这个火可不是大火，上面"隹"字是指短尾鸟，小鸟必用小火烤，所以三焦定性于少阳。身体分上、中、下三焦，在道学里又分上、中、下三丹田，只要说到丹田，大家就要明白一件事，所谓"丹"就是红，就是火，所以"丹"一定跟火、跟热相关。生命是需要温暖的，生命不可以寒凉，但也不能是大火，大火必把生命熬干了。而"田"呢？指能够再生之地，有生命力的地方才叫田，给个种子就发芽的地方叫"田"，所以"胃"是肉身的田地。"田"和"穴"有什么不同呢？"田"是面，是一片；"穴"是空洞，穴是走气的地方，而田是有能力再生的地方。而三丹田则告诉我们，我们的生命还有三块好土地，我们要好好地耕种养护这几块田地。

丹田，原是道教修炼内丹中的精气神时用的术语，位置处于人体中脉，上丹田为督脉印堂之处，又称"泥丸宫"；中丹田为胸中膻中穴处，为宗气之所聚；下丹田为任脉关元穴，脐下三寸之处，为藏精之所。

人体有精气神，精生于下丹田，气活跃于中丹田，神运化于上丹田。古人说："脑为髓海，上丹田；心为绛火，中丹田；脐下三寸为下丹田。下丹田，藏精之府也；中丹田，藏气之府也；上丹田，藏神之府也。"其中，虽然上丹田守神、下丹田藏精，但中丹田，是精、气、神三个能量转换之所。所以古人说要好好耕种此田，"我家专种自家田，可育灵苗活万年……灌溉须凭上谷泉（指舌顶上颚），有朝一日功行满，便是蓬莱大罗仙"。中丹田的核心区域就是膻中到中脘穴，上有剑突，下有肚脐，中脘就在剑突和肚脐正中间，中脘是胃的募穴，故主治脾胃病，又"腑会中脘"，即六腑的病也都由中脘管，所以这也是艾灸重视中脘的原因。

道家认为脑部为上丹田，心为中丹田，下丹田是少腹，以关元为中心。关元穴是藏精的地方，女人的胞宫、男人的精室以及道家所说的下丹田都在这个地方。关元，为小肠经之募穴，是三阴任脉之会，这也是艾灸取关元，可以疗愈诸病的原因所在。

《难经》认为下丹田是"性命之祖，生气之源，五脏六腑之本，十二经脉之根，阴阳之会，呼吸之门，水火交会之乡"，所以气功家多以下丹田为锻炼、汇聚、储存真气的主要部位。人的元气发源于肾，藏于丹田，借三焦之道，周流全身，以推动五脏六腑的功能活动。人体的强弱、生死存亡，全赖下丹田元气之盛衰。所以，少腹部是人运化、生养的重要部位。下丹田，也是练功诱导得气的主要部位，其作用是锻炼体液系统，激发体内的能量物质，以调节体液循环，提高整体代谢机能的效应，对人体充实下元，防止早衰，健身延年有重要作用。

下丹田怎么养呢？古人认为，吞津能养生，即扣齿后，口中生津液，徐徐分36口咽下，意念使之流入下丹田，如此，好似有服用一盒六味地黄丸之功效，大补阴液，是有效的养生方法。因为唾为肾之液，唾液从肾中上来，循走督脉、膀胱经，入口，再咽下至下丹田，可谓循行了一个小周天。此外，唾液有促进消化吸收、滋润五脏六腑的作用。所以，练功所产生的唾液被称为"甘露""玉泉"，可见其精妙之处。

上丹田呢，道教把大脑分为九宫，正中间坐着"泥丸夫人"。既然给它起名字叫"夫人",就是认为脑的性质是阴性的,这跟《黄帝内经》是否有差异呢?《黄帝内经》认为脑为"诸阳之会",脑部是所有阳经都汇聚的地方,可是道教却把脑的中心定性于阴,就像蜂巢,一个蜂王,外加无数的工蜂。阴之静守加上阳之多动,不正是生命最本质的存在吗?!所以只能说,《黄帝内经》说"头为诸阳之会",强调的是上丹田阳的层面;而道家之练功,强调的是通过练功,让脑部保持一个虚静状态,强调的是阴的层面,二者并无本质区别,最大的阳要养最大的阴而已。

"夫人"就得安静、高雅,就要让脑部保持一个入静的状态,这就是道教和医学追求的不同。我说过,到了宋代儒医大盛之时,和先前的方士相比,他们基本上不修行不练功了,不再有发现经络穴位之感知力。但他们还保持一个修行的方法,就是静坐,这在宋代是特别强调的。其实现在的医生也应该练练静坐,那么练静坐有什么好处呢?

西方人认为,习练静坐,第一可以使人的脑电波特别稳定;第二可以降低消耗,甚至认为在大脑入静的情况下,人的消耗可以减少20%,这实际上就是对身体的一种大补益了;第三可以降低乳酸的浓度,使人减少疲倦。所以无论如何,大家都应该每天静坐10分钟。

关于三丹田,藏传佛教有"嗡阿吽"咒,也对应道家的三丹田。其中,"嗡"音,震动头部,对应上丹田;"阿"音,震动胸腔,对应中丹田;"吽"音,震动少腹,对应下丹田。可见发音必然能作用神明,也就是精气神,同时可以治疗脏腑。

练功呢,练的就是这口气,最好气沉丹田,这个丹田就是下丹田,就是"真人之息以踵"。大家可以试一下,看自己一口气能吸到哪里。现在很多人只能到胸口,或脾胃,而中医说"肾主纳气",能一口气到肾,才是"真人之息以踵"，因为肾经走脚后跟（踵）。能呼吸到肾才叫能藏住真气，下丹田藏起来的那部分才叫作"炁"。所谓胸闷气喘，就是我们三焦不利。为什么哮喘实际上是肾病而不是肺病呢？因为哮喘只能在上面捯气儿，根本发挥不了肾主纳气的作用。激素为什么会让哮喘平复？因为激素一吸进去，就重调肾气，同时扩张支气管。久而久之，肾气越弱，人对激素就越依赖。

总结一下。人体前面有三焦，三焦主水道，如地下密密的小沟渠，肝为风木，地下水畅通丰厚，肝木就得其养，否则就虚火上腾。

三焦是一个独立的系统，指的是五脏六腑连缀之网膜，以其运化速度及状态而一分为三：上焦如雾，雾乃精之气化，精粹，且运化快速；中焦如沤，如沼泽，水土各半，运化中速；下焦如渎，如委曲之沟渠，运化最慢，易堵。其三者的联系是：中焦是上焦的根，下焦是中焦的根，上焦的快速运化的精华又返还给下焦。如此，便是人体之气机。其中"中焦"便是要害，是人体气血的来源所在。

我原先看到一个报道，说西方人发现了一个原来从来没有发现过的系统，就是人体网膜系统。这不就是三焦吗？《黄帝内经》2000年前就发现了。

三焦在人体，最好永远保持少阳的状态。什么是少阳呢？打个比方，什么叫年轻？你和你女儿真正的差异，知道是哪里吗？就是人家的三焦是鼓的，你的三焦是瘪的。小女孩叫"肌肉若一"，就是分不出什么是肌，什么是肉，紧致、饱满、有弹性。所谓修炼好的人也有这个"肌肉若一"的特性。中医有腠理这个词，其实，腠理也是三焦。最重要的是它的本性一定是少阳：小火慢慢生发，才能气机顺畅。

相对于人体三焦，人体的后面还有三关：会阴到命门，为尾闾关，为封藏之本；从命门到膈中，为夹脊关；从大椎往上至脑，为玉枕关。

人体气机从尾闾关到夹脊关运行缓慢，古人曾比喻为"羊车"；从夹脊到玉枕关，相当于人体后背的中部和上部，这里人体气机运行快了起来，古人把它比喻为"鹿车"；由玉枕关入脑（泥丸）则需力大，如同拉"牛车"。

另外还有一个关于三关的说法：口为天关精神机，足为地关生命集，手为人关把盛衰。所以，我们要常闭口，以守天关，保持精神的旺健；保养足部，以守命关；多动手，以守人关。

下面看一下三焦经经脉循行。

三焦手少阳之脉，起于小指次指之端，上出两指之间，循手表腕，出臂外两骨之间，上贯肘，循臑外上肩，而交出足少阳之后，入缺盆，布膻中，散落心包，下膈，循属三焦；其支者，从膻中上出缺盆，上项，系耳后，直上出耳上角，以屈下颊至䪼；其支者，从耳后至耳中，出走耳前，过客主人前，交颊，至目锐眦。

三焦手少阳之脉。定位在手，定性在少阳，少阳即小火温熏，为枢纽，半表半里。

起于小指次指之端，与心包经相连，心包经"循小指次指出其端"，手厥阴心包与少阳三焦相表里，三焦是表，心包是里。心包，就是推动三焦运化的内功，无心包疏通气机之功，三焦也运化无力。小指次指之端，指三焦经之井穴关冲穴，在无名指尺侧端。主治：热病、昏厥、中暑以及头痛、目赤、耳聋、咽喉肿痛等。可以三棱针点刺出血。

上出两指之间，循手表腕，出臂外两骨之间。上出于四、五两指之间，第四、五掌骨间凹陷处有中渚穴，中渚穴主治：头痛、耳鸣、耳聋、目赤、咽喉肿痛、热病、消渴、疟疾、手指屈伸不利、肘臂肩背疼痛等。再沿手背行至腕部阳池穴，阳池穴主治：耳聋、目赤肿痛、咽喉肿痛、疟疾、消渴、腕痛。臂外两骨之间有外关穴，与内关相对，在腕背侧远端横纹上 2 寸，主治头痛、偏头痛、颊痛、目赤肿痛、耳鸣、耳聋等头面五官疾患，以及手五指尽痛不能握物、胁肋痛、上肢痹痛、肘部酸痛、手臂疼痛、肋间神经痛。在外关上面一点有个支沟穴很重要，主治各种耳病及便秘，还有咳引胁痛、胸膈满闷、卒心痛、逆气；经闭、产后血晕、乳汁不足；胁肋痛、肩臂腰背酸痛、落枕、手指震颤、腕臂无力；缠腰火丹、丹毒等。

上贯肘，循臑外上肩，而交出足少阳之后。向上贯肘部，通过肘尖，沿着上臂到肩部，在大椎穴处与督脉相会，走到足少阳胆经后面。

入缺盆，布膻中，散落心包，下膈，循属三焦。然后入缺盆，因为六腑全部入缺盆，所以缺盆是六腑的眼，五脏的眼是腋下。这两个部位都应该好好保护。脉气从缺盆散布于膻中，散落在心包（就是三焦与心包相表里），向下贯穿膈肌，统属于上、中、下三焦。

其支者，从膻中上出缺盆，上项，系耳后，直上出耳上角，以屈下颊至䪼。三焦的另一支脉，从膻中上出缺盆，上颈项，从耳后直上，出耳上角，这儿有个角孙穴，折耳郭向前，在耳尖直上入发际处，是手太阳小肠经，手、足少阳之交会穴，主治耳部红肿、目赤肿痛、目翳、颊肿、齿痛等，可艾条灸 5～10 分钟。然后屈曲向下到达面颊，直至眼眶下部（眼袋）。六腑，除了膀胱经，其余都和耳朵有关，所以治疗耳病当从阳经入手。

其支者，从耳后至耳中，出走耳前，过客主人前，交颊，至目锐眦。另一条支脉，从耳后（翳风穴）进入耳中。出行至耳前，经过客主人前边，在面颊部与前条支脉相交，到达外眼角（丝竹空穴）。脉气由此与足少阳胆经之井穴瞳子髎穴相接。丝竹空穴位于眉梢凹陷处，主治目赤肿痛、眼睑䀮动；头痛；齿痛；癫狂痫。此处禁灸。

三焦经本经一侧23穴，13穴在上臂外侧，10穴分布于侧头、项、肩部。本经腧穴主要治疗侧头、耳、目、咽喉、胸胁病，热病及经脉循行部位的其他病证。治疗目疾常用丝竹空、液门、关冲；治疗耳疾常用耳门、翳风、中渚、外关、液门；治疗咽喉病常用关冲、液门、阳池；治疗偏头痛常用丝竹空、角孙、外关、天井；治疗热病常用关冲、中渚、外关、支沟。翳风有疏风通络的功效，长于治疗耳、口、齿、面颊病；支沟有泻热通便的功效；中渚、阳池能治消渴。

我们再讲一下三焦经的经证。

是动则病，耳聋浑浑焞焞，嗌肿喉痹。

耳聋浑浑焞焞（tūn）。三焦经经证的第一条就是耳聋，浑浑焞焞代表声音，焞焞，本指光线暗淡的样子，在这里，指耳鸣闷闷的样子。耳鸣，轰隆鸣是实证，蝉鸣是虚证。耳聋好治还是耳鸣好治呢？在西医那里都不好治，先是消炎和高压氧舱治疗，无效的话就宣布终身不治。我认为，暴聋比耳鸣好治，因为耳鸣基本上都是虚证，而暴聋是实证，可能就是一口气憋住了，对证宣开就是了。比如曾有一妇女在月经期，因生一口大气而出现暴聋，同时月经也闭住了。把脉辨证后服中药，耳窍内先是狂痒，是欲通未通之象，坚持服药至次月月经，血下，而后耳患愈。而耳鸣病人，实证轰隆鸣比虚证蝉鸣好治，但若拖延已久，则难治，最起码吃药时间要久一些。其中，那些白天不鸣晚上耳鸣加重的，就是阳虚，所以要在阴虚、生气、受寒等因素外，考虑阳虚的问题。

嗌肿喉痹。三焦经脉不走咽也不走喉,为什么会出现嗌肿喉痹呢?一定要记住,三焦经的统领范围其实甚广,它总领五脏、六腑、营卫、经络、内外、左右、上下之气,五脏六腑入咽喉的经脉很多,而人体所有"空"的领域也都归属于三焦,所以咽喉有问题,也不能绕过三焦,三焦少火之气一旦变成大火,或一旦少火之气微弱,就有可能造成咽喉的病变。

下面看一下三焦经的里证。

是主气所生病者,汗出,目锐眦痛,颊痛,耳后、肩、臑、肘、臂外皆痛,小指次指不用。

是主气所生病者。我们人体只要是"气"或"气机"出了问题,都是三焦的问题。气,看不见、摸不着,就成了最难说的部分。

三焦是少阳火,少阳气,统摄着五脏六腑之筋膜、系挂,可它又不是个具体的实在,有它,生命就是鼓胀的,充满生机的;无它,生命就是干瘪的,僵死的。它到底是一种怎样的存在呢?记得有一次到大庆出差,从哈尔滨到大庆的路途中,只见茂密的树林,而司机恰好是个植物学家,我便问他,为什么那种树皮光滑的白色树皮是整片整片地掉呢?他说,其实到春天的某一刻,树皮和树干会有些微的分离,因为里面充满了水液营养,这种开涨,就会导致树皮开裂,整片脱落,里面再长出新皮。这一下子让我明白了三焦,其实人体肌肤腠理也属于三焦,有弹性,就是三焦气机充满、营养充满的时候,就是年轻,就是春天,就是吹弹可破;而人老了,三焦阳气衰败,营养缺失,皮肤就干瘪松弛。所谓三

▶ 三焦主气所生病,就是气足了,又有温熏小火养着,三焦这个网膜才是鼓胀的、丰满的,生命也是新鲜的、灵动的。三焦这个气病了,可不是一般的病,五脏六腑都可能受牵连。

焦主气所生病，就是气足了，又有温熏小火养着，三焦这个网膜才是鼓胀的、丰满的，生命也是新鲜的、灵动的。

三焦这个气病了，可不是一般的病，五脏六腑都可能受牵连。全身的气机不畅，就是拥堵，就是寒凝，它又与心包相连，就是愁苦，就是免疫力快速下降，就有可能出现癌细胞，并由三焦通道而转移。所以，我们要把对三焦的认知提到一个新的高度才是。

汗出，目锐眦痛，颊痛。这个汗出，是三焦对水道控制失利产生的，多汗、大汗，必亡阳。目锐眦痛和颊痛，只要是"痛"，就是经脉不通，角膜炎、近视、三叉神经痛、面神经麻痹等，也都从三焦经和胆经治。

耳后、肩、臑、肘、臂外皆痛，小指次指不用。这些都是三焦经脉循行处，针刺和按揉本经经脉，都管用。

膀胱者,州都之官,津液藏焉,气化则能出矣

《灵兰秘典论》第一节的结尾一句是：膀胱者，州都之官，津液藏焉，气化则能出矣。

人体前面最长的一条经脉是胃经，后背最长的一条经脉是膀胱经，两侧最长的一条经是胆经。这三条经脉管全身，对人体至关重要。

先讲州都之官。州都之官，现在一般认为是负责管理河流水道的官，我倒认为是管理水库的官，因为管理水道的官是三焦。水道不同于水库，一个管通利，一个管储藏和运用，这个是很不同的。《黄帝内经》怕我们不懂，特意在这里加了两句：津液藏焉，气化则能出矣。水库、州都，是藏津液的地方，光藏没有用，还得气化，才能利益全身。

再讲"津液藏焉"，这可不是西医所言膀胱是尿脬，储存尿液的意思。因为肾与膀胱相表里，肾主收藏，所以膀胱也要有收藏的作用。收藏什么呢？收藏津液，津液是人体的营养，但这些营养是要拿出来用的，藏，不是憋着不用，肾藏精，藏精就是化精，就是要炼精化气，上输于脑。而膀胱属于太阳，其作用更是在于气化，所以，这里说"气化则能出矣"，气化了津液，使之疏布全身，才是太阳膀胱经气最大的意义。后面说膀胱"主筋所生病"，所以津液不能被气化，人就会有筋脉挛缩的情况，岁数大了以后经常半夜腿抽筋，就跟膀胱气化不足有关。

下面我们说一下太阳膀胱经经脉。

膀胱足太阳之脉，起于目内眦，上额交巅；其支者，从巅至耳上角；其直者，从巅入络脑，还出别下项，循肩髆内，挟脊抵腰中，入循膂，络肾属膀胱；其支者，从腰中下挟脊，贯臀入腘中；其支者，从髆内左右别下贯胛，挟脊内，过髀枢，循髀外，从后廉下合腘中，以下贯踹内，出外踝之后，循京骨，至小指外侧。

膀胱足太阳之脉。首先，定位于足经，定性于太阳。小肠经和膀胱经都属于太阳，太阳之上，寒气制之。凡是太阳经都最怕寒气。但若没有寒气的制约，这太阳气恐怕又会散光了。所以，生命其实无时不在美妙的相互制约当中。《黄帝内经》第三篇专门讲一个词就是"卫气"。卫气无非是太阳气的一种表现，保卫体表，与寒气相制约的气，就叫卫气。通天下之一气耳，万事万物都有阴阳，不必外寻，自身就有阴阳的表达。肝阳无非就是"木曰曲直"里的那个"直"；脾阳无非就是"土爱稼穑"里的那个"稼"；肾阳就是"水曰润下"的那个"润"。

起于目内眦，上额交巅。起于目内眦睛明穴，是手太阳小肠、足太阳膀胱、足阳明胃、阴跷、阳跷五脉交会穴。主治目赤肿痛、目眩、近视等目疾。因为属于膀胱经，所以还可以治疗急性腰扭伤及心动过速。此穴禁灸。其上有攒竹穴，又称眉头、始光、夜光、光明等，可以主治头痛、目眩、目翳、目赤肿痛、迎风流泪、近视、眼睑瞤动、眉棱骨痛及急慢性结膜炎、面神经麻痹等。皱眉头就是要调阳气过来帮你想事，所以眉毛才是阳气的表现，眉头是太阳，眉中是阳明，眉梢是少阳三焦和太阳小肠，所以眉毛高挑就是阳气张扬，眉毛如果低平就是阳气不张扬，张扬者，杀气重；两眉压眼者，难交心；八字眉者，主慈悲。

上额交巅，指从睛明上额交于巅顶。"巅"者，指头顶正中高点，当百会穴处。只要头顶痛，或是眉头痛，就是膀胱经，当然还有肝经的问题。如果额头疼就是胃经。如果有的人这么一圈疼，就是脾湿重，同时跟带脉有关。

其支者，从巅至耳上角。它的支脉：从头顶分出到耳上角。

其直者，从巅入络脑，还出别下项，循肩髆内，挟脊抵腰中，入循膂，络肾属膀胱。膀胱经的另一条支脉，从巅顶入络脑，所以脑病与膀胱气化无力有关。精满气足，一个是指督脉，主一身之气，骨髓精足，同时膀胱经气也要足。膀胱经气不足，精髓也入不了脑。

还出别下项，循肩髆内。指从脑入后脖颈，上肩部。颈椎病的原因如下：一是阳虚。因为颈椎走督脉、走膀胱经，阳气不足，则颈椎失养。二是长期的姿势不当和过劳。比如长时间低头会使颈部肌肉紧张而劳损，形成富贵包。三是受寒，颈椎居于阳位，最怕寒邪，所以要注意保暖，冬天一定要戴围巾。

挟脊抵腰中。然后沿肩胛内侧，夹脊柱两旁，到达腰中。夹脊两旁有夹脊穴，非常重要，有肺俞、厥阴俞、心俞、督俞、膈俞、肝俞、胆俞、脾俞、胃俞、三焦俞、肾俞等，即自第一胸椎至第五腰椎棘突下两侧，后正中线旁开0.5寸，左右共34穴，亦称华佗穴、华佗夹脊，现代常用于治疗相应内脏的病变，以及与自主神经功能相关的一些病，如血管性头痛、肢端感觉异常症、自主神经功能紊乱、红斑性肢痛症、高血压等。

入循膂。膂，到底指哪里？有人说是脊旁筋肉，有人说是腰子上包着的两团膜。古人形容一个人力气大，叫膂力过人，或膀阔腰圆，大概就是指"膂"这个地方，也就是人的腰部要浑圆，才有力气，而这个浑圆是锻炼出来的，比如扎上宽宽的腰带去举重，现在人呢，连个腰带都不扎了，力气可不就散了吗！腰带是把上下气勒住了，劲才能使得出来。你看那举重的都要系腰带，哪个是松松垮垮出来的？练武的都是用布带子一圈圈地缠腰，腰缠上了，胳膊上才有劲。

络肾属膀胱。这就是肾与膀胱相表里。西医认为膀胱就是个储尿器，不知道膀胱主气化。其实，尿从来都不是流出来的，是喷出来的，全靠膀胱阳气的推动作用喷出来的。年轻的时候，阳气足，膀胱气化足，尿就喷得远；老了阳气衰败，尿就滴滴答答。

其支者，从腰中下挟脊，贯臀入腘中。还有一支从腰中分出，夹脊旁，通过臀部，进入腘窝中。现在很多人屁股就像个大冰袋，如此上下一定不交通。此处有八髎穴：即上髎、次髎、中髎、下髎，左右共八个穴位，分别在第一、二、三、四骶后孔中，合称"八穴"。主治腰骶部疾病、下腰痛、坐骨神经痛、下肢痿痹、小便不利、月经不调、小腹胀痛、便秘、盆腔炎等病症。这个区域，邻近胞宫。这个区域的皮肉，应该是很松软，能捏起来的；如果不松软，说明经络肌肤之间有粘连，这种粘连，正是体内尤其是胞宫有毛病的外在表现，而妇科的一切疾病，都与胞宫紧密相连。在八髎区域进行提捏、推拿、按揉、拔罐或艾灸，正是从外而内调理胞宫。八髎是支配盆腔内脏器官的神经血管汇聚之处，是调节人一身的气血的总开关，务必畅达无阻。胞宫健康了，妇科问题没有了，困扰女性的很多杂病，比如失眠、便秘等，都会自然消失。

在臀下还有个承扶穴，承扶穴位于大腿后面，臀下横纹的中点。主治腰骶臀股部疼痛、痔疾等。臀部发凉，也可以按摩承扶穴，往上推承扶穴，还可以翘臀。

腘窝处有委中穴。腰背委中求，即腰背部的病患，可以针刺或按摩委中穴。此外还可治疗头痛，因为膀胱经入脑。腘窝处容易有筋结，筋结阻碍精气，人老就腿先老。

其支者，从髆内左右别下贯胛，挟脊内，过髀枢，循髀外，从后廉下合腘中，以下贯腨内，出外踝之后，循京骨，至小指外侧。在背部，膀胱经还有一支，从肩胛内侧分别下行，通过肩胛挟脊内，经过髋关节部（会胆经环跳穴），沿大腿外侧后边下行，会合于腘窝中（委中）——由此向下通过腓肠肌部（合阳、承筋、承山），出外踝后方，沿第五跖骨粗隆京骨穴，到小趾的外侧至阴穴，与足少阴肾经相连。

足太阳膀胱经是十四经络中最长的一条经脉，也是腧穴最多的一条经脉，共有67个穴位，左右合134穴。其中有49个穴位分布在头面部、项背部和腰背部，18个穴位分布在下肢后面的正中线上和足的外侧部。首穴睛明穴，末穴至阴穴。本经腧穴可主治泌尿生殖系统、精神神经系统、呼吸系统、循环系统、消化系统的病症及本经所过部位的病症。例如：癫痫、头痛、目疾、鼻病、遗尿、小便不利及下肢后侧部位的疼痛等症。

其中，背部的腧穴非常重要。比如肾俞可以治疗遗尿、小便不利、水肿、遗精、阳痿、月经不调、白带异常、耳聋、耳鸣、咳嗽、气喘、中风偏瘫、腰痛、骨病等；大肠俞可以治疗腹胀、泄泻、便秘、痔疮出血、腰痛、荨麻疹等；小肠俞可以治疗腰骶痛、膝关节痛、小腹胀痛、小便不利、遗精、白带异常等。

下面我们看膀胱经的经证是什么。

是动则病冲头痛，目似脱，项如拔，脊痛，腰似折，髀不可以曲，腘如结，腨如裂，是为踝厥。

首先是"冲头痛",就是好似血管鼓胀一冲一冲地往上涌着疼,其实和肝血虚有关。血管是有弹性的,就属于筋,膀胱主筋所生病,筋不得血养是一个原因。再者,膀胱为太阳,虚阳外越,也会气机上冲,引发空头痛。还有的人来月经前经常会眉头疼,眉头正是膀胱经的井穴,下焦充血,上焦血不足,也会这样。

目似脱,项如拔。这种头痛引发眼睛外鼓、脖颈发僵等症状。这种情形可以按摩膀胱经,或多做打开太阳伞等动作,把肩膀松开了,脖子等部位会好受些。如果脖子老受寒,用热毛巾热敷,或电吹风吹吹,也能舒服一些。也可以用砭石刮痧。

脊痛,腰似折,髀不可以曲,腘如结,踹如裂,是为踝厥。膀胱经走脊背和腰部,膀胱经受寒,就会脊背痛,腰好像折了一样,同时胯骨也不灵活,坐也坐不住、站也站不直,大腿后侧、腘窝、小腿肚子,疼得像裂开似的,这就叫"踝厥"。要想不得这些毛病,一是不要受寒,二是要有人天天给你捶腿捶背,还得天天捶,才管用。旧社会的丫鬟天天给老太君们就是做这件事。

再看膀胱经经脉里证。

是主筋所生病者,痔,疟,狂癫疾,头囟项痛,目黄泪出,鼽衄,项、背、腰、尻、腘、踹、脚皆痛,小指不用。

先说膀胱"是主筋所生病者"。为什么说这句非常重要呢?因为经脉是生命能量信息通道,但经脉的致命问题是看不见、摸不着的,只能感知,只有"返观者能照察之"。但人体经筋确是有物质存在的,《灵枢·经筋》篇指出各条经脉都有经筋以及所连带的疾病表现。

比如足太阳膀胱经筋病，就是"其病小指支跟肿痛，腘挛，脊反折，项筋急，肩不举，腋支缺盆中纽痛，不可左右摇"。就是小脚趾肿痛，腘窝痉挛，脊背反折，脖颈僵硬，肩膀不能抬高，腋下肿痛，身体不能左右摇动等，都是足太阳膀胱经筋病。

膀胱经筋在小腿上有四个关键点：结于踝、结于膝、结于踵、结于腘。因此，脚踝问题、膝盖问题、脚后跟问题、腘窝问题，都跟膀胱经筋结有关。为什么会形成筋结呢？首先是膀胱经经气不足，阳气大虚造成的，此外，还有太阳经受寒的问题。怎么治呢？先理筋，就是找到筋结，然后针刺或放血拔罐，如此，腿脚立刻放松，同时，因为膀胱经"上额交巅"，头痛等疾患也能得到缓解。

足阳明胃经筋病，是"其病足中指支胫转筋，脚跳坚，伏兔转筋，髀前肿，𤸷疝；腹筋急，引缺盆及颊，卒口僻，急者目不合，热则筋纵，目不开。颊筋有寒，则急引颊移口；有热，则筋弛纵缓不胜收"。即脚中趾抽筋、脚趾不灵活、大腿转筋、大腿根肿痛、疝气、小腹抽筋、脸颊抽搐、嘴歪、眼睛闭不上或睁不开等，都是足阳明胃经筋病。

足太阴脾经筋病，是"其病足大指支内踝痛，转筋痛，膝内辅骨痛，阴股引髀而痛，阴器纽痛上引脐，两胁痛引膺中，脊内痛"。即足大趾及内踝转筋痛、大腿内侧骨头疼、生殖器官及两胯痛、脐下疼痛及两胁痛等，都是脾经筋病。

手太阳之筋……其病小指支肘内锐骨后廉痛，循臂阴入腋下，腋下痛，腋后廉痛，绕肩胛引颈而痛，应耳中鸣，痛引颔，目瞑，良久乃得视，颈筋急，则为筋瘘颈肿。即手太阳小肠经筋病，是小手指以及手肘痛，然后是腋下痛，绕肩胛同时牵扯着后脖颈疼痛，同时耳鸣耳痛，牵扯下颌痛，会痛得两眼紧闭好长时间后才能看清东西，以及出现后脖颈僵硬和颈肿。

总之，经筋之病，寒则反折筋急，热则筋弛纵不收，阴痿不用。阳急则反折，阴急则俯不伸。就是说：所有经筋病，寒伤筋就是强直、抽筋；热伤筋就是经筋萎软松弛，阴器萎软不用。要么反弓，要么伸展不开。这些筋病，都跟膀胱经"津液不藏"，一个是阴液不足，一个是不能气化相关。所以，要想治疗筋病，就要从膀胱入手，一是补阴液，二是补阳气，使之能够气化。这就是膀胱"是主筋所生病者"的内涵。

另外，"肝主筋"，肝血虚也是筋病的一个根源。《灵枢·经脉》说："足厥阴气绝则筋绝。厥阴者，肝脉也；肝者，筋之合也；筋者，聚于阴器，而脉络于舌本也。故脉弗荣则筋急，筋急则引舌与卵。故唇青、舌卷、卵缩，则筋先死。"这句是说，足厥阴肝气绝，则筋绝。厥阴，指的就是肝脉。肝者，是经筋之总合，筋，聚于阴器，即男女生殖器官，男女最大的经筋表现，男子是生殖器，女子是子宫，怀孕时可以极大，不怀孕时又极小，就是筋的弹性的表现。同时，肝脉络于舌本，因此，肝脉血不足则筋挛急，筋挛急则舌头与阴卵急缩。如果出现唇青、舌卷、卵缩等现象，就是经筋先亡的表现。

由此可知，经筋病从太阳膀胱或厥阴肝治疗，血荣筋，气化足，则人体经筋正常。

为什么"筋长一寸，人多活十年"呢？因为经筋就是经脉的物质体现，经筋弹性好，有活力，就说明人的经脉状况也是正常的、通畅的。经脉养护无下手处，但经筋养护却可以通过锻炼、按摩、拉筋等得以实现。易筋经，就是通过经筋的改变来延年益寿。所谓易，有变易的意思；筋，就是指筋脉。古代有"一年易气，二年易血，三年易精，四年易脉，五年易髓，六年易骨，七年易筋,八年易发,九年易形"的记载,想要改变筋脉,要有七年之功,可见易筋之难。

下面是膀胱经脉的里证表现。

痔、疟、狂、癫疾、头囟项痛。也就是说长痔疮、疟证、发疯、囟门疼、脖子疼这些事都跟膀胱经有关。痔疮,是括约肌病变,其实就是筋的问题。疟疾属于寒热错杂,也是筋病。头囟项痛,是因为膀胱经"从巅入络脑,还出别下项"。

关于狂和癫疾,《灵枢》有《癫狂》篇说:"狂始生,先自悲也,喜忘、苦怒、善恐者,得之忧饥,治之取手太阴、阳明,血变而止,及取足太阳、阳明。"是说躁郁症刚开始时,好悲伤、喜忘、苦怒、善恐,这时治疗要从手太阴肺和手阳明大肠入手,或从足太阳膀胱,以及足阳明胃入手。

狂始发,少卧不饥,自高贤也,自辩智也,自尊贵也,善骂詈,日夜不休,治之取手阳明、太阳、太阴、舌下、少阴。狂言、惊、善笑、好歌乐、妄行不休者,得之大恐,治之取手阳明、太阳、太阴。躁狂症发作时,人不睡觉,不知饥饱,自视甚高,喋喋不休,骂人日夜不休。这时治疗要从手阳明大肠、手太阳小肠、手太阴肺、舌下、手少阴心入手。

狂,目妄见、耳妄闻、善呼者,少气之所生也,治之取手太阳、太阴、阳明、足太阴。疯到一定程度,就是幻视、幻听,大呼小叫,这是气不足导致的。这时要从手太阳小肠、手太阴肺、手阳明大肠、足太阴脾入手治疗。

狂者多食,善见鬼神,善笑而不发于外者,得之有所大喜,治之取足太阴、太阳、阳明,后取手太阴、太阳、阳明。还有一种躁郁症是狂吃者,总是与鬼神对话,笑容神秘,情绪善变。治疗当从手太阳小肠、手太阴肺、手阳明大肠、足太阴脾入手。

这些，都为我们治疗癫痫、躁狂等病指明了方向。

另外，还有"目黄，泪出，鼽衄"。这些不过是膀胱津液不藏的缘故。

最后，项、背、腰、尻、腘、腨、脚皆痛，小指不用。这些都是膀胱经脉循行处，一句话，只要后背的病全是膀胱经的病，所以按摩先开背，是对的。按摩后背比按摩前胸要重要得多。

至此，六阴经、六阳经都讲完了。我这里只是因为要讲《灵兰秘典论》而把经脉拆开来讲了。大家要想学习《经脉》篇，还得具体看《灵枢》原文。它的经脉讲解是按次第来的，比如从肺经开始，至厥阴肝经结束，如环无端。

心者，君主之官也，神明出焉。肺者，相傅之官，治节出焉。肝者，将军之官，谋虑出焉。胆者，中正之官，决断出焉。膻中者，臣使之官，喜乐出焉。脾胃者，仓廪之官，五味出焉。大肠者，传道之官，变化出焉。小肠者，受盛之官，化物出焉。肾者，作强之官，伎巧出焉。三焦者，决渎之官，水道出焉。膀胱者，州都之官，津液藏焉，气化则能出矣。

这里面有两个要点，一是"……之官"，二是"……出焉"。官，是职；"……出焉"，是能。有其职，还要有其能。心者，君主之官，神明出焉。无此神明，则不能统摄全身。所以后面有言曰：主不明则十二官危。神明一乱，全身都不得好。君主之官，不是管具体事情的，而是负责神明的安定的，心悠然，身悠然。所以第一要养心。然后是肺出治节，权衡治理；肝出谋略，蕴含生机；脾出知周，疏布四方；肾出技巧，造化形容；膻中出喜乐，疏通气机……

而六腑的要点，不仅要考量其所出，还要结合《经脉》篇，考量其"所生病"。比如，胆出决断，主骨所生病；小肠，化物出焉，主液所生病；大肠，变化出焉，主津所生病；胃，五味出焉，主血所生病；三焦，水道出焉，主气所生病；膀胱者，津液藏焉，气化则能出矣，主筋所生病。关于膀胱的定义，在这一段中是最长的，有藏有出，反过来想，五脏六腑哪个不得先藏，然后才有所出？！心藏神，然后出焉；肾藏精，然后出焉……总之，藏，是一种能力；出，更是一种能力。做人，亦当如是。

经典怎么读？第一，不能想当然。现在外面讲《易经》、讲《道德经》、讲《黄帝内经》的人很多，但有些就是想当然。第二，要以经解经。要做到不想当然，就得以经解经，就是用经典解释经典。用《灵枢》《难经》等解释《素问》。经典不会让你不懂，《灵枢》解释不了的话，要去看《道德经》，《道德经》解释不了的话，要去看《诗经》，反正不能脱离经典，不能用自己的想当然去解释经典。这大概也是我们讲这个课之所以这么慢的原因。但刚开始慢，从第九章开始，后面会越讲越快，为什么呢？因为基本概念在前面已经砸结实了，后面就好办了。

《灵兰秘典论》是《素问》里最短的一篇，可我们讲成了最厚的一部书，这，就是经典的魅力。黄帝要听这一篇，都得沐浴更衣，先吃斋三天呢！听完这一篇后，还得把它藏起来，不轻易给别人看，可见这一篇之珍贵。

好，我们接着讲原文。

凡此十二官者，不得相失也。故主明则下安，以此养生则寿，殁世不殆，以为天下则大昌。主不明则十二官危，使道闭塞而不通，形乃大伤，以此养生则殃，以为天下者，其宗大危，戒之戒之！

凡此十二官者，不得相失也。这十二官永远相互关联。首先是五脏六腑以表里关系相互关联。五脏为阴，相当于中央政府，六腑为阳，相当于地方官员。阳主动，天天得干活劳作；阴主收，随时运化收藏。六腑要长空，空了后才有新的生命欲求，比如胃不空，则不能收纳新的水谷，人不知饿，就是病；五脏要长实，不实则不能长养生命。

故主明则下安，以此养生则寿，殁世不殆，以为天下则大昌。故主明则下安，谁是主？心是主。所以全世界养生、修行，都讲究修心。心为君主，修心，就是修心的明白，明白什么啊？明白天道，君主只不过是在替天行道。再者，修心，就是修心的尊严，没有这份君主般的尊严，人生就灰暗、毫无前途。心，明白，有尊严，有光明，五脏六腑就不能乱来，人身就安宁。所以后面有言：以此养生则寿，用心的安静来养生就长寿，殁世不殆的"殆"是危险的意思，就是活一生到死，都不会有危险。以为天下则大昌，以为是"以之为"，就是用这个（主明则下安）来治理天下，天下就大昌。

人啊，之所以痛苦不堪、疾病缠身，首先是心无明，心无明，人就怨怼、愤恨，就有贪嗔痴。贪嗔痴一泛滥，人心就更不明，连带着五脏六腑都跟着遭罪，就怒伤肝、恐伤肾、思伤脾、忧伤肺……继而伤六腑。

现在全世界焦虑症、抑郁症泛滥，西方人已经不满足于吃抗抑郁药了。而且抗抑郁药的副作用是非常大的，比如有个电影就叫《副作用》，女主人公服过药后，可以杀人而不自知。现在又准备往人的脑子里放电子芯片了。比如要想启动大脑中的快乐开关，需要电磁刺激，现在有些医院治疗抑郁症，靠的就是这个，据说刺激后人会很兴奋。但大家别忘了，兴奋，是会上瘾的，比如电压在六伏时，人会觉得舒服和兴奋，但人不会满足于舒服，人要更兴奋、更刺激。这，就是人性。大家想一下，一旦这种电压开关掌握在病人自己手中，会怎么样呢？人抑郁是了无生趣，而这种兴奋会让人不管不顾，直至疯狂，疯狂的后面很可能就是死亡，这实际上跟毒品没有两样。

所以，治疗学也有方向的问题，不是光解决病痛就可以了，还要考虑到人性。人性耽于快乐也是一种贪，这种贪也会让人类万劫不复。

中医说：心之官为思，人不是脑子抑郁了，而是心抑郁了，心，才是脑子的动力和源泉。脑子更兴奋的时候，心这个方寸之地是大乱的，当人类制约不了脑子的疯狂时，就是心衰，就是死亡。

主不明则十二官危，使道闭塞而不通，形乃大伤，以此养生则殃，以为天下者，其宗大危，戒之戒之！

主不明则十二官危。心，只要不明，十二官都会危险，包括它自己也在十二官之内。为什么会有十二官危？因为使道闭塞而不通，身体就会大伤，以此养生续命则遭殃，同样，以君主之昏聩不明来治理天下，那政权就危险难保了，千万要警惕再警惕呀！

何为使道呢？十二官都讲"……出焉"，这个"出焉"，其实就是"使道"，就是各个官能正常发挥作用的途径，这个途径闭塞了，生命就无法正常运转了。心之神明不出，人就昏聩不明；肝之谋略不出，人就生机不旺；脾之知周不出，人就无法疏布四方；肺之治节不出，人就无权衡之力；肾之技巧不出，人就无法创造生命；膻中之喜乐不出，人就无法疏通气机。六腑的使道功能就更突出了：胆之决断不出，生命气机就无法启动；胃之五味不出，人就不得滋养；大肠之变化不出，人就被憋；小肠不能化物，五脏就不得其养；三焦水道不通，身体的网膜系挂就堵；膀胱气化不通，津液就不能疏布全身。由此可见，使道对人体，功莫大焉！进，重要；出，更重要！只进不出，危莫大焉！如果五脏六腑不守时守位，不正常发挥其功能，生命就危险了。此处两个"戒之戒之"，可谓语重心长。

下一段：

至道在微，变化无穷，孰知其原？窘乎哉！消者瞿瞿，孰知其要？闵闵之当，孰者为良？恍惚之数，生于毫厘，毫厘之数，起于度量，千之万之，可以益大，推之大之，其形乃制。

这一段几乎就是一首诗，四字四字的，像《诗经》，古朴而厚重。翻译过来就是：

大道微妙难测啊，其变化也无穷，谁能知道其本源？

让人困窘啊，殚精竭虑去研究，也无从探究其精妙！

（消者瞿瞿，消，通"肖"，瞿瞿这两个字，就是小鸟睁着大眼睛的样子，形容人像猫头鹰那样睁着大眼睛，也想不清楚这世界的奥妙。）

深远奥妙啊，谁能得其微言大义？

（闵闵，原本是忧愁意，王冰解释为"深远"。）

恍兮惚兮之数啊，至简至微，（氂同牦，毫氂，牦牛的尾巴。）

简微之数啊，是度量之起源，

千之万之啊，渐渐为大，

推之大之啊，形成世界之万千。

最后这句"毫厘之数，起于度量，千之万之，可以益大，推之大之，其形乃制"，是说，简微毫厘之数是度量的根本，由此，可以推知千万，以至于无穷。针对这句话，《黄帝内经》里还有一句话：知其要者，一言而终，不知其要，流散无穷。即世间万物我们只要知道它的要领在哪里，一句话就够了。比如说生命要想好，就一条：心情得好。可是人得病，从不从情志考虑，只是找各种外因，这就是人类的愚痴。孩子病了，家长从不在自身的戾气上找原因，孩子吃饭时大人一直喋喋不休，逼着孩子含着泪也得把饭吃完，久而久之，孩子的肚子就是硬的，脾胃自然不好。大人呢，更是苦难的心沉了底。什么叫"不知其要，流散无穷"？就是你成天东学一把，西学一把，今天学整脸、明天学整腰、后天学整脚，学了半天也没学个完整的出来。光整腰、整脚没有用，你得整他的心。

细微的数，咱们可以用眼、可以用尺子、用手去丈量它，但千之万之，以至无穷，就丈量不过来了。先前咱们说过，已知越多，无知越大，那怎么办呢？学习经典和学习《黄帝内经》的好处就是：用阴阳、五行、八卦等观念去掌握这个已知和未知。一切从阴阳上断、从五行上断、从八卦上断，就叫"知其要者，一言而终"。

这一段真的不好讲，有点像《道德经》，语言之匮乏是无法描绘如何从一粒微尘幻化出世界的，所以惚兮恍兮，只能感知，不可言说。听说过蝴蝶效应吧，蝴蝶效应是指在一个动力系统中，初始条件下微小的变化能带动整个系统的长期的巨大的连锁反应。它是一种混沌现象，说明了任何事物的发展均存在定数与变数。一个微小的变化能影响事物的发展，证实了事物的发展具有复杂性。好比南美洲亚马孙河流域热带雨林中的一只蝴蝶，偶尔扇动几下翅膀，可以在两周以后引起美国得克萨斯州的一场龙卷风。一次小小的扇动，气流不断地往外传递、传递，最后形成一场风暴……这，就是世界的不可思议。

其实，历史上很多大事都是由一件微不足道的小事引起的，也就是最终压垮骆驼的可能只是一根微不足道的稻草。

"至道在微，变化无穷"这句，可以说说尽了天下事。现在语言的描述是黑天鹅和灰犀牛，所谓黑和灰意味着什么？意味着看不清。黑和灰才是本质，而看得清的，未必是真相。中医就是灰箱，解剖的是死物，不是活的生命，活的生命是灰箱系统，变化无穷。

孰知其原？真正的变化，谁能探究其源头？一切都恍兮惚兮啊，面对历史，我们只能嗟叹！

最后一段：

黄帝曰：善哉！余闻精光之道，大圣之业，而宣明大道，非斋戒择吉日，不敢受也。黄帝乃择吉日良兆，而藏灵兰之室，以传保焉。

黄帝听完岐伯老师的全篇讲解，不由得真心感叹：善哉！所有高峰体验状态下的精神对话，都应该以"善哉"来结束，除了赞叹随喜，我们还能做什么呢？！他们真不是相互瞎吹捧，他们这些道理也就是讲给黄帝听，黄帝能马上明白，要讲给我们，我们就是"消者瞿瞿，孰知其要？"——就是我们扑闪着大眼睛，啥也没听明白。这短短的一篇，我自己弄明白都费老劲了，最后拉拉杂杂地讲了一本书。就这么讲，可能还是有人懵懂。由此可见讲经之难。

黄帝听完就秒懂了，真是"圣人易语"啊！黄帝说：善哉！余闻精光大道——我今天算是听了大道理了，也知道大圣之业之所在了。所谓"上医医国"，就是懂了这一篇以后，你就知道国家该怎么治理，十二官都各司什么职，各守什么位。而如此治国、治身的宣明大道，不斋戒择吉日，不敢接受啊！

于是，黄帝乃择吉日良兆，藏此篇于灵兰之室，用以精心保护并传道。灵兰之室可以指一个秘密图书馆，同时，灵兰也指心脏。即要把这一段藏在心里，要背下来。

以后，读这一篇时，也要斋戒、择吉日，还得有良兆。我们开篇讲过了，斋戒，是要心静、身净、口净。择吉日，是要找个好日子，天蓝、月朗、风和等。良兆，对小人物来讲就是听见喜鹊叫，大人物就是要见朱雀飞舞，龙腾虎跃。读此篇，可谓要求高矣！

昨日看了个电影《艾利之书》，是一部以末日为题材的科幻片。讲人类文明被毁后，所有宗教书籍都已被焚毁，一个盲人带着一本《圣经》，冒着种种危险，穿越已成废墟的美洲大陆，向着心中所想的最后的文明庇护所前进的故事。这期间，主人公经历了很多磨难，无非是人人觊觎此书，必欲得之，想通过占有这本书而为自己增加神秘的力量。

世界终有一天会毁灭，连书籍都会没有，大家说不可能。世上有什么不可能的呢？！所有的神话都有洪水时代，西方有一个诺亚方舟，中国有一个大葫芦，大家由此想一下，最后能活下来的，是海洋文明还是高山文明？大家记住，洪水时代遗留下来的一定是高山文明。为什么孔子会崇尚泰山？中国的五岳之尊为什么是泰山？极有可能是泰山挡住了洪水，也可能是西北昆仑山脉挡住了洪水，于是，古老的文化被保留在昆仑山脉，并随着唯一存留下来的伏羲兄妹，重新光大于世界。

世上的文明都有被毁灭的一天，但真正能留存下来的是文化。这种文化是骨子里的高贵。在文明的尽头，信仰又是一种高贵的存在。影片《艾利之书》之所以不叫"圣经"，而叫"艾利之书"，在电影的最后揭开了谜底，书被恶势力抢走了，但没有用，因为它是一本盲人之书，于此，我们也才明白艾利是个盲人。但最终，到达文明庇护所后，艾利通过口述，把经典一字一句传承下来了。

由此，我们要知道两点：第一，信仰的力量会让人走出黑暗。艾利是个盲人，每天虽然在黑暗中阅读，但是他知道真正的光明源于何处，因为他的心是亮的，时时刻刻的觉知，可以让他战胜一切，就像一首诗所说：他以自己的名义，引我走上正义之路。是的，即使我走过死亡的阴影与深谷。那个追堵盲人的恶势力，不过是个睁眼瞎，因为他没有信仰，所以那本充满力量的书对他是施展不出魅力的。第二，唯有经典，才值得收藏和传承。并且，要用心来收藏，要把经典化在心里，同时，要用行动来传承。

所以，把《灵兰秘典论》这篇背下来，哪怕文明消失一千次，这段短短的文字，也会让我们的内心永远光明，这，就是经典的力量。

至此，《灵兰秘典论》一篇和《灵枢·经脉》一篇讲完了，讲的过程中我也收获良多，有大欢喜，也希望能帮到大家，大家也有大欢喜，更希望经典永存、欢喜永存。